国家出版基金项目
NATIONAL PUBLICATION FOUNDATION

平乐正骨系列丛书

总主编 郭艳幸 杜天信

平乐正骨药物治疗学

张虹 郭艳幸 杜天信 主编

8

PINGLE GUO'S
ORTHOPAEDIC

中国中医药出版社

·北京·

图书在版编目（CIP）数据

平乐正骨药物治疗学 / 张虹，郭艳幸，杜天信主编 .—北京：中国中医药
出版社，2018.12

（平乐正骨系列丛书）

ISBN 978 – 7 – 5132 – 4739 – 9

Ⅰ．①平…　Ⅱ．①张…②郭…③杜…　Ⅲ．①中医伤科学—中药疗法

Ⅳ．① R274

中国版本图书馆 CIP 数据核字（2018）第 008440 号

中国中医药出版社出版

北京市朝阳区北三环东路 28 号易亨大厦 16 层

邮政编码　100013

传真　010-64405750

保定市中画美凯印刷有限公司印刷

各地新华书店经销

开本 787×1092　1/16　印张 18　字数 347 千字

2018 年 12 月第 1 版　2018 年 12 月第 1 次印刷

书号　ISBN 978 – 7 – 5132 – 4739 – 9

定价　109.00 元

网址　www.cptcm.com

社 长 热 线　010-64405720

购 书 热 线　010-89535836

维 权 打 假　010-64405753

微信服务号　zgzyycbs

微商城网址　https://kdt.im/LIdUGr

官 方 微 博　http://e.weibo.com/cptcm

天猫旗舰店网址　https://zgzyycbs.tmall.com

如有印装质量问题请与本社出版部联系（010-64405510）

正骨医学瑰宝　造福社会民生（陈序）

平乐郭氏正骨，享誉海内外，是我国中医正骨学科的光辉榜样，救治了大量骨伤患者，功德无量，是我国中医药界的骄傲。追溯平乐正骨脉络，实源于清代嘉庆年间，世代相传，医术精湛，医德高尚，励学育人，服务社会，迄今已有 220 余年历史。中华人民共和国成立以后，平乐正骨第五代传人高云峰先生将其家传秘方及医理技术传于天下，著书立说，服务民众。在先生的引领下，1958 年创建河南省平乐正骨学院，打破以往中医骨伤靠门内传授之模式，中医骨伤医疗技术首次作为一门学科进入大学及科学研究部门之殿堂，学子遍布祖国各地，形成平乐正骨系统科学理论与实践体系，在推动中医骨伤学科的传承与发展方面做出了重大的贡献。以平乐正骨第六代传人、著名骨伤科专家郭维淮教授为代表的平乐正骨人，更是不断创新、发展和完善，使"平乐正骨"进一步成为以理论架构完整、学术内涵丰富、诊疗经验独特、治疗效果显著等为优势的中医骨伤科重要的学术流派，确立其在中医骨伤科界的重要学术地位。由于平乐郭氏正骨的历史性贡献与影响，"平乐郭氏正骨法"于 2008 年 6 月被国务院列入国家第一批非物质文化遗产保护名录；2012 年，"平乐郭氏正骨流派"被国家中医药管理局批准为国家第一批中医学术流派传承工作室建设单位。

《平乐正骨系列丛书》从介绍平乐正骨的历史渊源、流派传承等发展经历入手，分别论述了平乐正骨理论体系、学术思想、学术特色及诊疗特色，包括伤科"七原则""六方法"，平乐正骨固定法、药物疗法、功能锻炼法等。此外，还生动论述了平乐正骨防治结合的养骨法、药膳法，以及平衡思想等新理念、新思路和新方法，囊括了平乐正骨骨伤科疾病护理法及诊疗规范，自成一体，独具特色。从传统的平乐正骨治伤经典入手，由点及面，把平乐正骨的预防规范、诊疗规范、护理规范、康复规范等立体而全面地呈献给社会，极具实用性及科学性。该书集我国著名的骨伤科学术流派——平乐正骨之大成，临床资料翔实、丰富、可靠，汇聚了几代平乐正骨人的心血，弥足珍贵。

该书系从预防入手，防治结合，宗气血之总纲，守平衡之大法，一些可贵的理论或理念第一次呈献给大家，进一步丰富、发展了平乐正骨理论体系，集理、法、方、药于一体，具有较强的系统性、创新性、实用性和科学性，丰富和完善了中医骨伤疾病诊疗体系，体现了平乐正骨中西并重、兼收并蓄、与时俱进的时代性和先进性。该书既可供同行参考学习，寓教于学，也可作为本学科的优秀教材。

随着世界医学的发展、人类疾病谱的变化，以及医学科学技术的进步，人们更加关注心理因素和社会因素对于疾病的影响，更加关注单纯医疗模式向"医疗、保健、预防"综合服务模式的转变。在为人民健康服务的过程中，平乐正骨始终坚持以患者需求为本，疗效为先，紧紧围绕健康需求，不断探索、创新与发展。今天，以杜天信院长及平乐正骨第七代传人郭艳幸教授为代表的平乐正骨人，秉承慎、廉、诚之医道医德，弘扬严谨勤勉之学风，继承发扬，严谨求实，博采众长，大胆创新，在总结、继承、更新以往学术理论和临床经验的基础上，对平乐正骨进行了更深层次的挖掘、创新，使得平乐正骨从理论到实践都进一步取得了重大突破。

纵观此系列丛书，内涵丰富，结构严谨，重点突出，实用性强，体现了"古为今用，西为中用"和中医药学辨证论治的特点，可以为中医骨伤科学提供重要文献，为临床医师提供骨伤科临床诊疗技术操作指南，为管理部门提供医疗质量管理的范例与方法，为从业者提供理论参考标准和规范，为人民大众提供防治疾病与养生的重要指导。

我深信此套丛书的出版，必将对中医骨伤科学乃至中医药学整体学术的继承与发展，做出新的贡献，是以为序。

陈可冀

中国科学院资深院士

中国中医科学院首席研究员

2018 年元月于北京西苑

继往开来绽新花（韦序）

　　受平乐郭氏正骨第 7 代传人、国家级非物质文化遗产项目中医正骨疗法（平乐郭氏正骨法）代表性传承人郭艳幸主任医师之邀，为其及杜天信教授为总主编的《平乐正骨系列丛书》做序，不由得使我想到了我的母校——河南平乐正骨学院，如果不是受三年自然灾害影响，今年就是她的"花甲之年"。

　　1955 年冬天，平乐郭氏正骨第 5 代传人高云峰先生到北京参加全国政协会议，当毛泽东主席见到高云峰时，指着自己的胳膊向她说："就是这里折了，你能接起来吗？现在公开了，要好好培养徒弟，好好为人民服务！"毛主席的教导，给予高云峰先生多么大的鼓舞啊。她回到洛阳孟津平乐家中，不久就参加了工作，立下了要带好徒弟，使祖传平乐郭氏正骨技术惠及更多患者的决心。

　　在党和政府的关怀、支持下，于 1956 年 9 月成立了河南省平乐正骨医院（河南省洛阳正骨医院的前身），这是我国最早的一家中医骨伤专科医院，高云峰先生为首任院长。平乐郭氏正骨也因其技术优势与特色在全国产生了巨大影响，《河南日报》《健康报》《人民日报》为此做了相继报道，平乐郭氏正骨医术被誉为祖国医学宝库中的珍珠（见 1959 年 10 月 17 日《健康报》）。

　　1958 年，为进一步满足广大人民群众对医疗保健事业日益增长的需求，把中医正骨医术提高到新的水平，经国家教育部和河南省政府有关部门批准，在平乐正骨医院的基础上，由高云峰先生主持成立了我的母校河南平乐正骨学院——全国第一所中医骨科大学，高云峰先生任院长。平乐正骨学院的成立，开辟了中医骨伤现代教育的先河，为中医骨伤科掀开了光辉灿烂的历史篇章，使中医骨伤由专有技术步入了科学的殿堂。高云峰先生是我国中医骨伤高等教育当之无愧的开拓者和奠基人。新中国成立后，中医骨伤的骨干力量由此源源不断地输送到祖国各地，成为各省公立医院骨伤科或学院骨伤系的创始人及学术带头人。因此，河南平乐正骨学院被学术界誉为中医骨伤的"黄埔军校"。同时，在学术界还有"平乐正骨半天下"的美誉。

1960 年 9 月上旬，我第一次乘火车，在经过两天两夜的旅程后，来到了位于洛阳市白马寺附近的河南平乐正骨学院，被分在本科甲二班，这个班虽然仅有 19 名学生，却是来自国内 14 个省、市、自治区的考生或保送生。日月如梭，50 多年前的那段珍贵的经历令我终生难忘，我带着中医骨伤事业的梦想从平乐正骨学院启航，直到如今荣获"国医大师"殊荣。

经过几代平乐正骨人的不懈努力，平乐正骨弟子遍及海内外，在世界各地生根、发芽、开花、结果，为无数患者带来福祉。如今的平乐正骨流派已成为枝繁叶茂的全国最大最具影响力的学术流派之一，河南省洛阳正骨医院也已成为一所集医疗、教学、科研、产业、康复、文化于一体的具有 3000 多张床位的三级甲等省级中医骨伤专科医院。站在新时代的起点，发展和创新平乐正骨、恢复高等教育是新一代平乐正骨人的肩负使命，也是我和其他获得平乐郭氏正骨"阳光雨露"者的梦想和愿望。

《平乐正骨系列丛书》共约 700 余万字，含 18 个分册，包含《平乐正骨发展简史》《平乐正骨史话》《平乐正骨基础理论》《平乐正骨平衡学》《平乐正骨常见病诊疗规范》《平乐正骨诊断学》《平乐正骨影像学》《平乐正骨骨伤学》《平乐正骨筋伤学》《平乐正骨骨病学》《平乐正骨手法学》《平乐正骨外固定法》《平乐正骨药物治疗学》《平乐正骨养骨学》《平乐正骨康复药膳》《平乐正骨康复法》《平乐正骨护理法》《平乐正骨骨伤常见疾病健康教育》等，是对 220 余年平乐正骨发展成果与临床经验的客观总结，具有鲜明的科学性、时代性和实用性。此套丛书图文并茂，特色突出，从平乐正骨学术思想到临床应用等，具体翔实地介绍了平乐正骨的诊疗方法和诊疗特色。平乐正骨有高等院校教育的过去和今天的辉煌，将来也必然能使这段光荣的历史发扬光大，结出累累硕果。《平乐正骨系列丛书》是中医骨伤从业者难得的一套好书，也是中医骨伤教学的好书，特别适用于高等医药院校各层次的本科生、研究生阅读。

特为此序！

韦贵康

国医大师

世界手法医学联合会主席

广西中医药大学终身教授

2018 年 6 月

百年正骨　承古拓新（孙序）

在河洛文化的发祥地、十三朝古都洛阳，这块有着厚重历史文化底蕴的沃土上，孕育成长着一株杏林奇葩，这就是有着 220 余年历史、享誉中外的平乐郭氏正骨。自郭祥泰于清嘉庆元年（1796）在平乐村创立平乐正骨以来，其后人秉承祖训，致力于家学的发展与创新，医术名闻一方。1956 年，平乐正骨第五代传人高云峰女士，在毛泽东主席的亲切勉励下，带领众弟子创办了洛阳专区正骨医院，1958 年创建平乐正骨学院，1959 年创建平乐正骨研究所，并自制药物为广大患者服务，使平乐正骨于 20 世纪 50 年代末即实现了医、教、研、产一体化，学子遍及华夏及亚、欧、美洲等地区和国家，成为当地学科的带头人和骨干力量，平乐正骨医术随之载誉国内外，实现了由医家向中医著名学术流派的完美转型。平乐郭氏正骨第六代传人郭维淮，作为首届国家级非物质文化遗产传承人，带领平乐正骨人，将平乐郭氏正骨传统医术与现代科学技术结合，走创新发展之路，使平乐郭氏正骨以特色鲜明、内涵丰富、理论系统、疗效独特等为优势，为"平乐正骨"理论体系的形成奠定了坚实的基础，为中医骨伤科学的发展做出了重要贡献。

《平乐正骨系列丛书》全面介绍了国家非物质文化遗产——平乐郭氏正骨的内容，全方位展现了平乐正骨的学术思想和特色。丛书包含 18 个分册，从介绍平乐正骨的历史渊源、流派传承等情况入手，分别论述了平乐正骨学术思想、学术特色、理论体系及诊疗特色，尤其是近年理论与方法的创新，如"平衡思想""七原则""六方法"等。丛书集 220 余年平乐正骨学术之精华，除骨伤、骨病、筋伤等诊疗系列外，还涵盖了平乐正骨发展史、基础理论、平衡学、正骨手法、固定法、康复法、护理法等，尤其是体现平乐郭氏正骨防治结合思想的养骨法、药膳法和健康教育等，具有鲜明的时代特点，符合现代医学的预防 – 医学 – 社会 – 心理之新医学模式，为广大患者带来了福音。

统观此丛书，博涉知病、多诊识脉、屡用达药，继承我国传统中医骨伤科学之精华，结合现代医学之先进理念，承古拓新，内容丰富，实用性强，对骨伤医生及研究者有很好的指导作用。全书自成一体，独具特色，是一套难能可贵的好书。

《平乐正骨系列丛书》由洛阳正骨医院、郑州骨科医院、深圳平乐骨伤科医院等平乐正骨主要基地的百余名专家共同撰著，参编专家均为长期工作在医、教、研一线，临床经验丰富的平乐正骨人；临床资料翔实、丰富、可靠，汇聚了几代平乐正骨人的心血，弥足珍贵。

叹正骨医术之精妙，殊未逊于西人，虽器械之用未备，而手法四诊之法既精，则亦足以赅括之矣。愿此书泽被百姓，惠及后世。

中华中医药学会副会长

中华中医药学会骨伤专业委员会主任委员

中国中医科学院首席专家

2018 年 3 月

施　序

　　"平乐正骨"是我国中医骨伤学科著名流派之一，被列为国家级非物质文化遗产，发祥于我国河南省洛阳市孟津县平乐村，先祖郭祥泰自清代创始迄今已历七代，相传220余年，被民众誉为"大国医""神医"，翘楚中华，饮誉海内外。中医药学是一个伟大宝库，积聚了历代医家深邃的创新智慧、理论发明和丰富的临证经验。在如此灿若星河的中医药发展历史画卷中，"平乐正骨"俨然是一颗熠熠生辉的明珠。"洛阳春色擅中州，檀晕鞓红总胜流。"近220余年来，西学东进，加之列强欺凌，包括中医药在内的我国优秀民族传统文化屡遭打压。然而，"平乐正骨"面对腥风血雨依然挺立，诚为奇葩。我国中医骨伤同道在引以为傲的同时每每发之深省，激励今日之前行。

　　"平乐正骨"自先祖郭祥泰始，后经郭树楷、郭树信相传不辍，代有建树，遂形成"人和堂""益元堂"两大支系。郭氏家族素以"大医精诚"自励，崇尚"医乃仁术"之宗旨，坚持德高济世、术优惠民为己任之价值取向和行为规范，弘扬"咬定青山不放松，立根原在破岩中。千磨万击还坚劲，任尔东西南北风"的创业精神，起废除伤、病愈膏肓、妙手回春等众多轶事传闻誉溢乡里域外，不绝于耳。"平乐正骨"植根民众，形成"南星""北斗"之盛况经久不衰。中华人民共和国成立后的60多年来，在中国共产党的中医政策指引下，更是蓬勃发展。在第五代传人高云峰女士和第六代传人郭维淮教授的推进下日臻完善，先后建立了公立洛阳正骨医院、平乐正骨学院、河南省平乐正骨研究所。河南省洛阳正骨医院以三级甲等医院的规模和医疗品质，每年吸引省内外乃至海外数以百万计的骨伤患者，为提升医院综合服务能力，他们积极开展中西医结合诊疗建设，不断扩大中医骨伤治疗范围和疗效水平。平乐正骨学院及以后的培训班为国家培育了数千名优秀骨伤高级人才，时至今日，他们中的大多数已成为我国中医骨伤科事业的学科带头人、领军人才或著名学者。改革开放以来，在总结临床经验的同时，引入现代科技和研究方法，河南省洛阳正骨研究所获得多项省和国家重大项目资助，也获得多项省和国家科技奖项，在诸多方面为我国当代中医骨伤事业发展做出了重大贡献，河南省洛阳正骨医院也被国家列为部级重点专科和全国四大基地之一。"天行健，君子以自强不息"，郭氏门人始终在逆境中搏击，在成功中开拓。以"平乐正骨"为品牌的洛阳正骨医院，在高云峰等历届院长的带领下，成功地将"平乐正骨"由民间医术转向中医现代化的诊疗体系，由传统医技转向科技创新的高端平台，由单纯口授身传的师承育人模式转向现代学校教育制度的我国高等中医骨伤人才培养的摇篮，从而实现了难能可贵的历史跨越。中医药事业的发展应以"机构建设为基础，人才培养为关键，学术发展为根本，科学管理为保障"，这是20世纪80年代国家中医药管理局向全国提出的指导方针，河南省洛阳正骨医院的实践和成功无疑证实了其正确性，而且是一个先进的范例。

牡丹为我国特产名贵花卉，唐盛于长安，至宋已有"洛阳牡丹甲天下"之说，世颂为"花王"。刘禹锡《赏牡丹》诗曰："庭前芍药妖无格，池上芙蕖净少情。唯有牡丹真国色，花开时节动京城。""平乐正骨"正是我国中医药百花园中一株盛开不衰的灿烂花朵，谨借此诗为之欢呼！

继承创新是中医药事业振兴的永恒主题。在流派的整理与传承中，继承是前提、是基础。"平乐正骨"以光辉灿烂的传统文化为底蕴，有着丰富的学术内涵和独具特色的临证经验。其崇尚"平衡为纲，整体辨证，筋骨并重，内外兼治，动静互补"的学术思想，不仅是数代郭氏传人的经验总结，而且也充分反映了其哲学智慧，从整体上阐明了中医药特色优势在"平乐正骨"防治疾病中的运用。整体辨证是中医学的基本观点，强调人与自然的统一，人自身也是一个统一的整体。中医学理论体系的形成渊薮于中国古典哲学，现代意义上的"自然"来自拉丁语 Nature（被生育、被创造者），最初含义是指独立存在，是一种本能地在事物中起作用的力量。中国文人的自然观远在春秋时期即已形成，闪烁着哲学睿智。《道德经》曰："人法地，地法天，天法道，道法自然。"后人阮籍曰："道即自然。"《老子》还强调"柔弱胜刚强""天下莫柔弱于水，而攻坚强者莫之能胜，以其无以易之。弱之胜强，柔之胜刚，天下莫不知，莫能行"。相传出于孔子之手的《周易大传》提出刚柔的全面观点，认为"刚柔者，昼夜之象也""君子知微知彰，知柔知刚，万夫之望""刚柔相推而生变化""一阴一阳之谓道"。《素问·阴阳应象大论》进一步明确提出："阴阳者，天地之道也；万物之纲纪，变化之父母，生杀之本始，神明之府也。"天人相应的理念，加之四诊八纲观察分析疾病的中医学独有方法，不仅使整体辨证有可能实施，而且彰显了其优势。"平乐正骨"将这些深厚的哲理与骨伤临床结合，充分显示其文化底蕴和中医学的理论造诣。"骨为干，肉为墙"，无论从生理或病理角度，中医学总是将筋骨密切联系，宗筋束骨，在运动中筋骨是一个统一的整体，只有在动静力平衡的状态下才能达到最佳功能。"肝主筋""肾主骨""脾主肌肉"，"平乐正骨"提出的"筋骨并重，内外兼治"正是其学术思想的灵活应用。在我看来，"动静互补"比"动静结合"有着更显明的理论特征和实用价值。在骨伤疾病的防治中，动和静各有其正面和负面的作用，因而要发挥各自的正能量以避免消极影响，这样便需要以互补为目的形成两相结合的科学方法，如果违背了这一目的，动和静失去量的限制，结合仅是一种形式，甚至不利于损伤的修复。科学的思维，其延续往往不受光阴的限制，甚至有异曲同工之妙。现代研究证实，骨膜中的骨祖细胞对骨折愈合起着重要作用，肌肉是仅次于骨膜最接近骨表面的软组织，适当的肌肉收缩应力可以促进骨的发育和损伤愈合，肌肉中的丰富血管为骨提供了营养供应，肌肉的异常（包括功能异常）也会影响骨量和骨质。临床研究表明，即使不剥离骨膜，肌肉横断损伤也会延迟骨折愈合。因此，除骨膜和骨髓间充质的干细胞外，肌肉成为影响骨折愈合的又一重要组织，其中肌肉微环境的改变则是研究的重要方面。220多年前的"平乐正骨"已在实践中体现了这种思维，并探索其规律。

基于上述的理论和实践，"平乐正骨"形成了一整套独具特色的诊疗方法，包括手法、内外药物治疗、练功导引等，将骨伤疾病的防治、康复、养生一体化。早在20世纪50年代，高云峰、郭维淮等前辈已将众多家传秘方和技术公诸于世。"平乐正骨"手到病除的技艺来自于郭氏历代传人的精心研究和积累，也与其注重学术交流、博采众长密切相关。"平乐正骨"的发源地也是少林寺伤科的发祥地。相传北魏孝文帝（495）时，少林寺始建于河南登封市北少室山五乳峰下。印度佛教徒菩提达摩曾在该寺面壁9年，传有"达摩十八手""心意拳"等。隋末少林寺僧助秦王李世民有功受封，寺院得到发展，逐渐形成与武术相结合的伤科技法，称为"少林寺武术伤科"，在唐代军营中推广应用，少林寺秘传内外损伤方亦得以流传。作为文化渊源，对"平乐正骨"不无影响。

洛阳之称首见于《战国策·苏秦以连横说秦》。早在距今六七千年前，该地区已发展到母系氏族繁荣阶段，著名的仰韶文化即发现于此。自周以来相继千年，成为中原地区历史上重要的政治、文化、经济、商贸、科技中心。在我国历史上有着重要地位的大批经典名著、科技发明多发迹于此。如《说文解字》《汉书》《白虎通义》《三国志》《博物志》《水经注》《新唐书》《资治通鉴》，以及"蔡侯纸""龙门石窟""唐三彩"等均为光灿千古之遗存。此外，如"建安七子"、三曹父子、"竹林七贤"、"金谷二十四友"、李白杜甫相会、程氏兄弟理学宣讲，以及白居易以香山居士自号，晚年居洛城 18 年等群贤毕至、人才荟萃。唐·卢照邻曾曰："洛阳富才雄。"北宋·司马光有诗曰："若问古今兴废事，请君只看洛阳城。"在如此人文资源丰富的地域诞生"德才兼高、方技超群"的"平乐正骨"应是历史的必然。以"平乐正骨"第七代传人杜天信教授、郭艳幸教授为首的团队肩负历史责任和时代使命，率领河南省洛阳正骨医院和河南省正骨研究院，在继承、创新、现代化、国际化的大道上快速发展，为我国中医骨伤学科建设和全面拓展提供了宝贵经验，做出了重大贡献，他们不负众望，成为"平乐正骨"的后继者、兴旺的新一代。汇积多年经验，经过认真谋划，杜天信教授、郭艳幸教授主编的《平乐正骨系列丛书》共 18 册即将出版，该套书图文并茂，洋洋大观，可敬可贺。当年西晋大文豪左思移居洛阳，筹构 10 年，遂著《三都赋》而轰动京城，转相录抄以致难觅一纸，遂有"洛阳纸贵"之典故脍炙人口，千年相传。本书问世，亦当赞誉有加，再现"洛阳纸贵"，为世人目睹"平乐正骨"百年光彩而呈献宝鉴。

不揣才疏，斯为序。

施杞

中医药高校教学名师
上海中医药大学脊柱病研究所名誉所长、终身教授
中华中医药学会骨伤分会名誉主任委员
乙未夏月

总前言

　　发源于河洛大地的平乐郭氏正骨医术是中医药学伟大宝库中的一颗明珠，起源于1796年，经过220余年的发展，平乐正骨以其特色鲜明、内涵丰富、理论系统、疗效独特、技术领先的优势及其所秉承的"医者父母心"的医德、医风，受到海内外学术界的广泛关注，并成为国内业界所公认的骨伤科重要学术流派。2008年6月，平乐郭氏正骨法被载入国务院公布的第二批国家级非物质文化遗产名录和第一批国家级非物质文化遗产扩展项目名录。平乐正骨理论体系完整，并随着时代进步和科学发展而不断丰富，其整体性体现在理、法、方、药各具特色，诊、疗、养、护自成体系等方面。但从时代发展和科学进步的角度看，平乐正骨理论一方面需要系统总结与提炼，进一步规范化、系统化，删繁就简；另一方面需要创新与发展，突出其实用性及科学性。在国家大力倡导发展中医药事业的背景下，总结和全面展示平乐正骨这一宝贵的非物质文化遗产，使其造福更多患者，《平乐正骨系列丛书》应运而生。

　　发掘与继承、发展与创新是平乐正骨理论的显著特征。平乐正骨在中医及中西医结合治疗骨伤科疑难疾患方面，形成了自己的学术特色。其学术特征主要表现为"平衡为纲、整体辨证、筋骨并重、内外兼治、动静互补、防治结合、医患合作"七原则和"诊断方法、治伤手法、固定方法、药物疗法、功能疗法、养骨方法"六方法及"破瘀、活血、补气"等用药原则。这些原则和方法是平乐正骨的"法"和"纲"，指导着平乐正骨的临床研究与实践，为众多患者解除了痛苦。在不断传承发展过程中，平乐正骨理论体系更加系统、完善。

　　在新的医学模式背景下，平乐正骨的传承者重视生物、心理、社会因素对人体健康和疾病的综合作用和影响，从生物学和社会学多方面来理解人的生命，认识人的健康和疾病，探寻健康与疾病及其相互转化的机制，以及预防、诊断、治疗、康复的方法。作者结合中医养生理论及祖国传统文化，审视现代人生活、疾病变化特点，根据人类生、长、壮、老、已的规律，探索人类健康与疾病的本质，不断提高平乐正骨对筋骨系统的健康与疾病及其预防和治疗的理性认识水平，提出了平乐正骨的平衡思想，并将平乐正骨原"三原则""四方法"承扬和发展为"七原则""六方法"，形成了平乐正骨理论体系的基本构架。

作为平乐正骨医术的传承主体，河南省洛阳正骨医院（河南省骨科医院）及平乐正骨的传承者在挖掘、继承、创新平乐郭氏正骨医术的基础上，采取临床研究与基础研究相结合的方法，通过挖掘、创新平乐正骨医术及理论，并对现有临床实践及科学技术进行提炼总结、研究汇总，整理成《平乐正骨系列丛书》，包含18个分册，全面介绍国家级非物质文化遗产——平乐郭氏正骨法的内容，全方位展现平乐正骨的学术思想、学术特色，集中体现平乐正骨的学术价值及其研究进展，集220余年尤其是近70年的理论与实践研究之精粹，以期更好地造福众患，提携后学，为骨伤学科的发展及现代化尽绵薄之力。

最后，感谢为平乐正骨医术做出巨大贡献的老一辈平乐正骨专家！感谢为平乐正骨医术的创新和发展努力工作的传承者！感谢一直以来关注和支持平乐正骨事业发展的各级领导和学术界朋友！感谢丛书撰稿者多年来的辛勤耕耘！同时也恳请各界同仁对本丛书中的不足给予批评指正。再次感谢！

《平乐正骨系列丛书》编委会

2017 年 12 月 18 日

主编简介

张虹 女，主任药师，硕士生导师，中国药学会优秀药师。国家中医药管理局"十二五"重点学科临床中药学后备学科带头人。长期从事医院临床药学及药事管理工作。参加工作以来，主编学术专著8部，发表学术论文30余篇，在《健康报》《中国中医药报》《医药卫生报》等期刊报纸上发表文章90余篇。现任中华中医药学会中药基础理论分会第二届青年委员会委员，河南省基本药物专家库专家，河南省医疗纠纷人民调解医学技术专家咨询委员会委员，河南省药学会中药天然药专业委员会委员。

郭艳幸 女，平乐正骨第七代传人，国家二级主任医师，教授，硕士、博士生导师，博士后指导老师，享受国务院政府特殊津贴专家，河南省名中医，河南省骨关节病防治创新型科技团队首席专家与负责人。国家名老中医郭维淮学术经验继承人，国家非物质文化遗产中医正骨法（平乐郭氏正骨法）代表性传承人，平乐郭氏正骨流派学术带头人，国家"十二五"临床重点专科学术带头人，河南省中医临床学科领军人才培育对象、洛阳市科技创新领军人才、洛阳市特级名医。现任河南省洛阳正骨医院河南省骨科医院业务副院长，兼任中华中医药学会理事会理事，中华中医药学会骨伤专业委员会副主任委员，中华中医药学会治未病专业委员会副主任委员，中国中西医结合学会骨伤科专业委员会常务委员，世界中医药联合会骨伤专业委员会副会长，世界手法医学联合会常务副主席，国际数字医学会中医药分会常务委员，河南省中西医结合学会理事会常务理事，河南省中西医结合循证医学专业委员会常务委员等，《中医正骨》与《中国中医骨伤科杂志》副主编。从事骨伤临床、科研、教学工作40年，发表学术论文140余篇，出版专著9部。现主持承担地厅级以上科研项目6项，获得省部级科技成果5项，地厅级科技成果23项，国家发明专利6项，实用新型专利10项。

杜天信 男，汉族，河南叶县人，研究员，博士生导师。任世界中医药学会联合会中医药传统知识保护研究专业委员会副主任委员，中国中药协会与医院药事管理专业委员会副主任委员，中华中医药学会医院管理分会副主任委员，中华中医药学会科普分会副主任委员，中华中医药学会中药分会副主任委员，中国医院协会第二届常务理事，河南省医学会、药学会、中医药学会、医师协会、卫生产业协会常务理事等。先后被授予"全国百家优秀院长""全国中医医院优秀院长"等荣誉称号。主持研究各级、各类科研课题 19 项，获得厅（局）级以上科研成果 15 项，以第一作者发表论文 17 篇，主编出版学术专著 6 部。主要著作有《骨伤病证诊疗规范·洛阳正骨》《骨伤防治与康复丛书·颈肩腰腿痛》《骨伤防治与康复丛书·风湿病》《骨伤防治与康复丛书·骨病》《骨伤防治与康复丛书·骨折与脱位》等。主要科研成果有"丹参中丹参酮ⅡA 受热含量降低的规律研究""补肾中药复方对原发性骨质疏松症的治疗作用及作用机制研究""黑膏药制作机的研制""中医骨伤科发展战略研究""中医骨伤常见病证诊疗规范研究""中医骨伤病证诊疗规范与计算机监控系统的开发应用研究""中医骨科临床诊疗规范监控与咨询系统""郭维淮经验方'通经活利汤'的研究""筋骨痛消丸生产工艺的关键技术研究与应用""基于计算机网络的规范诊疗行为自动监控系统的构建与应用"等 15 项。

编写说明

平乐郭氏正骨诞生于清代嘉庆元年（1796）的洛阳县平乐村郭氏家族，至今已有220余年的历史，经八代相传，不断深邃恢宏。1958年，国家卫生部、河南省卫生厅决定在洛阳专区正骨医院的基础上建立河南省平乐正骨学院——我国第一所中医骨伤专科大学，并在全国正式招生，专门培养高层次中医正骨人才，传承平乐郭氏正骨医术。1959年，成立河南省平乐正骨研究所，并自产自制家传骨伤药物，形成了医、教、研、产一体化机构。

历经220余年传承实践，平乐郭氏正骨传播方式由族内秘传演变为高校讲授、专家研究、中外交流，平乐正骨医术以特色鲜明、内涵丰富、理论系统、技术领先而驰名中外。经历代正骨医家的不懈努力，平乐郭氏正骨逐步形成了系统的理论和方法，即"平衡为纲、整体辨证、筋骨并重、内外兼治、动静互补、防治结合、医患合作"的治伤七原则和"诊断方法、治伤手法、固定方法、药物疗法、功能疗法、养骨方法"的治伤六方法。在骨伤科用药上，总结出了"破、活、补"三期用药原则。即骨折早期气血瘀滞，用药以破为主；中期气血不活，经络不通，用药以活为主；后期久病必虚，用药以补为主。这些理论已成为现在中医骨伤理论的法和纲，在中医骨伤科流派形成了独特的学术价值、文化价值和实用价值，为中医骨伤的发展起到了巨大的推动作用。

为了促使独具中医药特色的平乐郭氏正骨医术得到更加深远发展，使其在骨伤科诊疗中发挥更大作用，我们组织专家对平乐郭氏正骨传统用药进行系统整理，历时数载，编著《平乐正骨药物治疗学》一书，使读者更深入了解平乐郭氏正骨丰富的学术思想、实用而精粹的用药经验和底蕴丰厚的历史文化。

《平乐正骨药物治疗学》是平乐郭氏正骨临床用药的经验总结，内容丰富，中医药特色鲜明，突出了平乐郭氏正骨临床用药的实用性、针对性、科学性和广泛性，可作为各级医院骨科医师的工作参考书，亦可供大中专院校学生学习使用。

本书在编著过程中，得到平乐郭氏正骨名老中医、专家学者的悉心指导，编写人员兢兢业业，系统整理平乐郭氏正骨的诊疗资料，表现出极大的责任心，付出了巨大的心血和努力，在此一并致谢！大家共同的心愿是弘扬传统中医药文化，使平乐郭氏正骨的理论和方法惠及更多人。

本书编写工作量较大，加之编审时间有限，对书中疏漏及错误之处，敬请广大读者提出批评意见，以便今后再版时修订提高。

《平乐正骨药物治疗学》编委会

2017 年 6 月

目　录

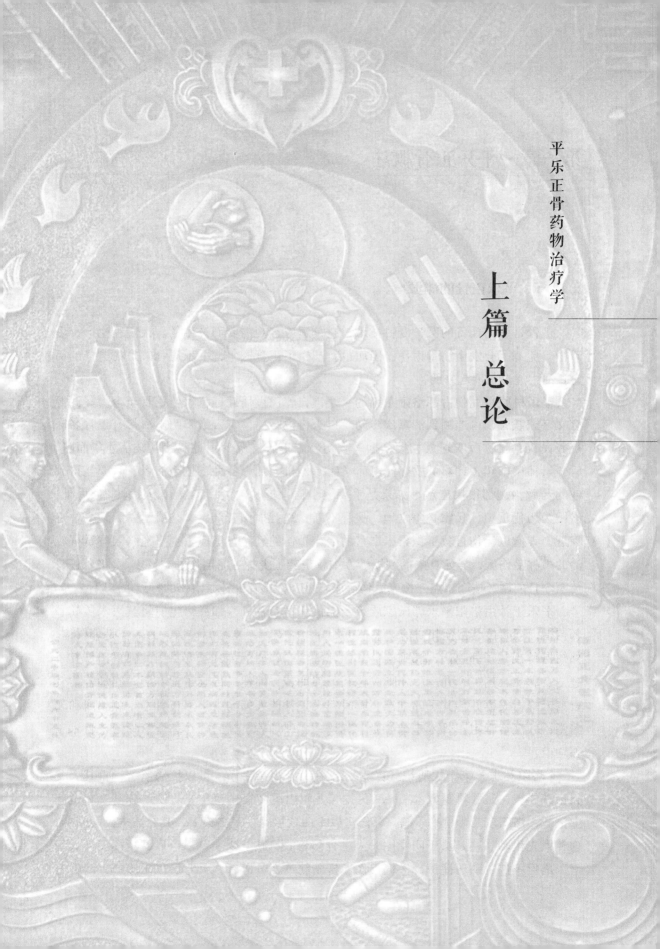

平乐正骨药物治疗学

上篇 总论

第一章 平乐正骨概述

第一节 平乐正骨的渊源

正骨是一门独特的医学专科技术，它是适应客观需要而产生的。人们在生产、生活中，免不了会发生筋骨损伤，因而也就产生了正骨医生，平乐正骨就是在这样的历史长河中逐渐发展起来的。

平乐村原是九朝古都洛阳东郊的一个镇，郭氏世居此地，家传正骨至今。其渊源有文字记载者，可追溯到清嘉庆年间。口头传说不一，有云洛阳明末清初有正骨名医祝尧民氏，自称薛衣道人相授。据《虞初新志》载：祝少年时，已以文字才华而名。后于崇祯甲申年（1644）放弃仕途而学医专外科，凡患各种毒疮重症者，只要能得到他的药敷治，都很快痊愈。如果是手臂、小腿骨折请他治疗，没有不治愈的。另外，洛阳为历代重镇，兵家必争之地，战乱不断，跌打损伤者众，又与武术发源地少林寺临近，寺僧以治伤自救，积累了丰富的治疗骨伤的经验，形成了主张经络穴位辨证施治的少林治伤派，异元真人的跌损妙方中就记载了少林寺派治伤的"秘宝"。平乐正骨传至今日的循经按摩、点穴按摩、伤后康复练功，具有少林派治伤的特点。

平乐正骨由洛阳平乐郭氏家族第十七代郭祥泰首创，郭祥泰生前将其医术传其子郭树楷，同时传其祖侄郭树信。平乐正骨分为两支：一支是郭树楷，另一支是郭树信。郭树楷传授其子郭鸣岗，郭鸣岗传其侄郭耀堂。郭树信传其子郭贯田，郭贯田传其子登三、聘三、建三、九三。郭聘三传其子郭灿若，郭建三传其子郭春园。郭灿若传其妻高云峰，夫妻并传其子郭维淮。同时郭氏正骨传人郭均甫学习正骨术于郭鸣岗和郭耀堂；郭汉章学习正骨术于郭耀堂、郭均甫、郭灿若、高云峰；郭焕章学习正骨术于郭均甫。

《洛阳县志》第十二册记载："聘三字礼尹，祖籍平乐，世以接筋骼著，自其大父敦甫获异授，父寸耕踵方术……"另据《龙咀山馆文集·卷九》记载："郭礼尹墓道碑中记载，洛阳东二十里平乐园，郭氏世以专门攻接骨，医名天下，其在清末民国间者，为礼尹先生聘三，其法于明堂图，人之骨骼筋骸、肢节要会莫不审察，抚摸而不差纤毫、疮疽不仁、跌压撞摔、榨辗损伤、折断筋绝而骨碎者，天寒暑风雨霜雪，门庭若市。""间有仪物享之，未尝不裁酌以义守，若金钱则却之，无吝色。"

平乐正骨五世名医郭灿若和夫人高云峰，于民国期间在家行医，门庭若市，技术精湛，医德高尚，群众誉为平乐正骨的正宗，在国内享有较高的声誉。1950年6月，郭灿若先生病逝于上海，夫人高云峰继续其正骨事业。多少年来，高云峰在自己家大门楼里、大槐树下，设备只有一张木床、一把圈椅、两条长凳、一个拌药碗及一些竹子、砖之类的东西，在这样简陋的条件下，为广大骨伤科患者接骨治伤，解除痛苦。1948年后，洛阳解放，中国人民解放军在郭家大门口贴出"保护祖国医学遗产平乐正骨"的布告，从此平乐正骨获得新生。在党和政府的关怀下，在中医政策的指引下，正骨世医高云峰和她的儿子郭维淮冲破技术私有的陈规陋习，于1952年将家传秘方接骨丹、展筋丹等公之于世。

1956年1月，平乐正骨第五代传人高云峰，作为全国政协特邀委员，在北京受到毛主席和周总理的接见。这一天，会见厅里温暖如春，毛主席满面笑容地同这位来自河南农村的女郎中谈话，亲切地询问她生活和行医的情况。身材瘦小、两鬓斑白的高云峰激动万分，眼噙热泪望着敬爱的领袖，满腹的话不知从何说起。当毛主席勉励她带好徒弟，让郭氏正骨更好地为人民服务时，她只是用力地点点头，说不出话来。

毛主席和周总理的接见，使高云峰打破了绝技不外传的旧习，带了第一个异姓徒弟。并于1956年带领众徒等创立了洛阳专区正骨医院（白马寺正骨医院）。1958年，在洛阳专区正骨医院的基础上，开办了自古以来第一所正骨大学——河南省平乐正骨学院。1959年成立了专门研究正骨的河南省平乐正骨研究所，配备了各种较先进的现代化设备，以传统方法和现代方法结合，继承发扬平乐正骨。他们突破当时的条件所限，带领职工自种、自制家传药物，为患者服务，以其疗效超群、医德高尚，享誉黄河上下、大江南北。从此，实现了平乐郭氏正骨的医、教、研、产一体化构架与腾飞，使得平乐郭氏正骨精华得以传播，造福了更多患者。

据统计，从洛阳专区正骨医院成立到1966年期间，高云峰共带徒弟21人，办正骨学习班13期，培养正骨本科生134人、专科生101人。这些"平乐系"的后人又师带徒，徒带孙，到20世纪90年代，全国各大正骨医院、综合医院正骨科、中医学院的正骨专业负责人或业务骨干中，70%都是"平乐出身"，或直接或间接，都是高云峰的门徒。

除了贡献秘方和广带徒弟，高云峰还将平乐郭氏正骨提升到了一个新的高度，手法整复、夹板固定、内外用药、筋骨并重、动静互补、功能锻炼，一套完善的正骨治疗体系在她的手中形成。而她自己的医术更是炉火纯青，她能在没有透视诊断的情况下，单凭一双手就能准确地正复各种骨折的脱位，即便是难度很大的陈旧性肩、髋关节脱位。时人赞曰："天下骨病一石，云峰能医八斗。"

第二节　平乐正骨的传承

平乐正骨历经 220 余年，八代相传，家族中的代表性人物如下：

创始人：郭祥泰，清乾隆嘉庆年间人，具体生卒年不详，为平乐郭氏家族的第十七代人。业精于中医骨伤科，行医期间创建"人和堂"，正式在平乐村行医。因其医术好及医德佳，被当地人誉为"平乐郭氏正骨"，平乐正骨由此诞生，名播四方。郭祥泰生前将其正骨医术传子郭树楷和侄郭树信。

第二代：郭树信（1820—1889），字敦甫，平乐郭氏正骨"北院益元堂"一支的开创者。因其正骨技术精湛，为多名官吏治愈骨伤疾病，因得功名从九品。著《郭氏家训》，传长子郭贯田。

郭树楷，生卒年不详，郭祥泰之子，平乐郭氏正骨"南院人和堂"一支的继承人。

第三代：郭贯田，字寸耕，医术医德俱佳，因其入清廷治病，领五品衔，而使平乐郭氏正骨名扬海内。晚年著《正骨心法要略》。

第四代：郭聘三，字礼尹。据清末孟津举人许鼎臣著的《龙嘴山馆文集》中记载："聘三承祖父业，加以深邃恢宏，旁通《灵枢》，折衷诸先哲奥秘，成一家法，名闻海内。"其技术特点为"诊切不用麻沸药，不用针刀刺割"，而是"揉之、捏之、推之、筑之、拳屈之、攀之、捞之、俯仰左右之，或伸之、正之、平齐之、垫之，内服汤药而外膏丹之"。他初步总结出平乐正骨的学术特点——注重手法，药物的内服外治，功能锻炼的动静结合。

第五代：郭景星（1895—1950），字灿若，继承父业，于民国年间行医于桑梓，医术与医德俱佳。在其临床实践中总结出"摇摆叩击、回旋拨搓、旋转提位"等正骨手法。后因健康原因，传授平乐正骨医术与其妻高云峰。

高云峰（1906—1976），在继承郭景星的正骨手法及郭氏家传秘方后，于 1952 年将秘方"展筋丹""接骨丹"公布于世，1956 年打破平乐郭氏正骨不带外姓徒弟的族规，同时创办河南省首届正骨学习班，在政府的支持下，同年建立洛阳专区正骨医院，并任首任院长。1958 年，创办河南省平乐正骨学院，任院长；次年又成立河南省平乐正骨研究所，任所长；并突破当时的条件所限，带领职工自种、自制家传药物，为患者服务。至此，在高云峰女士的带领下，平乐郭氏正骨以其疗效超群、医德高尚，享誉黄河上下、大江南北，并实现了医、教、研、产一体化构架与腾飞。河南省平乐正骨学院历时 5 年，共办正骨学习班 13 期，培养正骨专业本科生及专科生 200 余人，全国各中医药大学的骨伤创始人中有 70% 以上是平乐正骨学院的毕业生。所以，平乐正骨学院被学术界誉为中医骨伤科学的黄埔军校。其中，广西中医药大学原校长韦贵康教授、安徽中医药大学丁锷教授、甘肃中医学院宋贵杰教授、南京中医药大学周福贻教授、河南风湿病医院娄多峰教授、江西中医药大学许鸿照教授、漯河市协荣骨伤病医院郭德荣教授、湖北中医药大学刘克忠教授、云南中医学院吴乃凤教授、新疆维吾尔自治区中医院王继先教授，以及洛阳正骨医院的张茂、闻善乐、毛天东、孟宪杰、张传礼、张天健等一大批专家教授都是他们的杰出代表，他们的门生不计其数，成绩斐然。高云峰女士是中医骨伤现代高等教育与研究的开创者和奠基人之一。

在临床实践上，高云峰在辨证上重视整体辨证，注重辨尿液、察指纹以判断气血的盛衰、脏腑之虚实、阴阳之平衡；在手法上继承平乐郭氏正骨八法之要诀，擅治骨伤疑难杂症。

在平乐正骨学术上，1958年，高云峰指导编著《平乐正骨讲义》，首次全面系统地总结了平乐正骨的学术思想和临床经验。1960年，她指导编写了平乐正骨学院的教材《正骨学讲义》。1978年，她生前主持的科研成果"中西医结合治疗外伤性、陈旧性关节脱位"获全国科学大会重大科技成果奖。

郭春园（1923—2005），名景韶，主任医师，第一批享受国务院政府特殊津贴专家、国家级名老中医及河南省优秀专家。1945年由平乐移居郑州，幼习其父所传《正骨手法要略》，后随母学习平乐正骨手法，结合历代正骨医家所长，1959年编著《平乐郭氏正骨法》；1974年参与成立郑州市骨科医院，任业务副院长；1988年创立深圳平乐骨伤科医院，任院长，把平乐正骨带到了改革开放的前沿阵地，造福广、深、港、澳患者，为平乐正骨的传播与发展做出了突出贡献；2001年编著《世医正骨从新》。他集家传秘方、正骨医术和60多年骨科经验于一身，医术精良，医德高尚，勇于创新，把毕生精力和心血无私地奉献给了祖国的正骨事业，被卫生部、国家中医药管理局追授"人民健康好卫士"称号。

第六代：郭维淮，主任医师，中国中医药界第一位"白求恩奖章"获得者，"国医楷模"称号的获得者，著名骨伤科专家，第一批享受国务院政府特殊津贴专家，国家级名老中医及河南省优秀专家，首批国家级非物质文化遗产中医正骨疗法项目代表性传承人之一，第一批国家"骨伤名师"，河南省洛阳正骨医院名誉院长、教授。幼承庭训，手握秘籍，16岁独立应诊。他从医70载，医术精湛，医德高尚，治学严谨，享誉中医骨伤界，并被广大患者所称道。尤其是1978年以来，在任河南省洛阳正骨医院院长与河南省洛阳正骨研究所所长期间，在学术上保留平乐正骨之精华，同时利用现代科学技术，继承而不泥古，发扬而不离宗，带领平乐正骨人积极开拓创新，科研成果层出不穷，技术水平驰名中外，使得平乐正骨的重要载体——河南省洛阳正骨医院成为河南省乃至我国中医界的一张光灿灿、响当当的名片，使具有220多年历史的"平乐郭氏正骨"发扬光大，成为国家级非物质文化遗产保护项目。1989年创办了国家级学术刊物——《中医正骨》。

对于骨伤疾病，他提出整体辨证、内外兼治、筋骨并重、动静互补，主张治病求因、药法结合、互相促进的思想；对于骨折用药，他提出"破、活、补"三期用药原则；他擅长颈肩腰腿痛等骨伤杂病的推拿治疗和辨证用药，多次应中央保健局之邀赴京为党和国家领导人治病，其医术医德声闻中外，国际友人也慕名前来。

郭维淮主编的著作有《正骨学讲义》《简明正骨》《中医骨伤科学》《平乐正骨》《洛阳平乐正骨》等多部。

郭宗正（1913—2011），15岁考上洛阳师范学校，学习之余跟着前辈学习正骨。1956年随伯母高云峰女士进入洛阳正骨医院工作，参与编写《正骨学讲义》，对骨伤疾病的诊治具有丰富的临床经验。退休后，不辞辛劳，行医乡里，73岁创办洛阳市平乐正骨医院，76岁创办洛阳市平乐正骨学校，学子众多，被中华传统医学会定为"CTMA正骨教育基地"，为普及与光大平乐正骨做出了重要贡献。

第七代：郭艳丝（1948—1994），平乐郭氏正骨第七代传人。自幼热爱家传医术，"文革"期间利用业余时间自学中医基础知识，下乡返城后，在洛阳市商业职工医院从事骨科临床工作，同时系统进修中医骨伤，并参加卫生部委托洛阳正骨医院承办的全国骨伤科医师进修班，后考入河南中医学院本科函授班，并以优良成绩毕业。曾在洛阳市第二人民医院骨科、河南省洛阳正骨医院从事中西医结合骨科多年，具有丰富的临床经验和较深的学术造诣。为首批全国名老中医、平乐郭氏正骨第六代传人郭维淮高徒，继承了郭老学术经验，擅长手法治疗各种骨伤疾患及中药辨证治疗各类伤科杂证，有多篇论文在各级各类杂志上发表或在各级学术会议上交流。

郭艳锦，1949年11月生，河南省洛阳正骨医院主任中医师，郭维淮高徒，国家非物质文化遗产《平乐郭氏正骨法》国家级代表性传承人，全国第五批名老中医专家。擅长骨性关节炎、颈肩腰腿痛、股骨头坏死症、骨质疏松等疾病的诊断与治疗。2007年荣获中华中医药学会"全国首届中医药传承高徒奖"。她所参加的主要科研课题曾先后分获河南省中医药科技成果二等奖、科技进步三等奖、中医药科技成果三等奖。

郭艳颖，1957年12月出生，自幼热爱家传医术，1979年参加工作后在洛阳市城建医院从事骨伤科临床工作，1984～1987年带职在洛阳医专医疗专业学习，毕业后继续从事中西医结合骨科临床工作。临床经验丰富，有多篇论文在杂志上发表或在学术会议上交流，擅长中西医结合治疗骨伤疾患，学术造诣较深，现任洛阳城建集团公司医院院长。

赵庆安，主任医师，河南省跨世纪学术技术带头人，河南省洛阳正骨医院（河南省骨科医院）脊柱外科中心主任、学术带头人。擅长中西医结合治疗脊柱外科及相关疾病，发表学术论文数十篇，著书三部。现任河南省中医药学会脊柱外科分会主任委员。

郭艳幸，主任医师，教授，硕士、博士生导师，博士后指导老师，郭维淮高徒，享受国务院政府特殊津贴专家，国家非物质文化遗产"平乐郭氏正骨法"省级代表性传承人，河南省名中医，河南省中医骨伤领军人才，洛阳市优秀科技领军人才，洛阳市特级名医。少年时，照顾卧病在床的祖母（平乐郭氏正骨第五代传人高云峰）时，便跟其学习正骨基础及简易手法，从此，矢志正骨事业。大学毕业后，郭艳幸严格要求自己，在临床实践上药法并举，擅长中医及中西医结合诊疗骨伤、骨关节病、骨伤杂症等，尤其是辨证施治与用药，先后提出"颈型颈椎病分型治疗""瞬时屈曲复位法治疗急性亚急性腰椎间盘突出症""远取点穴法治疗岔气"等多种理论与疗法，药法独到，效果良好，成绩突出，受到学术界及患者的一致好评。多年来，郭艳幸善于探索与创新，编写出《平乐正骨郭维淮》一书，对平乐郭氏正骨术进行系统总结，提炼出"气血"与"平衡"理论；与国内著名骨伤科专家合著《平乐正骨》、《洛阳平乐正骨》、《骨伤科手法图解》（中英文对照本）、《骨伤科学辞典》、《平乐正骨郭维淮》、《伤科集成》等书，发表学术论文 100 余篇，获得地厅级以上科技成果 19 项，培养硕士研究生 20 余名，博士研究生 2 名，博士后 4 名，对传承、创新平乐郭氏正骨术做出了较大贡献。现任河南省洛阳正骨医院（河南省骨科医院）业务副院长，中华中医药学会理事，中华中医药学会骨伤分会副主任委员，中华中医药学会治未病分会副主任委员，中国中西医结合学会骨伤专业委员会常务委员，河南省中西医结合学会常务委员，河南省康复学会常务委员，河南省中医骨伤康复学会主任委员，世界手法医学会副主席，《中医正骨》《中国中医骨伤科杂志》副主编。

族外传承：自 1956 年高云峰女士开办洛阳专区正骨医院以来，于 1958 年、1959 年又相继开办平乐正骨学院、平乐正骨研究所，开创了平乐正骨教育、普及、传承的新纪元，弟子无数，遍及全国甚至世界各地。他们中间大多数成为新中国骨伤教育的骨干人才、院校骨伤专业的创始人等，他们传道授业，惠人无数，为弘扬平乐正骨做出了重要贡献。

综上所述，平乐正骨自清嘉庆年间发端，经历代郭氏族人及异姓传人的开拓和发展，在各地才有如此众多的平乐正骨的传人、专科和专科医院，使得平乐正骨的学术理论及临证治疗方法日臻完善。

第三节　平乐正骨平衡原则

平衡是事物发展的普遍现象，是阴阳两种对立面保持相对协调、稳定运动的有序状态，是自然界万物保持生存和健康发展的客观规律。平乐正骨认为平衡是相对的，不是绝对的；平衡是动态的，不是静态一成不变的。如人与自然、社会之间的平衡，阴阳的平衡，脏腑的平衡，气血津液的平衡，处方用药的平衡，动静的平衡，筋骨的平衡，膳食的平衡等，始终处于动态求衡之中，求衡是万物康泰永恒的法则。《易经·系辞下传》曰："乾坤其易之门邪。乾，阳物也；坤，阴物也。阴阳合德而刚柔有体，以体天地之撰，以通神明之德。"鲜明地体现了《易经》崇尚阴阳平衡和谐的主旨。《黄帝内经》对于平衡方面的论述也颇多，如《素问·至真要大论》曰："谨守病机，各司其属……疏其血气，令其调达，而致和平……以所利而行之，调其气使其平也。"

平衡是人体生命健康的标志，健康之法本于平衡而守于平衡。衡则泰，失衡则疾，不及或太过所造成的机体平衡紊乱是疾病发生的根本原因；衡则康，失衡则痼，守衡是"治未病"之大法，恢复平衡是疾病治疗与康复的目标与标志。平衡原则作为贯穿于平乐正骨理论的核心，深入到平乐正骨理论体系的各个领域。

1. 骨伤治则中的平衡思想

平乐正骨对机体健康的认识为"阴平阳秘"，骨伤治疗总则为"调整阴阳、气血、脏腑、筋骨等，以平为期"。治病即是药法并举，纠偏救弊，使机体恢复"阴平阳秘"等生理平衡状态，这是最基本的治疗原则。"壮水之主，以制阳光；益火之源，以消阴翳"即表达了这种治疗大法。平乐正骨平衡观既强调矛盾双方对立的一面，因而有"寒则温之，热则凉之，虚则补之，实则泻之，弱则扶之，强则抑之"等治则；又强调矛盾双方依存的一面，所谓"扶阳以配阴""育阴以涵阳""益气以养血""强筋以护骨""用静以助动"，使五脏得养，精气两益，以达阴阳平衡之目的。协调五行关系也是恢复平衡的途径，正如历代医家所提出的"辛母泻子""培土抑木""滋水涵木""培土生金"等都体现了协调五行，使之归于平衡的原理。平乐正骨调和气血、调和脏腑、动静互补平衡、筋骨并重平衡、饮食均衡、起居正常等同样是协调机体，使之处于平衡状态的手段。

2. 气机升降出入与平衡

平乐正骨把气机升降提到了极为重要的高度，认为"非出入则无以生长壮老已，非升降则无以生长化收藏"。《素问·六微旨大论》云："出入废则神机化灭，升降息则气立孤危。"机体的各种生理活动，实质上都是气机升降出入运动的具体表现，并以此来维持机体平衡、协调的功能。一般来说，心肺在上宜降，肝肾在下宜升，脾胃居中，为升降之枢纽。然而每一脏器各自的气机升降，都是整个机体气机升降的一个组成部分，脏与脏、脏与腑、上与下之间气机升降互相配合，互相联系，出入不已，升降不止，这样既对立又统一，从而构成整体的气机升降活动，维持着气机升降的相对平衡，共同使机体生理活动得以正常进行。

3. 筋骨相互依存与平衡

筋在人身骨节之外，肌肉之内；筋联络四肢百骸，通行血脉，围络周身，骨正筋柔，气血以流，腠理以密，如是则骨气以精，谨道如法，长有天命。筋与骨是相互依存，相互为用的。

筋骨相互依存根源于肝肾之间的密切关系。中医学认为，肝肾同源，肝藏血，肾藏精，精血同源，互生互化。肝藏血、化精，充养筋骨脏腑百骸；肝血充盈，则精得以充，筋骨得以养而强健有力。肾藏精、生髓、化血，充养筋骨脏腑四肢百骸；肾精足则肝血旺，筋骨得以养。肝主筋，肝血充盈则筋力强健而能束骨；肾主骨，肾精之盛衰直接影响骨的生长、发育及损伤后的再生修复，肾精足则能壮骨，骨强方能连筋张筋。从这个角度来讲，精血同源表现为筋骨相关，精充骨壮则筋强，精亏骨弱则易致筋弛、筋痿、筋挛、筋伤。筋骨相互依存，共同组成一套处于动态平衡之中的支架结构和杠杆系统，实现人体负重和运动两大力学功能。肝肾强则精血充，精血充则筋柔骨正，气血自流，人体乃健。年老体衰、房事不节、久病失养、久坐久立等因素可致肝肾渐亏，精血不足，筋骨失养而出现慢性劳损及各种骨退行性病变；跌打闪挫导致骨损筋伤，内动于肝肾，精血亏虚，筋骨不荣，则筋伤不复、断骨不续、新骨不生。故肝肾同源，筋骨相关。

筋骨互用平衡论是平乐正骨理论体系的特色之一。平乐正骨理论认为，筋与骨在生理上相互依存，保持着动态平衡；在病理上互相影响，筋骨失衡是伤科疾病之重要病机。筋骨互用平衡论的核心是重视人体筋与骨的关系，强调筋与骨相互依存、相互为用。

平乐正骨认为，筋连骨、束骨、护骨、养骨；骨着筋、张筋、励筋、养筋。骨骼是人体的支架，靠筋的连接才能成为一体，发挥其支撑形体、保护内脏的作用。骨为筋提供了附着点和着力点，筋则为骨提供了滋养、连接与动力。筋骨相连互用，筋有了骨的支撑才能固定与收缩，而骨正是有了筋的附着，才能显示其作用，否则只是散乱无序、无功能的骨骼。《黄帝内经》有"诸筋者皆属于节"，说明人体之筋都附着于骨上，大筋联络关节，小筋附于骨外，筋骨互相协作，共同完成人体运动、稳定与脏腑顾护，维持机体的动态平衡。

4. 气血共调与平衡

气血共调平衡论贯穿于平乐正骨学术体系之中。伤科的治则、治法、用药无不与气血相关。轻的损伤，如闪伤、牵拉伤等多以伤气为主。气无形，气伤则痛。较重的损伤如碰撞、跌仆、打击伤等多以伤血为主。血有形，形伤则肿。严重的复合伤、开放伤多致气血俱伤或失血过多。气血俱伤则肿痛并见，失血过多则气随血脱而现危证。伤气能及血，伤血又能及气。治血必治气，气机调畅，血病始能痊愈。血虚者，补其气而血自生；血滞者，行其气而血自调；血溢者，调其气而血自止。治气必治血，血足而气虚自愈，血行而气机自畅。气与血互根互生，必同治而收效。平乐正骨把调理气血、恢复气血之平衡作为伤科之大法。其用药精巧严谨，不拘泥于一方一药，而是通过辨证论治，将家传经验加以深化发展。对骨折的治疗主张，应根据疾病早、中、后三期气血之不同特点辨证立法用药，"破""和""补"各法灵活应用。同时强调慢性劳损以行气为主，急性损伤则以活血为先。治疗目标均为调理气血，恢复气血之动态平衡。

5. 动静互补与平衡

动静互补平衡论是平乐正骨理论体系的又一大特色。平乐正骨理论认为，动是绝对的，静是相对的，动与静对立统一，互补互用，动中有静，静中有动，相对平衡。没有相对的静止状态，筋骨组织就无以修复；没有主动和被动的功能锻炼，损伤肢体就无法恢复原有的功能。把必要的暂时制动，限制在最小范围和最短时间内；把无限的适当活动，贯穿于防治伤科疾病的过程中。只有"动"与"静"有机结合，才能促进伤科诸疾的早日康复。确定"动"与"静"比例的总原则是：①动静不可偏废，静中有动，动中有静；②动静比例的确定应遵循三因制宜、辨证施治的原则。"动"与"静"的量度要根据具体情况，如患者的体质，致病的原因，筋挛、筋痿、筋伤的部位及症状，骨折的类型和固定形式以及康复情况等进行调整，而非绝对的对等关系。

6. 五脏协调与平衡

五脏协调平衡论是平乐正骨理论体系的特色之一。平乐正骨理论强调，人体是一个小天地，是一个以五脏为核心，通过经络、血脉联系起来的有机整体，五脏之间通过生克制化保持着动态平衡。就伤科而言，五脏平衡具体体现在气血动态平衡与筋骨动态平衡过程中。局部损伤会造成瘀血阻滞，导致全身气血失衡，继而筋骨失衡，二者的失衡必然破坏五脏系统的平衡，故认识伤科疾病的病机必须重视五脏失衡。治疗伤科疾病的目的就是要促进气血与筋骨安和，恢复五脏平衡。

平乐正骨理论十分重视人体本身的统一性、完整性，认为"伤一发而动全身"，局部病变会引起五脏六腑、气血经络等整体病理反应；强调构成人体的各个组成部分之间，在结构上不可分割，在功能上相互协调、相互为用，在病理上相互影响。

7. 天人合一与平衡

天人合一平衡论是平乐正骨理论体系的特色之一。平乐正骨理论认为，人是一个互相联系的整体，人与自然、人与社会是和谐的统一体。天人和谐失调是伤科疾病的重要病机，内外失调、违逆四时或社会环境不利，均可导致天人和谐失调，使气血失和、筋骨失衡，伤科诸症遂生。

平乐正骨天人合一平衡论认为，伤科疾病不是孤立存在的，它受到人的体质禀赋、起居习惯、性格特点、年龄阶段、七情六欲、时令气候、地域环境、职业角色、社会地位、经济条件等多种因素的影响和制约。在对伤科疾病辨证时，要特别重视整体观念，局部伤病是与整体相关的，不能疏忽和偏颇。平乐正骨天人合一平衡论重视局部与整体、内在因素与外在因素的相互联系以及环境、情志、社会与创伤的相互关系，这对伤科疾病的未病先防、既病防变、加速康复有着非常重要的意义。天人合一，整体联系，顺应自然，法天则地，是平乐正骨防治伤科疾病的一大总则。

8. 标本兼顾与平衡

标本兼顾平衡论是平乐正骨理论体系的特色之一。平乐正骨理论认为，标与本对立统一，内涵丰富，内因为本、外因为标，正气为本、邪气为标，内病为本、外症为标，整体为本、局部为标，患者为本、医生为标。明确标本轻重缓急、把握标本的辩证关系是确立伤科疾病治则、治法的基础。在诊治伤科疾病的过程中，应充分认识标与本的辩证关系，标本兼顾，从而达到最好的治疗效果。

标本兼顾是伤科疾病的重要治则。分清标本主次，标本兼顾是治疗伤科疾病的首要前提。病有标本，治有先后，但临证时往往病情错综复杂，孰轻孰重、孰主孰次亦扑朔迷离。在治疗伤科疾病的过程中，要始终抓住主要矛盾，优先解决主要矛盾，同时兼顾次要矛盾。

9. 药物作用与平衡

平乐正骨在临床中一直强调中药的寒热温凉、升降浮沉都包含着一种平衡思想。在药物的配伍应用上，也常有动与静、升与降、寒与热、通与涩、攻与补等相反相成以达到动态平衡的用法。寒凉滋润的药物属阴，温热燥烈的药物属阳；药味酸、苦、咸属阴，辛、甘、淡属阳；药物具有敛降作用的属阴，具有升散作用的属阳等。根据病情的阴阳偏盛偏衰，再结合药物的阴阳属性和作用选择使用相应的药物，就能达到治愈疾病的目的。

10. 膳食、起居与平衡

膳食平衡论是平乐正骨理论体系的特色之一，是平乐正骨防治结合原则的重要组成部分。平乐正骨理论认为，膳食平衡是筋骨健康的基本保证，膳食失衡是伤科疾病的重要病机。人是一个协调平衡的有机整体，在生理状态下，均衡合理的膳食可以使五脏六腑平衡协调，气血旺盛调达，筋骨充养而强健，从而可以有效地预防伤科疾病；在病理状态下，应根据五脏失衡、气血失调、筋骨失衡的具体情况，辨证施膳，善用药膳，以调节、恢复身体"平衡"，促进疾病的恢复。

起居有常平衡论是平乐正骨理论体系的特色之一。平乐正骨理论认为，起居有常是筋骨健康的基本保证。起居有常、作息有时、饮食有节、劳逸结合、畅悦情志、房事有度，则能保持脏腑健运、气血调和、筋骨平衡；反之，则气血逆乱、筋骨失衡。

总之，平衡原则贯穿于平乐正骨的整个学术理论中，掌握了其平衡原则，就能执简驭繁，全面准确地认识人的生理、病理功能与状态，科学地指导骨伤科临床诊断及疾病防治。

第四节　平乐正骨的方法和特征

平乐正骨是治疗骨伤科疾病的技术和知识，经过220余年历代传人的实践，形成了系统的理论和方法。

一、治伤七原则

1. 平衡为纲

平衡是宇宙万物生存的永恒法则。人体是一个内外平衡的有机体。机体内在的阴阳、脏腑、气血及气机升降出入的协调平衡构成了人体的内平衡；人与自然、社会关系的相互依赖、和谐统一构成人体的外平衡。平衡是人体生命健康的标志，衡则泰，失衡则疾；恢复平衡是伤科治疗的目标，衡则康，失衡则痼。平衡是平乐正骨理论体系的基础。在临床治疗及养骨实践过程中，平乐正骨以平衡思想为指导，以"守平衡、促平衡"为目的，理、法、方、药处处体现平衡思想。

2. 整体辨证

平乐正骨强调人是一个有机的整体，为一个小天地，牵一发而动全身。其一，外伤侵及人体，虽然是某一部分受损，但必然影响全身气血经络，造成气机紊乱，瘀滞经络，脏腑失调。医者必须从病人的整体出发，调理气机、经络与脏腑，才能收到良好效果。其二，伤及人体局部，往往兼有内脏与经脉等内伤，不可只看表面现象，而忽略、遗漏内伤；不可只看局部表现，而忽略全身症状。其三，全身的营养状况、情志变化对骨折及伤病的康复有着非常重要的影响，均应分清轻重缓急，按主次全身辨证施治，急则治其标，缓则治其本，或标本兼治以收良效。如骨折的早期，影响其修复的有骨折端出现的有害活动及瘀血气滞等；骨折后期影响骨折愈合及功能恢复的因素则多为受伤肢体和全身因长期制动而致失用性改变、肝肾虚与气血虚等。医者都要全面地分析，在不同时期有所侧重地给予调理，才能修复损伤，早日康复。另外，因骨折愈合在不同时期，机体有不同变化，平乐正骨十分强调在早期用祛瘀接骨方药，中期用活血接骨方药，后期用补肝肾接骨方药，并结合病人情况进行辨证施治。其四，人与自然也是一个有机的整体，自然界的四时四气变化等，无不与人体息息相关，直接影响着人的生产生活、生理病理以及疾病的治疗与康复。在治疗疾病的过程中，要根据四时、四气等变化加以辨证调治，方能取得良好效果。

3. 筋骨并重

人体筋与骨互为依赖，相互为用。《灵枢·经脉》记有："骨为干，脉为营，筋为刚，肉为墙，皮为坚。"一方面，骨骼是人体的支架，靠筋的连接才成为一体，发挥其支架作用。骨为筋提供了附着点和着力点，筋则为骨提供了连接与动力。筋有了骨的支撑才能固定与收缩，发挥其功能；而骨正是有了筋的附着和收缩，才能显示其骨架和关节活动作用，否则只是几根散乱无功能的骨骼。另一方面，骨居于里，筋附其外，外力侵及人体，轻则伤筋，亦名软伤；重则过筋中骨，又名硬伤。筋伤必定会影响骨的功能，反之，骨伤一定伴发筋伤并影响其功能。平乐正骨十分强调治伤要筋骨并重，认为筋健则骨强，骨强则筋健。即使是单纯的筋伤或骨折，从治疗开始也应注意不断维持和发挥骨的支撑和筋的约束与运动作用，互为利用，互相促进，才能加速创伤愈合，收到事半功倍之效。

4. 内外兼治

平乐正骨内外兼治思想包含两种含义。其一，指外伤与内损兼治。筋骨损伤，势必伤及气血，连及脏腑。轻者骨断筋伤，气滞血瘀，局部肿痛，或致脏腑功能失调，重则内脏、血管等损伤，甚至气脱血脱，阴阳离绝，丧失生命。医者必须全面观察和掌握病情，整体辨证，内外兼顾，既治外形之伤，又治内伤之损，方能法到病稳，促进康复。其二，指治法。内服药物与外敷药物、外治手法等同用。既用药物辨证施治，又注意以手法等接骨理筋、活节通络。平乐正骨十分强调骨折、脱位手法复位，推拿按摩，理筋治伤，及以内服药物调理气血、以外敷药物消肿止痛。

5. 动静互补

《吕氏春秋·尽数》曰："流水不腐，户枢不蠹，动也；形气亦然，形不动则静不流，精不流则气郁……"用进废退，是生物的一般特性，平乐正骨十分强调这一规律在临床中的应用。根据每个病人的情况，一定要尽可能进行和坚持有利于气血通顺的各种活动，包括局部和全身的活动。把必要的暂时制动，限制在最小范围和最短时间内；把无限的适当的活动，贯穿于整个治伤过程之中。根据不同时期的病情，实行恰当的活动和制动。

例如，骨折后患肢失去支撑作用，功能受到影响，在骨折未愈合之前，需要一个静止的环境，以防止骨折再错位，尤其是影响骨折愈合的剪力活动和旋转活动。同时，固定期间骨折端之间需要生理性嵌插刺激活动，以缩小两折端间距，加速骨折愈合。肌肉的等张运动不仅可缩小断端间距，还可增加局部的血液循环，有利于肿胀的消退和骨痂的生长，且具有弹性"肉夹板"的作用，防止骨折移位，减少压伤等夹板与石膏固定并发症。全身的适当活动，可增强体质，促进消化与吸收，促进气血循行，间接促进骨折愈合。总之，根据病情，以固定制动，限制和防止不利的活动，反过来亦可鼓励适当的、适时的、有利的活动，以促进气血循环，做到形动静流以加速骨折愈合。

6. 防治结合

"不治已病治未病"是《黄帝内经》提倡的防病策略。现如今，"预防为主"已成为防病治病的重要战略。平乐正骨认为，骨折治疗过程中的并发症多数是可以避免的，预防为主的方针对骨折尤为重要。因绝大多数骨折治疗中的并发症是可以通过适当有效的措施加以避免的，至少可以降低其发病率或程度。其预防措施，首要的是在骨折治疗中要认真执行"筋骨并重"的原则，既要做到系统掌握，认真执行，又要根据骨折治疗的不同阶段，有重点地贯彻实施。防患于未然，止之于始萌。预防为先，这是临床上防病治病、防治结合的核心。平乐郭氏正骨特别重视预防的重要性，主张：①未病先防，养筋骨，养气血，守平衡，促康健。②既病防变，防治结合，在治伤过程中整筋骨、调气血，旨在恢复人体阴阳、脏腑、气血、经络的平衡，预防并发症及后遗症。

7. 医患合作

平乐正骨的医患合作思想包括四个方面内容：其一，患者要客观全面汇报疾病发生、发展经过，搬运、处置、诊疗经过及其效果，个人既往身体状况及家族成员既往健康状况等信息，以便医生对疾病做出客观准确的诊断，从而制定恰当的治疗方案，有利于疾病的治疗和康复。其二，医生要给患者讲清楚诊疗期间的注意事项，取得病人的理解和有效配合，提高其对治疗的依从性，严格按照医嘱行事，有利于疾病的治疗和康复。其三，医生和患者的有效沟通可以解除患者的思想负担，达到情志调畅，饮食、起居调和，有利于疾病康复。其四，医生和患者有效沟通，医患关系协调，有利于避免纠纷。

二、诊疗六方法

1. 诊断方法

平乐正骨的"手摸心会"，指借用医者的手，通过触、摸、揣、探，对病情了如指掌，做出正确判断。

2. 治伤手法

（1）复位手法：平乐正骨十法达到了法生于心，法出于手，灵巧变化的较高境界，使骨折复位。例如，治疗陈旧性关节脱位用手法活筋、剥离粘连、旋转伸曲、松解挛缩、摆动摇晃、研磨盂臼的一整套整复方法。

（2）治筋手法：分清经筋所属，给予循经向远端疏导的手法，配合穴位点按，通经止痛，收到治疗急性筋伤立竿见影的效果。对慢性筋伤采用就近取穴，以按摩通经活络，配合肢体功能锻炼。在筋伤治疗方面，总结出"点穴按摩法""揉药按摩法""活血理筋法""拍打叩击法""自身练功法"等方法。

3. 固定方法

将骨折的固定概括为"效"（有效）、"便"（轻便和方便）、"短"（时间短）三要素。固定器具有三代：第一代是竹篾、土白布、黑膏药、砌砖、土坯等；第二代是小夹板固定；第三代是适合全身各部位骨折及不同年龄组骨折病人使用的系列小夹板、超踝夹板、经皮钳夹、鱼嘴钳等。

4. 药物疗法

提出了"破、活、补"三期用药原则，即"早期破瘀接骨、中期活血接骨、后期补肾壮骨"的辨证施治原则，使骨折药物治疗有章可循，成为治疗骨折的"法"和

"纲"，形成了平乐正骨传统药物。早期用三七接骨丸，中期用养血止痛丸，后期用加味益气丸。外用药物如活血接骨止痛膏、展筋丹、展筋酊等。

5. 康复方法

康复方法是平乐郭氏正骨平衡理论和"动静互补"法则的重要组成部分和具体体现。平乐正骨强调康复应以早、恒、适为原则，即康复应始于伤后，并贯穿于伤科治疗的全过程，根据伤后不同时段、患者的年龄、体质与病情的差异，科学施法。平乐正骨康复法既可用于骨伤科，也可用于其他疾病的康复治疗。主要包括药物康复法、膳食康复法及功能疗法。其中，功能疗法包括主动功能疗法（功能锻炼法）和被动功能疗法（按摩理筋法）。

6. 养骨方法

平乐正骨养骨法是在平衡理论和防治结合原则指导下形成的维护和保养筋骨健康的方法。主要包括体质养骨、情志养骨、起居养骨、膳食养骨、运动养骨、药物养骨、按摩养骨、气功养骨、音乐养骨、器械养骨等方法。其根本要义即在日常生活中养成良好习惯，使人体运动系统处于平衡、稳定的状态，防患于未然。

三、基本特征

1. 依存性

社会交通事业发展，交通事故引起的骨伤病人越来越多；人口老龄化产生疾病谱的变化；国家中医药事业的蓬勃发展。平乐正骨与人民健康和中医事业相依存。

2. 传奇性

光绪二十六年（1900），慈禧太后和光绪皇帝为逃避八国联军入侵北京而奔往西安，途中一贝勒坠马伤骨，郭贯田应请为之疗伤，治愈后，贝勒感谢，劝其为官，他婉言谢绝，文悌特将郭氏医术上奏皇帝，慈禧破例亲书"好，好"二字赐他。文悌还曾举荐他给皇太后慈安医疗足伤。平乐正骨治好国民党要员张钫、卫立煌等人疾病，形成了很多传奇故事，在黄河流域传播广泛。

3. 科学性

平乐正骨的治伤七原则、六方法，经过大量临床实践，治愈数以万计的骨伤病人，充分证明了其科学性。平乐正骨的治疗方法200余项成果获得科学技术进步奖。如"中西医结合手法复位治疗外伤性陈旧性关节脱位研究"荣获1978年全国科学大会重大科技成果奖，郭维淮主编的《平乐正骨》一书荣获2000年河南省科技进步一等奖。

4. 系统性

平乐正骨有其独特的学术思想，系统的理论与诊断、复位、固定、药物治疗方法、功能锻炼及养骨方法。

5. 实用性

平乐正骨以其简、便、廉、效的特点，吸引了国内外人员进修学习，国家中医药管理局多次举办平乐正骨技术推广学习班、平乐正骨研讨会。

6. 广域性

传播方式由族内秘传演变为高校讲授、专家研究、中外交流。设河南省平乐正骨学院、河南省洛阳正骨医院为基地，通过承担全国骨伤科医师进修班，举办技术推广学习班、学术会议，同国内外学者进行学术交流，平乐正骨传人在各地行医等方式，使得平乐正骨成为我国中医骨伤科最大的学术流派。

第五节　高云峰、郭维淮学术思想总述

一、调理气血为骨伤科疾病治疗的总则

1. 创伤诸证专从气血论治

平乐正骨认为，人体是一个有机整体，局部肢体的损伤可引起脏腑功能紊乱、气血运行失常。气血是人体生命活动的基本物质基础，又是脏腑正常生理活动的产物。脏腑发生病变首先影响气血的变化，气血的病变必然导致脏腑功能的紊乱。气和血相互依存，相互为用，调治气血是治疗疾病特别是治疗骨伤科杂病，恢复人体正常功能的基本方法。

从临床来看，由骨伤科疾病引起的气血失调比较多见，分虚证、实证和虚实夹杂证三大类。一般认为虚证系损伤失血过多，阴不维阳而致。平乐正骨却认为，损伤后虚证以气亏血虚为本，原因有三：失血过多，气血亏损；瘀久致痹，新血不生；肝郁脾虚，血气无源。而且，平乐正骨认为实证为创伤早期引起的气滞血瘀，虚实夹杂证，既可在新病发生，也可由久病演化而来。故治疗时应根据不同病因、病机，以理气、益气、养血、活血、解郁、滋阴、通痹为基本治法，攻补兼施，最终达到邪去正安的治疗目的。

平乐正骨治伤专从气血论治，破、和、补三期用药各异，即骨伤早期气血瘀滞，用药以破为主，祛瘀生新，亡血者补而兼行；中期气血不和，经络不通，用药以和为主，活血接骨；后期久病体虚，用药以补为主，益气养血，滋补肝肾，壮筋骨，利关节。

平乐正骨强调，初期用药瘀则当破，亡血补而兼行，因气血互根，血药中必加气药才能加速病愈。肝主血，败血必归于肝，肝受损，轻则连及脾胃传化之道，重则连及心肺，干扰上焦清静之腑。故在活血祛瘀的同时加上疏肝理气之品，必然收到事半功倍之效。中期气血不和，经络不通，患者经初期活血祛瘀治疗，但瘀血尚有残余，

气血未完全恢复，若继用攻破之药则恐伤及正气，故治宜调和气血、接骨续筋、消肿止痛。后期因损伤日久，长期卧床，加之固定限制肢体活动，故正气亏虚，营卫不和，气血运行不利，血络之中再生瘀滞，虚中有滞，易感受内外因而并病，治宜以和营卫、补气血、健脾固肾、通利关节为主。若只活解气血、通利关节，关节虽通，但气血不足而必复滞，或只重补气血则愈补愈滞，只有通中兼补，辨证而治，方能取得好的疗效。

2. 补气活血为调理气血要旨

平乐正骨根据有关中医理论，结合临床经验悟出"气病多虚，血病多瘀"的独特见解。平乐正骨认为，气是人体生命活动的动力，应该以充足旺盛为佳，同时由于气的推动、温煦、防御、固摄、气化等生理功能的特点耗损较大，病理上易出现不足的状态。所以，在治疗上以补其不足为要旨，当然也不排除诸如行气、降气、调气疏肝等治疗方法。

平乐正骨还认为，血液循经运行不息，环流全身，周而复始，为全身各脏腑组织器官提供必需的营养，以维持人体的正常生理功能，一刻也不能停滞，贵在活动流畅，且血病多瘀，故"血以活为贵"，在临床上注重辨析血液的流畅或瘀滞情况，当然也不排除诸如补血、止血、破血、凉血等治血方法及其联合运用。平乐正骨常强调出血证、血瘀证亦须注意活血化瘀。活血化瘀药对出血和血虚证并无矛盾，兼有血瘀者佐以活血化瘀治疗有促进止血或生血的作用。

在临床上，平乐正骨善于发现和抓住病变的气虚本质，大剂量地使用补气药，以推动和激发脏腑组织器官的功能，促其早日病愈康复，取得十分满意的疗效。根据其病证性质或益气活血，或补气行瘀，或益气通痹，或补气活络，或补气散瘀接骨，并由此拟定了益气活血汤、益气接骨汤、益气通痹汤、补气壮腰汤、复活汤等一系列临床治疗腰腿疼痛、骨折迟延愈合、股骨头缺血性坏死等疾病的行之有效方剂。

骨科杂病中那些病程迁延，缠绵难愈的疑难病症多由创伤后夹风寒湿痹阻，或痰瘀互阻，或瘀久痹阻波及肝脾，气血亏损波及肝肾等诸因素导致机体及多脏器发病所致。平乐正骨认为，疑难杂病多由气血瘀滞所致，主张以调理气血为要，顾护脏腑为重。平乐正骨认为血瘀与气虚的关系最为密切，因为气为血帅，气虚则无力推动和统摄血液循经运行而最易导致血瘀，故在临床上即便是气滞血瘀证也常在行气活血的同时加入适当的补气药，并拟定了行气通瘀汤、益气填髓汤、补肾止疼散、加减泽兰汤、通阻豁痰汤、疏肝活络汤、蠲痹解凝汤、益气养荣汤、舒筋汤等方药治疗各种骨科疑难病症。

平乐正骨强调，调理气血必须辨证。在临床上只有通过辨证才能将气血病变落实到"形""脏"的实处。平乐正骨对气血辨证极为重视整体观念，认为气血的变化无不和五脏六腑的功能活动、病理变化息息相关，相互影响，因此强调骨伤科疾病在气血论治的基础上必须以五脏为中心，从整体出发来认识和治疗。例如，气虚可导致血虚、血瘀、出血，气滞可导致血瘀、气实、气盛，亦可致出血或血瘀、血虚，可导致气衰，血脱可造致气脱等，均需辨证施治。

二、运用形气学说指导骨伤病治疗

平乐正骨经过多年的临床探索，形成了自己独到的见解，尤其注重调理气血在骨伤科治疗中的根本地位，强调形气之间的辩证统一。

1. 形气相依，内外兼治

平乐正骨认为，人体是一个有机整体，包括外在的形体与内在的气血，二者相互依存、相互影响。气血滋生，充养形体，形体则是气血生化、运行的物质基础和场所。气血不足或失调会导致形体失养，出现运动功能障碍，而跌打损伤必然伤及形体，继而影响内在气血的运行。局部肢体的损伤可引起脏腑功能紊乱，气血运行失常，轻的只有局部肿痛，重的气血瘀滞，经络不通，脏腑不调，出现全身症状，如发热腹胀、大便不通等。如《杂病源流犀烛·跌仆闪挫源流》云："跌仆闪挫，方书谓之伤科，俗谓之内伤，其言内而不言外者，明乎伤在外，而病必及内。其治之之法，亦必于经络脏腑间求之，而为之行气，为之行血，不得徒从外涂抹之已也。"

平乐正骨的"七原则""六方法"等学术特点都建立在形气相依的整体观上。

2. 形气相异，气血分治

形与气虽然相互依存和影响，但也有其各自的特点。形体是外在可视的，而气血则运行于经络之中，形体的外观异常或者功能障碍主要由医生通过望诊察知，而气血的运行异常主要通过医生的问诊和切诊来判断。形与气在病理上的表现也有所不同，《素问·阴阳应象大论》指出："气伤痛，形伤肿。"

在临床上，跌打损伤是外力侵害形体的结果，必然"形伤肿"，继而影响内在气血的运行出现"气伤痛"。可是在有些情况下，"肿"与"痛"这两种症状具有相对独立的特异性。例如，一般肋骨骨折患者疼痛较重，四肢骨折的患者经过复位后，疼痛明显减轻，肿胀相对要重一些。平乐正骨针对这些特点，在进行处方治疗的时候也各有侧重。肺主气，居胸中，且胸中又是宗气所处，胸肋部位受外伤，首先影响到气，气机运行不畅、不通则痛，故当重用理气药以行气止痛；四肢部位肌肉筋脉丰富，损伤后血溢脉外，离经之血成为有形实邪，壅滞局部致肿胀，故当重用活血以消肿。

三、平衡是万物恒泰、机体康健之法则

平乐正骨所讲的平衡，不是绝对的平衡，而是相对的平衡。如人与自然、社会之间的平衡，阴阳的平衡，脏腑的平衡，气血津液的平衡，处方用药的平衡，动静平衡，筋骨平衡，膳食平衡等。平衡是事物发展的普遍现象，是阴阳两种对立面保持相对协

调、稳定运动的有序状态，是自然界万物保持生存和健康发展的客观规律。

平乐正骨对机体健康的认识为"阴平阳秘"，骨伤治疗总则为"调整阴阳、气血、脏腑、筋骨等，以平为期"。治病即是药法并举，纠偏救弊，使机体恢复"阴平阳秘"等生理平衡状态，这是最基本的治疗原则。人体内的气血是否平衡也是衡量一个人是否健康的重要标准。人体气血充足，才能充满活力，这时人体处于一种平衡状态；一旦这个平衡遭到破坏，就会出现供血不足、气虚体弱的状况。同时，平乐正骨把气机升降提到了极为重要的高度，认为"非出入则无以生长壮老已，非升降则无以生长化收藏"。

另外，平乐正骨认为，骨骼是人体的支架，靠筋的连接才能成为一体，发挥其支撑形体、保护内脏的作用。骨为筋提供了附着点和着力点，筋则为骨提供了连接与动力。筋骨互相协作，共同完成人体运动、稳定与脏腑顾护，维持机体的动态平衡。

平乐正骨在临床中一直强调，中药的寒热温凉、升降浮沉都包含着一种平衡思想。药物的配伍应用上也常有动与静、升与降、寒与热、通与涩、攻与补等相反相成以达到动态平衡的用法。寒凉滋润的药物属阴，温热燥烈的药物属阳；药味酸、苦、咸的属阴，辛、甘、淡的属阳；药物具有敛降作用的属阴，具有升散作用的属阳等。根据病情的阴阳偏盛偏衰，再结合药物的阴阳属性和作用，选择使用相应的药物，就能达到治愈疾病的目的。

平衡原则贯穿于平乐正骨的整个学术理论中，掌握了其平衡原则，就能执简驭繁，全面准确地认识人的生理、病理功能，科学地指导骨伤科临床诊断及疾病防治。

第二章　平乐正骨用药总则

第一节　平乐正骨对骨伤科疾病的认识

平乐正骨是我国骨科最有影响的流派之一，也是中医学重要的组成部分，因此它的基础理论自然也是中医学的基础理论。本章简要介绍平乐正骨对骨伤科疾病认识的理论基础。

一、气血

气血既是构成人体的精微物质，也是脏腑经络生理功能的表现。气血学说既可作为辨证的依据，也可作为治疗的原则，因此，气血学说贯穿于平乐正骨全部的学术体系之中，是平乐正骨基础理论的重要组成部分，气血辨证是平乐正骨辨证的总纲。

（一）气血的来源

1. 气的来源

人体的气根据部位与功能可分为多种，其来源可概括为三个途径：一是禀受父母的先天之气，与生俱来，藏于肾；二是出生后吸入自然界的空气，亦称清气，因由肺主司，又叫呼吸之气，《素问·阴阳应象大论》中有"天气通于肺"；三是饮食中化生而来的水谷之气，运行周身，内而脏腑，外而皮毛，四肢百骸无所不到，是人体所需营养物质的重要来源。经肺吸入的清气和脾胃化生的水谷之气统称为"后天之气"。有了先天之气，后天之气才得以生化，只有不断得到后天之气的充养，先天之气才不至于耗竭。因此，先天之气和后天之气在人体全部生命活动中是一个密切相关而不可分割的整体。

2. 血的来源

血的来源有二：一是来源于饮食水谷之精微。饮食水谷经脾胃消化后，吸收其精微部分，上输到心肺，再经肺的气化作用而生成血。《灵枢·决气》说："中焦受气取汁，变化而赤是为血。"《景岳全书》曰："血者，水谷之精气也，源源而来，而实生化于脾。"所以有气血同源之说。二是来源于肾、精、骨髓。血的生成源于先天之精，而精藏于肾，肾主骨，骨为髓之府。《素问·宣明五气》说："肾主骨，骨者，髓之府也。"

《素问·生气通天论》中"骨髓坚固，气血皆从"说明精髓为化血之源。血的生成源于精，精的生成也需要后天饮食水谷的化生，所以又有"精血同源"之说。

（二）气血的生理功能

1. 气的生理功能

气在人体内由于分布部位不同而具有不同的名称和功能。

元气：又称原气、真气，得之于先天，与后天水谷之气合并，其根在肾，其充在全身。人体各种功能活动以及抗病能力都和元气直接相关。元气充足，脏腑的功能才得以旺盛，抗病能力才强，人就长寿；元气不足，脏腑功能就会低下，疾病就会随之而生，乃至夭亡，故元气是人体生命活动的动力。

宗气：是由肺吸入自然界之清气和由脾胃运化的水谷之气结合而成。宗气积于胸中，贯注全身，有两大功能：一是上出于喉咙而作呼吸，凡语言声音、呼吸的强弱，均与宗气的旺衰有关；二是贯注心脉而行气血，凡气血运行以及肢体的寒温和活动能力都与宗气有关。由于宗气能维持肺的呼吸功能，又能助心行血，所以宗气和肺、心两脏关系至为密切。

营气：是由水谷之气化生的精微部分，行于脉中，为血液的组成部分，以血脉为轨道，昼夜不息地运行，人体表里上下各个部位无所不到，五脏六腑、四肢百骸皆赖以为营养。因营气与营血同行脉中，二者相互为用，关系密切，循经脉运行而营养周身。

卫气：卫气是人体阳气的一部分，故又称"卫阳之气"。卫气源于先天，是肾中阳气所化，赖后天水谷之气不断充养，而且还需经过肺气的宣发才能发挥其生理功能，故卫气根源于下焦，滋养于中焦，开发于上焦。卫气性质剽悍滑疾，运行快速，活动力强，不受经脉的约束，行于脉外，遍及全身。其主要功能是护卫肌表，防御外邪，司汗孔开合而调节体温，温煦脏腑，润泽皮毛。

总之，气对人体具有十分重要的作用，其基本生理功能可概括为以下几方面。

（1）推动作用：气是人体生命活动的动力。人体的生长发育，各脏腑的生理活动，血液的运行，津液的输布，都要依靠气的激发和推动。气旺则推动作用增强，促进发育，身体健壮；气虚则推动作用减弱，发育迟缓，体质衰弱，甚至引起各种疾病。

（2）防御作用：气能维护肌表，防御外邪入侵。《素问·刺法论》说："正气存内，邪不可干。"《素问·评热病论》说："邪之所凑，其气必虚。"这讲的就是气的防御作用。外邪一旦入侵肌表，正气则与之抗争，驱邪外出。

（3）温煦作用：人体之所以能够维持正常体温，不为内外环境所干扰，主要是依靠气的温煦作用，所以，"气主煦之"就是指气有熏蒸温煦的作用。如果气的温煦作用不正常，其不足可出现畏寒肢冷，亢盛可出现发热燥扰等症状。

（4）气化作用：气化有两种含义，狭义是指三焦之气的流行宣化。广义的气化实际是物质和能量的转化。气在人体内的运动也可称为气机，而气机就是气化的过程和表现形式，这种表现形式可分为升降、出入、开合等。人体各脏腑组织都是气机升降出入的场所，同时气的升降出入也具体表现着各脏腑的功能活动以及它们之间的协调关系，但其中脾胃是升降活动的枢纽。

2. 血的生理功能

血在人体内也有不同名称。

精血：血的生成本源于先天之精。人在出生以后，血液的再生来源于后天饮食，而精的生成同样是靠后天饮食的化生，所以有"精血同源"之说。《景岳全书》说："血即精之属也。"由于脾胃为气血生化之源，肾主藏精，肝主藏血，所以精血与肝脾肾关系密切。精血濡养脏腑器官、四肢百骸，是生命活动得以实现的源泉。精血的盈亏是象征人体健康的重要标志之一，若精血不足，多出现病理状态。

营血：营血就是血液。血液在脉管之内，在心气和宗气的推动下，有节律地循行周流于全身。"经络之贯，如环无端。"营血周流不息，营养濡润着全身组织器官，维持人的生命活动。《景岳全书》说："故凡为七窍之灵，为四肢之用，为筋骨之活柔，为肌肉之丰盛，以至滋脏腑、安神魂、润颜色、充营卫，津液得以通行，二阴得以通畅，凡形质所在，无非血之用也。是以人有此形，唯赖此血。"说明全身的脏腑、组织、器官只有得到血液的充足营养，才能维持正常的生理活动。

血液的主要生理功能主要有以下几点：

（1）营养滋润全身：血的营养作用是由其组成成分所决定的。血循行于脉内，是其发挥营养作用的前提。血沿脉管循行于全身，为全身各脏腑组织的功能活动提供营养。《难经·二十二难》将血的这一作用概括为"血主濡之"。全身各部（内脏、五官、九窍、四肢、百骸）无一不是在血的濡养作用下发挥功能的。如鼻能嗅、眼能视、耳能听、喉能发音、手能摄物等都是在血的濡养作用下完成的。所以，血"目得之而能视，耳得之而能听，手得之而能摄，掌得之而能握，足得之而能步，脏得之而能液，腑得之而能气。是以出入升降，濡润宣通者，由此使然也"（《金匮钩玄·血属阴难成易亏论》）。

血的濡养作用可以从面色、肌肉、皮肤、毛发等方面反映出来。血的濡养作用正常，则面色红润，肌肉丰满壮实，肌肤和毛发光滑等。当血的濡养作用减弱时，机体除脏腑功能低下外，还可见到面色不华或萎黄，肌肤干燥，肢体或肢端麻木、运动不灵活等临床表现。

"故凡为七窍之灵，为四肢之用，为筋骨之和柔，为肌肉之丰盛，以至滋脏腑，安神魂，润颜色，充营卫，津液得以通行，二阴得以调畅，凡形质之所在，无非血之用也"（《景岳全书·血证》）。

（2）神志活动的物质基础：血的这一作用是古人通过大量的临床观察而认识到的，

无论何种原因形成的血虚或运行失常，均可以出现不同程度的神志方面的症状。心血虚、肝血虚，常有惊悸、失眠、多梦等神志不安的表现，失血甚者还可出现烦躁、恍惚、癫狂、昏迷等神志失常的改变。可见血液与神志活动有着密切关系，所以说"血者，神气也"（《灵枢·营卫生会》）。

（三）气血的相互关系

气和血的关系十分密切，彼此之间相互依存，相互为用，相互制约而不可分割。气为阳是动力，血为阴是物质基础。血有赖于气的推动作用，才能周流不息，血在脉管中运行而不溢出脉外也是依赖气的固摄作用，而气需要有血不断提供营养物质才能发挥动力作用。血是气的载体，气必须依附于血随血运行，否则气无所归宿。

若在病理情况下，气亏则血亦不足，血亏则气行无力，血脱则气随之而脱。古人对气血的关系论述很多，如宋代杨仁斋在《仁斋直指附遗方论》中说："概血为气帅也，气行则血行，气止则血止，气温则血滑，气寒则血凝，气有一息之不运，则血亦有一息之不行。"清代唐容川在《血证论》中说："夫载气者，血也，而运血者，气也。"又说："气为血之帅，血随之而运行，血为气之守，气得之而静谧。"

（四）气血辨证在伤科上的意义

气血辨证贯穿在平乐正骨全部学术体系之中。伤科的病因、病机、辨证治疗无不与气血有关。轻的损伤，如闪伤、牵拉伤，多以伤气为主。气无形，气伤则作痛。较重的损伤，如碰撞、跌仆、打击伤多以伤血为主。血有形，形伤则作肿，严重的复合伤、开放伤，则多为气血俱伤或失血过多。气血俱伤则肿痛并见，失血过多则气随血脱而出现危证。从病机来说，伤气则气滞，气滞能使血瘀。伤血则血瘀，血瘀能阻滞气行。伤气能及血，伤血又能及气，只是先后和轻重不同而已，严重的气血损伤还会影响脏腑和经络乃至皮肉筋骨。

人体是一个有机的整体，气血周流于全身而无所不到，凡创伤必伤及气血，气血伤或瘀积局部，或阻塞经络，或留滞脏腑，都会引起一系列的局部病变和全身病变。临床根据病因、病机、部位、性质，以及全身与局部的症状表现，应用气血理论辨别是伤气或是伤血，是气血俱伤或为失血过多。辨证明确，继而确定治疗原则，或以治气为主，或以治血为主，或气血兼治。治则确立，就可以选择有效方药而达病所。

二、精、津液

（一）精、津液

1.精的概念

精是构成人体和维持人体生命活动的基本物质。其中包括生殖之精（先天之精）和水谷之精（后天之精），二者密藏于肾并不断得到水谷之精的滋生和补充。肾藏精，精能生髓，髓充养于骨，肾精骨髓又是血液生化来源之一。"精血同源"，两者相互滋生，精足血亦旺，髓充血不亏。

2. 津液的概念

津液是人体内一切水液的总称，也是构成人体和维持生命活动的基本物质。津液的生成主要来源于水谷之精气。津液的输布和排泄要依赖脏腑的气化功能，津液的盈亏直接影响着人体的平衡。津液在不同的组织内有着不同的功能，在经脉以内的成为血液的组成部分，在经脉以外的遍布于组织之间，或充盈孔窍，滑利关节；或润泽皮肤、肌肉、筋膜；或濡养脑髓、骨髓与脏腑；或为了人体平衡的需要作为尿液或汗液排出体外。

（二）精、津液与气血的关系

精、津液与气血均是维持人体生命活动的基本物质，它们的来源都离不开"后天水谷之气"的滋生与补充，所以有"气血同源""精血同源""津血同源"之说。气可随血脱，亦可随液脱，津液充足则能保持血液充盈，津液不足则表现为气血亏虚。总之，它们既是脏腑功能活动的物质基础，又是脏腑彼此功能活动的结果，既有各自独立的功能特点，又需相互依存，相互制约，相互转化，以适应人体正常生理功能所必需。

（三）精、津液在伤科上的意义

精、津液和气血同出一源，因此，精、津液同伤科的关系类似气血。创伤无论闭合伤或开放伤都要伤及血脉，血脉损伤，离经之血或瘀积体内，或流失体外，都会使血量减少，总血量减少也就导致精、津液的亏损。此外，创伤后血瘀化热，热灼伤津；或开放伤口、手术切口感染化脓，脓水从深部流出，久治不愈；或伤口表浅，但面积较大，感染的脓水外渗等，都是津液丢失的原因，都需要酌情予以补充。至于精津亏损导致骨折长期不愈合，原因多为脾胃运化失司，胃纳不振，病程日久而使肝肾虚亏之故，法用滋补肝肾，佐以益气健脾方可奏效。

三、藏象

（一）藏象的概念

藏象是指脏腑及其生理功能和病理变化在体外的表现。张景岳说："象，形象也，脏居于内形见于外，故曰藏象。"说明脏在体内的正常生理功能和异常的病理变化都可以从体外表现出来。医者可以通过望五官、察形态、听声音、嗅气味、诊脉候来判断脏腑的虚实、气血的盛衰、正邪的消长，从而做出正确的诊断和治疗。

（二）藏象的内容

1. 五脏

五脏即肝、心、脾、肺、肾。其基本生理功能是"藏精气而不泄，故满而不能实"。

2. 六腑

六腑即胆、小肠、胃、大肠、膀胱、三焦。六腑的基本生理功能是"传化物而不藏，故实而不能满"。如水谷入胃则胃实，下入于肠则胃虚而肠实，在正常生理状态下胃与肠两者是一实一虚、一虚一实地交互变化者。若胃肠实而成满，满则病，故六腑必须泻而不藏，才能保持实而不满的生理状态。

3. 奇恒之腑

奇恒之腑即脑、髓、骨、脉、胆和女子胞。奇恒之腑是人体重要的组成部分，除胆之外，虽不与其他脏腑相配合，但与心肝肾关系密切。

所有脏腑的功能活动，都是以气血、精津液作为基础，而气血、精津液的生成运行与输布又有赖于脏腑正常的生理功能。因此，了解脏腑必须认识脏腑本身、脏腑之间以及脏腑与气血、精津液正常的生理功能和异常的病理变化。脏和腑为表里关系：肝合胆，心合小肠，脾合胃，肺合大肠，肾合膀胱，心包络合三焦，二者一阴一阳，一表一里，彼此相应，关系密切。

（三）五脏六腑与气血的关系

平乐正骨认为，五脏六腑、四肢百骸的功能得以正常的发挥，完全依靠气血的濡养，无论是哪种因素引起的气血生成不足或者消耗过大，造成气血亏虚，都会直接影响五脏六腑功能的正常。

1. 心脏与气血

心主周身之脉，气血亏虚后最先影响的就是心脏，心脏的病变主要反映在心脏本身及其主血脉运动功能的失常，以及大脑及其各组织器官的功能失常。临床表现为心悸、心痛、心烦、失眠、多梦、健忘、神志错乱等。根据症状可分为心血虚和心气虚。

心气虚的原因大多是人老气衰或者久病失常、疲劳过度等，造成心脏的鼓动无力，主要表现心悸，伴有精神疲惫、气短、身倦乏力、面色苍白、脉虚弱等。体质虚弱，久病失养，年高脏气衰弱，气虚后运行血液没有力量，气血不充，所以会出现面色淡白。

心血虚的原因大多是由于失血过多，久病失养，或者劳心耗血，导致心血不足，心失所养，心动失常，常见心悸；血不养心，心神不安，导致失眠多梦；心血虚后不能濡养大脑及面部，所以会常见头晕、健忘，面色淡白或者面色萎黄；血虚后是血脉空虚，容易导致脉弱无力。

2. 肝脏与气血

肝脏的主要功能为主疏泄和主藏血，这两方面的功能是肝血、肝气、肝阴、肝阳的共同作用产生的，同样，正是因为肝脏的这些功能决定肝脏在气血的生成过程中起主要的作用。肝脏主疏泄，一旦气血失常、生成不足或者消耗过大使肝脏气血亏虚时，直接导致气机不畅，使肝脏的疏泄功能失常，疏泄不及造成肝气郁结，表现为精神抑郁、困乏无力、胸胁胀满，女性可出现月经紊乱、痛经、闭经甚至不孕。疏泄太过容易造成肝气上逆，表现为急躁易怒、心烦失眠、耳目胀痛、面红目赤；肝主藏血，肝脏气血亏虚后，使肝脏藏血不足，肝血亏虚，肝体失养，阴不止阳，肝阳上亢可出现眩晕、头胀、口舌生疮；肝血不足，肝脏的调节血流量功能失常，会导致机体众多部位供血减少，脏腑组织失养而产生病变，如血不养眼则两目干涩、视物昏花；血海空虚，子宫失养，则月经量少；肝气虚，则藏血失常，收摄无力，临床表现为吐血、女性月经量过多或崩漏。

3. 肺与气血

肺主一身之气，助心行血，促进水液输布和排泄，通过肺的宣发肃降作用，使周身含有浊气的血液流经于肺并加以清除，使血液保持洁净，通过气体交换，然后将富含清气的血液输送至全身，维持呼吸运行正常，辅助心脏推动血液运行，促进水液输布排泄。如果气血不畅，肺气不足，就会影响肺的呼吸功能，则会出现语言低微、疲倦乏力、胸闷、咳嗽、喘促等，从而清气不能吸入，浊气不能排出，全身的脏腑器官得不到营养的供应，四肢百骸得不到濡养，就会出现胸中憋闷胀痛、咳喘无力、心悸、口唇发绀、舌质青紫、关节炎、骨质增生等。肺气下降还可使津液随之下行，水液输布排泄出现障碍，则汗、尿不能正常排出体外，停聚于体内，则可见咳喘、咳痰、水肿、尿少等症。

4. 脾与气血

脾胃为气血的生化之源，脾在气血的生成过程当中起着重要的作用，一旦由于气血亏虚影响了脾的正常功能，则会进一步导致气血生成不足，形成恶性循环。除了生化气血，脾脏的主要功能还有主运化、主升举和统血。经过胃初步消化的食物必须在脾的生化作用下才能化为营养物质，再依赖于脾的运化作用输送全身，还要通过脾的布散作用达到脏腑组织发挥其营养作用；人体内脏位置的相对稳定完全依靠的是脾气的升举作用。脾脏统血的功能体现在控制血液在血管内流动而不逸出血管之外。如果气血充盈，脾脏得到充足的营养，则脾的运化功能强健、升举有力、统血功能健全，常表现为精力充沛、肢体强健有力、面色红润、生机旺盛。如果脾气虚弱，脾生血不足，则其导致脾的运化功能减弱，升举无力，统血功能减弱，常可表现为腹胀、吸收不良、精神萎靡、头晕眼花、形体消瘦、面色萎黄、体倦乏力、气短声低等；升举无力会表现为中气下陷、腹部胀坠、内脏下垂等。脾虚导致统血无力或者脾不统血，则表现为长期慢性皮下出血、便血，女性朋友月经量多、崩漏等。

5. 肾与气血

肾为先天之本，肾脏在人的生命活动中起着重要的作用。肾主藏精，精为构成人体和维持人体生命活动的精微物质，是生命之源。肾脏还控制着人的生长发育和生殖功能。人体自幼年开始，肾中精气逐渐充盈，形体和智力同步发育；到中年，气血已达到完全充盛状态，则形体智力发育健壮，体壮结实，骨骼强健，机智敏捷。如果肾脏气血亏虚，则必定会影响人体的正常生长发育，小孩表现为发育不良、智力低下，成年人则表现为未老先衰、形体消瘦、智力减退、脱发、腰膝酸软、精神萎靡、健忘、精神恍惚、耳鸣耳聋、反应迟钝。肾主生殖发育，肾脏气血亏虚后会导致性功能减弱，如阳痿、早泄等症状。

6. 胃与气血

胃的主要作用是容纳、消化食物并将消化后的食物通过通降作用再传与小肠。在气血充盈，胃动力充足的情况下，胃不断蠕动，所吃的食物得到消化和腐熟变成食糜。胃吸收的精微物质通过脾的作用营养全身，没有完全消化的食物在胃的通降作用下转移到小肠。若由于种种原因，胃的气血不能得到充分的供给，则会使胃气失调，使胃的容纳作用、消化作用及传送作用失调，会出现食物在胃中不能得到很好的消化而出现食欲不振、消化不良、胃痛、胃胀的症状。通降作用失常会出现气机不畅而导致大便干结，胃气上逆会出现打嗝、反酸、恶心等症状。由于胃气不足，不能抵制外邪的侵入，会造成炎症，出现急慢性胃炎、胃溃疡等。所以，长期消化不良、胃胀、胃痛、打嗝、反酸、便秘的患者要想彻底解决，就必须从解决胃的气血入手，补充气血，提高胃的各种功能。

7. 大肠与气血

大肠的主要功能是传送糟粕、吸收食物残渣中多余的水分使之变成大便排出体外。如若大肠气虚，则会导致大肠无力吸收水分，气不摄便使食物残渣下降过快，水分来不及吸收，会出现腹痛、腹泻等。如果气虚，大肠的传送功能下降，传送过慢，水分吸收过多，肠道津液不足，就会出现便秘的症状。

8. 骨关节疾病与气血

气血是组成人体的主要物质基础，也是脏腑、经络等组织器官功能活动的基本保障，营养和濡润着全身各关节，在气血充盈，血脉畅通的情况下，关节膜得到充足的润滑和滋养，则表现为感觉和肢体运动灵活自如、关节滑利。如果气血的生成不足或者持久地过度消耗，血液的营养和滋润作用减弱，使关节及关节膜得不到充足的营养，就表现为肢体关节屈伸不利或者肢端麻木，由于气血亏虚使关节的抵抗能力减弱，很容易感染各种炎症及风寒湿邪，产生各种关节的炎症性病变，以及各种骨质增生类病变，所谓"气血亏虚，筋骨失养"就是这个道理。

（四）五脏与伤科的关系

1. 心

心主血脉，主神明，为君主之官。在正常情况下，心血运行在脉管之中，在心气的推动下，运行全身，濡养四肢百骸。创伤虽然极少能直接伤及心脏，但伤及血脉则较常见。血脉伤则势必影响心血，轻者局部肿胀、胃纳呆滞、表情淡漠，重者面色憔悴、烦躁不安、四肢冰冷、口渴而干，或见瘀血攻心而昏迷不醒。

2. 肝

肝脏具有储存血液和调节血量的功能。人体在工作和劳动时，需血量增加，肝脏内储藏的血液随同脉管内血液周流全身；在静卧休息时，机体对血液需要量减少，部分血液又储存于肝内，如此循环，周而复始。所以唐·王冰说："肝藏血，心行之，人动则血运于诸经，人卧则血归于肝。"

另外，肝主筋，筋包括筋络、筋膜、筋腱、经筋等，相当于现在所说的韧带、肌腱、关节囊等。《黄帝内经》有"筋为刚"之说，言其坚韧、刚强、有力。《素问·五脏生成》说："诸筋者，皆属于节。"说明人体的筋都附着在骨与关节周围，从而也说明了筋的主要功能就是"连属关节，络缀形体"，并主持人体四肢躯干做俯仰、屈伸、旋转等各种活动。然而筋的功能需要不断得到气血津液的濡养，《素问·经脉别论》说："食气入胃，散精于肝，淫气于筋。"说明肝与筋的关系密切。跌打损伤，瘀血凝滞，气血不和，使气机升降出入运动紊乱，从而影响胃的受纳，饮食难以入胃，肝血就会不足，筋也就发挥不了正常功能，同时败血归肝也会直接影响到筋。因此，《正骨心法要旨》说："凡跌打损伤坠堕之症，恶血留内则不分何经，皆以肝为主，盖肝主血也，败血凝滞，从其所属，必归于肝。"故疏肝活血、理气健脾为伤科初期用药的主要原则之一，瘀去新生，筋就会发挥正常的生理功能。

3. 脾

脾主肌肉四肢，也与其运化功能有关。脾气旺盛，饮食有加，营养充足，四肢肌肉坚实，丰满有力，不容易受伤，即使遭受跌打损伤也容易痊愈；若脾气虚弱，饮食不振，营养缺乏，肌肉消瘦，四肢无力，不但容易损伤，而且伤后恢复缓慢。跌打损伤初期，败血归肝，肝胃不和，常影响脾胃纳食和运化功能；创伤后期或出现延迟愈合，或出现肢体肿胀，也与脾气虚弱有关。因此，治疗创伤自始至终都必须注意调理脾胃，促进其运化功能，方有利于创伤的修复。

4. 肺

肺居胸腔内，既怕热又怕寒，且外合皮毛，又主呼吸与大气相通。外邪侵犯人体，无论从口鼻或皮肤而入，都容易犯肺致病，所以古人把肺脏称为"娇脏"。胸胁若遭受跌打闪扭或挤压碰撞，轻者见胁肋胀满、呼吸不畅、转侧疼痛；重者胸闷气短、咳喘吐痰，甚则咯血、口唇发绀。若为瘀攻心肺，则见发热、脉快、躁动不安、呼吸急促，若出现昏迷状态则死亡率很高，故胸部创伤要注意是否合并肺损伤。

5. 肾

肾之所以能生髓主骨，是因为"肾藏精"之故，精能生髓，髓充养于骨腔而能养骨。骨靠髓生长，髓赖精化生，这就是肾、精、髓的相互关系。《医经精义》说："肾藏精，精生髓，髓生骨，故骨者肾之所合也。"因此，精足则髓满，髓满则骨强，一旦肾虚则精泄，精泄则髓空，髓空则骨弱，骨弱则容易损伤，而且愈合缓慢，所以骨的生长发育、代谢、修复与肾的关系十分密切。跌打损伤，既伤气血，也伤骨损髓，伤于外而及于内，骨和髓伤必内动于肾，肾伤其功能必然受到影响。创伤中后期，每见有梦遗滑精者，骨折就会愈合缓慢，此为肾虚之故，当用补肾壮骨、益气健脾之法才能促进骨折愈合。

四、经络

（一）经络的概念

经络是人体内经脉和络脉的总称。经脉纵行是干线，有定数，主要有手三阴经、手三阳经、足三阴经、足三阳经，再加上督脉和任脉，被称为十四正经。络脉为分支，犹如罗网分布于全身，难计其数。经络内连五脏六腑，外络四肢百骸，将人体表里上下、皮肉筋骨联络成一个统一的有机整体。

（二）经络的生理功能

1. 协调机体平衡

经络协调机体平衡是通过运行气血完成的。因为经络是气血运行的通道，《灵枢·本脏》说："经脉者，所以行气血而营阴阳，濡筋骨，利关节也。"人体五脏六腑、皮肉筋骨、四肢百骸均需气血的濡养，在经络的协调下得以相互联系沟通而发挥各自正常的生理功能。

2. 传递信息

经络传递信息是通过运输"经气"来完成的。经络是通道，经气是信息载体。经气在经脉、络脉内运行，由经别的沟通周而复始，如环无端，从不间断地传递着全身组织器官的信息。经气循经运行还有一定的时间规律，这规律与大自然的变化规律相一致，即所谓人体的"生物钟"，临床可以利用这种规律辨证诊断、针灸、用药。

（三）经络与气血的关系

经络是人体气血运行的通道，也是脏腑组织与四肢百骸联系的桥梁。气血运行乃是经络系统最主要的功能，以此实现人体整体的物质能量的交换。脏腑气血紊乱促使相对应的十二经络也相应发生病变，相继会导致机体免疫力下降，内分泌失调，筋骨运动不畅，身体功能迅速下降。经络不通、气血供应不及，会导致五脏六腑受损直至功能瘫痪，导致人体功能死亡。

（四）经络与伤科的关系

创伤必伤及气血，气血损伤，或气滞或血瘀，都可以阻塞经络。经络受阻，其运行气血、传递信息、协调机体的正常功能就会受到影响。不同的损伤部位，则有不同的临床表现。若伤在四肢，轻者可见肿胀压痛，重者远端肢体出现剧烈疼痛，麻木发凉，感觉迟钝，无脉象，无运动等；若伤在躯干，情况较为复杂。伤在头部，头为诸阳之会，轻者头晕耳鸣、失眠、健忘，重者扰乱神明而出现昏迷。伤在胸部，胁肋为肝经之道路，"其支者，复从肝，别贯膈，上注肺"，故伤者常见胸闷气短、咳嗽吐痰、转侧疼痛。损伤脊柱，不但出现肢体瘫痪，而且会涉及足太阳膀胱经和手阳明大肠经，从而出现大小便的功能障碍。

五、病因病机

（一）病因

病因即致病原因。平乐正骨认为，创伤原因就是不同形式的创伤因素对人体造成不同损害。导致伤病发生发展的各种原因，必须作用于人体，通过人体的反应才能构成伤病。因此，伤科疾病发生的原因应具有外在因素和内在因素两个方面。内因（机体本身的特性）是变化的根据，外因（损害机体的外界因素）是事物变化的条件，外因通过内因起作用。在伤科疾病中，外因在疾病发生上起主要作用。

1. 外在因素

（1）外力作用

直接暴力：暴力直接作用的部位受到损害，如打击、碰撞、压砸、利刃、火器等造成的损伤。其中打击伤多引起骨的横断或粉碎，压砸伤除骨伤外，软组织损伤较广泛，常出现较为严重的全身症状，利刃火器则造成开放伤或骨的粉碎伤，常合并肌腱、神经、血管损伤。

间接暴力：暴力作用的部位骨不一定受伤，而是经过传达、扭转、杠杆等形式在远离暴力作用的部位发生骨折。例如，前倾跌倒手掌着地引起桡骨下端伸展骨折；肘尖着地引起肱骨髁上屈曲型骨折；坠落伤如头部着地多发生颈椎损伤（颅脑也会损伤）；臀部着地多引起脊柱屈曲型骨折；肌肉的猛烈收缩可引起鹰嘴骨折、髌骨骨折、肱骨内髁骨折等；长途跋涉会引起下肢应力性骨折；剧烈咳嗽会引起肋骨骨折等。

混合暴力：是指两种或两种以上的暴力共同作用引起的损伤，如股骨干骨折合并同侧髋关节脱位、肱骨颈骨折合并同侧肩关节脱位，多是直接暴力和间接暴力共同作用的结果；肱骨外髁翻转骨折、肱骨内髁三四度骨折、三踝旋转变位骨折等均多是由传达、扭转、肌肉牵拉等的共同作用所引起。

引起创伤的暴力是复杂的，因素也是多种多样的，如暴力的大小、方向、方式、速度、时间等，还有作用物体的形状、体积、重量、硬度，以及患者在受伤一刹那的姿势都与造成创伤的类型、性质有关。因此，临床必须全面了解，详细询问，仔细检查，才能得出正确诊断，这也是平乐正骨辨证求因、审因论治的一个重要内容。

（2）外邪侵袭

六淫之邪多乘人体正气虚弱、腠理不固而侵袭体表致病。例如，受风寒湿邪的侵袭多引起痹证；火热之邪或感于外，或生于内，多引起疮疡（包括原发性骨髓炎、骨结核）。在伤科疾病中无论是新、陈创伤，还是急、慢性劳损，都会使气血失调，阴阳失衡，这就更容易招致六淫之邪的侵袭。时疫之气可引起小儿麻痹，皮肉破损的开放性损伤则容易引起邪毒感染，严重者出现全身症状，甚至危及生命。

2. 内在因素

（1）年龄：不同的年龄由于其心理特性、脏腑功能、骨与关节、气血筋肉等方面的生理特点，引起伤病的部位、性质也不同。如成人和儿童同是上肢伸直前倾跌倒，手掌按地，成人容易引起肘关节后脱位，儿童则容易引起肱骨髁上骨折。不同的年龄好发不同类型的骨折：儿童好发上肢骨折，青少年好发骨骺损伤，壮年好发四肢骨折，老年则好发股骨颈、粗隆间骨折。

（2）体质：体质的强弱、盛衰与伤病发生有着密切关系，如年龄相同，体质不同，若遭受同样的外力，气血旺盛、筋肉强健者不易发生筋骨损伤；气血不足、筋肉萎弱者则容易发生筋骨损伤。

（3）解剖特点：骨与关节的结构特点与伤病的发生也有密切关系。如四肢长骨在近关节部位密质骨与松质骨的交界处是个薄弱环节，因此，桡骨远端、肱骨髁上、肱骨外科颈等处的骨折均为临床常见病。在关节脱位中，肘、髋关节常见后脱位，肩关节常见前脱位，其原因除作用力的方向和患者的姿势外，主要与脱位部位在结构上薄弱有关。第 11、12 胸椎和第 1、2 腰椎因活动度和承受的压力相对较大，故容易发生压缩性骨折或骨折脱位。此外还有解剖结构异常的先天性疾患，如脊柱侧凸、腰骶部畸形、膝髋关节发育异常、先天性马蹄脚、骨缺损等。

（4）慢性劳损：就是积劳成疾。长期的过度劳动或运动，会使肌肉筋骨处于疲劳状态，因局部气血耗散失养，气虚血滞，从而引起病变。这种情况多见于固定职业工种，如搬运工人多见脊柱疾患，理发师常引起肘劳损，汽车司机、会计工作、网球运动员多见肱骨外上髁炎，钳工容易患腱鞘炎，久行可引起疲劳骨折等。

总之，创伤病因是复杂的。内因和外因互为因果，同时工作环境、安全条件、技术熟练程度等均与创伤有一定关系，因此，造成创伤的因素是多方面的。临床必须全面、辩证地认识创伤的特殊性和一般规律，以便采取相应的安全措施，使创伤发病率减少到最低限度，使已经发生的创伤能够得到及时、正确的诊断与治疗。

（二）病机

1. 病机的概念

所谓病机就是疾病发生发展转变的机理，也就是各种致病因素作用于机体，引起正邪抗争，导致阴阳偏盛偏衰，而表现这一过程的基本机制和一般规律就叫病机。伤科病机包括引起创伤的原因、所伤部位，伤后引起局部和全身反应的病变机制及发展的基本规律。

人体无论是皮肉损伤还是筋骨损伤、是闭合性损伤还是开放性损伤、是单一的筋骨损伤还是合并脏腑伤等，都会由外及里或由里及外引发一系列的症状，只是由于创伤程度的不同而症状有轻有重。单一表浅的创伤很少涉及脏腑，只有局部破坏，也只表现局部肿胀疼痛，全身反应轻微，甚至没有全身反应；严重或多发性损伤，不但局部损伤破坏，而且容易伤及或累及脏腑，很快会出现全身反应。而全身反应又会反过来影响局部损伤的恢复，这种相互影响的关系，就是局部与整体的关系，也是外伤与内伤的关系。《整体类要·序》说："肢体损于外，则气血伤于内，营卫有所不贯，脏腑由之不和。"这是对创伤病机的精辟论述，从而也体现着平乐正骨的基本观念。

2. 创伤病机的基本特点

创伤病机的基本特点是损伤气血，组织经络，累及或伤及脏腑，导致机体肢体失用、阴阳失衡。

平乐正骨认为，人体是由皮肉筋骨、脏腑、经络、气血、精津液等构成的一个有机整体，这个整体是依靠水谷的补充、气血的奉养、经络的协调、脏腑的功能来维持的，而气血、经络、脏腑、精津液在整体结构上是不可分割的，在生理功能上是相互为用、相互协调的。因此，一个健康人的机体平衡则处于阴阳相对平衡的状态之中，如果刹那间遭受意外暴力的伤害，无论伤及任何部位，都会引起气血损伤。气血伤，或流失体外，或瘀积体内，或滞留脏腑，或阻塞经络，都会使人体阴阳失去平衡，从而引起一系列的症状。若失血过多，气随血脱则出现危象，血瘀脏腑会出现该脏腑的特有症状。血阻经络，瘀于皮下或筋肉之间则形成肿胀，出现疼痛、瘀斑和水泡，严重者会阻断经脉引起远端肢体坏死。可见，"气血损伤""瘀血为患"乃是创伤病机的核心。所以，古人有"损伤一症，专从血论"之说。气血损伤的基本病理变化是气滞血瘀或失血过多，其表现或以血瘀为主，或以气滞为主，或以亡血为主，但气和血不能截然分开，临床必须从整体出发，应用骨伤科的基础理论，全面分析才不致有误。

3. 创伤与气血的关系

气血，外可充养皮肉筋骨，内可灌溉五脏六腑，温煦肢体，濡养全身，周流运行不息，以维持人体生命活动。气为血帅，血为气母，气血相互依附，若气结则血凝，气虚则血虚，气迫则血走；反之血凝则气滞，血虚则气虚，血脱则气亡。《素问·五脏生成》指出了"足受血而能步，掌受血而能握，指受血而能摄"等血的功能。另外，《素问·阴阳应象大论》指出"气伤痛，形伤肿"，即肿与痛是气血伤后的病证表现。

平乐正骨认为，在创伤中可表现出伤气与伤血两个方面。

（1）伤气：多见于用力过度，或跌仆闪扭，或胸部击撞的损伤中，大致有四种情况。

气滞：为气的流通障碍。气本无形，故郁滞则气聚，气聚则气机不畅，出现胸闷疼痛。若气滞胸胁则胸胁胀痛，呼吸、咳嗽则牵掣作痛。但外观无肿形，自觉疼痛走窜，痛无定处，体表无明显压痛点，多见于胸胁损伤，如岔气。

气闭：为气机闭而不通。多见于严重的损伤中，患者可出现一时性的晕厥、昏迷，甚至窒息，身软而不能起。

气虚：是全身或某一脏器出现功能不足或衰竭的病理现象，多见于老年体弱的患者受到的损伤，主要表现为疲乏无力、语音低微、呼吸气短、食欲减退、脉细无力等。

气脱：是气虚的最严重的表现，患者突然昏迷，目闭口开，面色苍白，呼吸浅短，四肢厥逆，二便失禁，脉微欲绝等。

（2）伤血：是因外伤经络血脉造成出血、瘀血、血虚和血热。

出血：分外出血和内出血。外出血又分为动脉出血，血呈喷射状，形成血柱；静脉出血，血呈涌流状，有明显出血点；毛细血管出血，血呈点状外渗；渗血，不见明显出血点。内出血主要是指颅内、胸腔、腹腔、盆腔内的脏器出血，可分别表现出七窍出血、呕血、咯血、便血、尿血等，常合并出血性休克。

瘀血：为局部损伤经络血脉，皮虽未破而不能循行流注，阻于经隧之中，或溢于络脉之外，聚在一起即为瘀血，血有形，形伤肿，不通则痛，疼痛如针刺刀割，痛点固定不移。

血虚：多为损伤失血过多，或心脾功能不佳，生血之源受病。主要表现为面色无华、头晕目眩、心悸、出虚汗、手足发麻、心烦失眠、唇淡舌白、脉细无力；失血过多时则出现气随血脱，血脱气散的虚脱之证候。

血热：主要指伤后血瘀化热或肝火炽盛，血分有热等，表现为发热口渴、心烦、舌质红绛、脉数，甚至高热昏迷。若血虚妄行，则可出血不止等。

六、平乐正骨整体观念与辨证论治

（一）平乐正骨整体观念及其在伤科上的意义

1. 何谓整体观念

整体观念是平乐正骨的核心理论，其含义不仅指人体是一个整体，而且人与周围环境、宇宙空间亦密切相关。人是一个完整的有机整体，组成人体的皮肉、筋骨、脏腑、经络、气血及各组织器官，在结构上互为一体，不可分割，在功能上相互依存、相互协调、相互为用、相互制约。在正常情况下，由经络沟通，气血输布，阴阳五行调节制约，使整个机体具有统一性和完整性。但是人类在地球上生活，随地球运转，置身于自然界中，与周围环境、宇宙空间则有着千丝万缕的联系。自然界既是人类赖以生存的条件，也是疾病发生的外在因素与条件，所以，人和自然界的关系是对立统一的辩证关系。医圣张仲景比之为舟和水的关系，说是"水可载舟，也可覆舟"，比喻恰当而贴切。

2. 整体观念在伤科上的意义

整体观念是平乐正骨认识疾病的重要方法，也是诊断、治疗疾病必须遵循的重要原则。人体本身是一个尚未被完全认识的"巨系统"，而人居住在地球上，与周围环境、宇宙空间的关系又密不可分，所以人又是"开放的巨系统"。环境中的高温、寒冷、潮湿以及其他各种能量物质的作用、社会影响、人的情绪思维等，都与筋骨损伤有着直接或间接的关系。平乐正骨第五代传人高云峰经常告诫学生："人是一个小天地，牵一发而动全身，局部损伤会出现全身症状。"强调整体观念的重要性。人体无论受到何种原因、何种形式的损伤，都会使气血紊乱、经络受阻、脏腑功能受到影响，出现局部或全身症状，导致阴阳失去平衡，从而使人体这个整体处于"不正常状态"。因此，诊断治疗也必须从整体出发，多方考虑，审症求因，辨证论治，使阴阳平衡，使机体恢复到功能状态。

平乐正骨这种朴素的、唯物的整体观，说明宇宙间的事物是相互联系、相互影响的，这对我们临床实践，兼顾局部与整体，探讨外在因素与内在因素的相互关系以及精神、意识、社会与创伤的相互关系，对正确的诊断治疗疾病，制定安全措施预防事故发生，减少伤亡等有着积极的社会意义。

（二）平乐正骨辨证论治及其在伤科中的应用

1. 何谓辨证论治

辨证论治是平乐正骨的又一基本特点，也是平乐正骨认识疾病和治疗疾病的基本原则。所谓"辨证"，就是医者运用望、闻、问、切四诊，结合有关检查，把获得的全部资料（包括病因、病史、症状、体征等）进行综合归纳分析，从而找出疾病的部位、性质及其本质所在，这一复杂的思维过程就叫"辨证"。所谓"论治"就是根据辨证的结果，确定相应的治疗原则和方法。所以，"辨证"是对疾病本质的认识和确定，是治疗疾病的前提，"论治"是治疗疾病的原则和方法。

2. 平乐正骨辨证方法

平乐正骨辨证论治的方法很多，有八纲辨证、六经辨证、卫气营血辨证、三焦辨证、经络辨证、脏腑辨证、病因辨证、气血辨证等，这些方法可以单独应用，也可以联合应用，但气血辨证为这些辨证之纲。创伤病人伤前多为健康常人，鉴于创伤原因复杂，而伤后病机的主要特点是"气滞血瘀"或"失血过多"，因此，本书仅就病因辨证和气血辨证做一简要介绍。

（1）病因辨证：病因辨证是从整体观念出发，来分析所受外力的性质和特点，包括直接外力、间接外力、混合外力。同时还要分析外力的方向、大小，患者受伤时的姿势体位，是自身移动受伤还是被外来物体所伤。若为后者还应考虑物体的形状、硬度、重量、速度、面积和作用的时间等，然后结合患者的年龄、职业工种、环境条件、体质强弱、所伤部位、伤后时间等，就可辨别轻重缓急，从而确定是软组织损伤或是骨折，是闭合伤还是开放伤，是单一骨折还是多发骨折，是新鲜伤还是陈旧伤，是病理性损伤还是创伤性损伤，是急性损伤还是慢性损伤。再结合患者体征和必要的影像学检查结果，就能进一步确定损伤的部位和性质。

（2）气血辨证：气血辨证的要点是气滞血瘀和失血过多引起的局部病变和全身病变。气血辨证可用于创伤治疗的各个时期。现以初期为例简述如下。

1）以伤气为主：常见气滞、气闭、气脱。

气滞：多发生在扛、抬、端、提重物过程中，屏气用力过猛，或因扭、闪、挫而致伤。临床可见胸胁满闷，疼痛不适，影响转侧和呼吸；或见腰背沉困重着，疼无定处，忽聚忽散，范围较广。治则宜理气止痛，辅以活血通经。

气闭：多见于创伤之初，虽无合并脏腑损伤和内外大出血，但却因创伤惊吓而出现骤然昏迷。临床生命体征变化不大，多可在短时间内自己清醒，也可经过救治，如针刺人中、涌泉等促使其很快清醒。

气脱：创伤出现气脱多为危象，主要是大出血引起的气随血脱，或是严重损伤和脏腑损伤而导致的气脱。症见气息微弱、面色㿠白、肢冷汗出、口目微开、手撒遗尿、脉微欲绝，应针对病因紧急抢救。

2）以伤血为主：主要是伤后瘀血停积。

凡创伤，无论是骨折、软组织损伤、闭合伤、开放伤、手术伤等，都会导致瘀血。瘀血的轻重和性质与创伤的程度有关。瘀血停留的部位一般来说多在原受伤处，或受伤部位的相应脏腑和组织器官之中。瘀血的危害在于引起局部病变、全身病变和相应脏腑的病变，它不但影响局部损伤的修复，严重者可危及患者的生命。

瘀血引起的局部症状有肿胀、疼痛、瘀斑、水泡等。肿胀为血脉损伤，离经之血瘀于局部，血为有形之物，故"形伤作肿"；肿胀能导致气滞，气为无形之物，故"气伤作痛"；瘀血溢于皮下而引起瘀斑，肿胀严重而张力过大则形成水泡。

瘀血引起全身的一般症状有发热、口渴、尿少、便秘、纳呆等。瘀血严重也可引起血脱。

瘀血在不同部位引起相应脏腑的症状如下：

瘀血在头部：轻者见眩晕、头疼、健忘、耳鸣，重者因脑髓瘀阻或见空窍出血，或见昏迷不醒。

瘀血在胸胁：多见肺部症状，如呼吸气短、咳嗽上逆，甚或咳痰带血、胸满闷胀、转侧不利。

瘀血在脊里：如在颈部，轻者疼痛、头转不利，重者出现四肢瘫痪、呼吸困难、咳痰无力、身热无汗等。如瘀在腰背，轻者局部肿胀疼痛，活动加重，重者二便闭塞、腹胀如鼓、两下肢瘫痪。

瘀血在骨盆：多见中满腹胀、小便淋漓，甚或涩滞滴血而不通。

血脱：常见因创伤后人体内外大出血引起，病情紧急，症见面色苍白、神情呆滞、四肢厥冷、全身汗出、脉搏微弱等，需要紧急处理。

平乐正骨强调，伤科辨证，应从整体出发，结合临床实际，以病因、气血辨证为主，同经络、脏腑等辨证方法相互参照，综合应用，方可做出正确的诊断。平乐正骨第五代传人高云峰说："肿不消则骨不长，瘀不去则新不能生。"说明伤科瘀血必须用"活血化瘀"之法清除，至于瘀血引起脏腑的某些严重病变，应根据不同情况，采取不同措施做紧急处理。

第二节　平乐正骨对药性理论的认识

平乐正骨认为任何疾病的发生发展过程都是致病因素（邪气）作用于人体，引起机体正邪斗争，从而导致阴阳气血偏盛偏衰或脏腑经络功能活动失常的结果。因此，药物治病的基本作用不外是扶正祛邪，消除病因，恢复脏腑的正常生理功能，纠正阴阳气血偏盛偏衰的病理现象，使之最大程度上恢复到正常状态，达到治愈疾病，恢复健康的目的。

药物之所以能够针对病情，发挥上述基本作用，是由于各种药物本身各自具有若干特性和作用，前人将之称为药物的偏性，意思是说以药物的偏性来纠正疾病所表现出来的阴阳偏盛偏衰。把药物与疗效有关的性质和性能统称为药性，它包括药物发挥疗效的物质基础和治疗过程中所体现出来的作用。它是药物性质与功能的高度概括。研究药性形成的机制及其运用规律的理论称为药性理论，其基本内容包括四气五味、升降浮沉、归经、有毒无毒等。

一、四气

四气指药物的寒、热、温、凉四种特性，又称四性。寒凉和温热是两种对立的药性，而寒与凉、热与温之间只是程度的不同。另外还有平性，即药性平和。一般寒凉药多具清热、解毒、泻火、凉血、滋阴等作用，主治各种热证。温热药多具温中、散寒、助阳、补火等作用，主治各种寒证。

对于有些药物，通常还标以大热、大寒、微温、微寒等词予以区别。药物的寒、热、温、凉是从药物作用于机体所发生的反应概括出来的，是与所治疾病的寒、热性质相对而言。能够减轻或消除热证的药物，一般属于寒性或凉性，如黄芩、板蓝根对于发热口渴、咽痛等热证有清热解毒作用，表明这两种药物具有寒性。反之能够减轻或消除寒证的药物，一般属于温性，如附子、干姜对于腹中冷痛、脉沉无力等寒证有温中散寒作用，表明这两种药物具有热性。在治则方面，《神农本草经》云："疗寒以热药，疗热以寒药。"《素问·至真要大论》云："寒者热之，热者寒之。"这是基本的用药规律。

近代有关药物四气的临床观察和理化研究证明，寒凉药多具解热、抗菌、消炎、抗病毒、提高机体免疫力及镇静、降压、抗惊厥、镇咳、利尿、抗癌等作用；温热药多能解热、镇痛、止呕、止呃、抗菌、提高免疫力、强心、升压、兴奋中枢、改善心血管功能、促进细胞蛋白质的合成与代谢、改善营养状态、提高机体工作能力、兴奋子宫及性功能，并有类似肾上腺皮质激素样作用。

由于寒与凉、热与温之间具有程度上的差异，因而在用药时也要注意。如当用热药而用温药、当用寒药而用凉药，则病重药轻达不到治愈疾病的目的；反之，当用温药而用热药则反伤其阴，当用凉药反用寒药则易伤其阳。至于表寒里热、上热下寒、寒热中阻而致的寒热错杂的复杂病证，则当寒、热药并用，使寒热并除。即张介宾"以热治寒，而寒拒热，则反佐以寒药而入之；以寒治热，而热拒寒，则反佐以热药而入之"之谓也。平乐正骨认为，掌握四气理论，应根据季节不同，指导临床用药。一般是指在寒冬时无实热证，不要随便使用寒药，以免损伤阳气；在炎热夏季无寒证者不要随便使用热药，以免伤津化燥。如遇到真寒假热则当用热药治疗，真热假寒证则当选用寒药以治之，不可真假混淆。

二、五味

药物的五味是通过长期的用药实践所获得的疗效而确定的，它不仅是药物味道的真实反映，也是对药物作用的高度概括。

1. 辛味

能散能行，有发散解表、行气行血的作用。一般解表药、行气药、活血药多具辛味，故辛味药多用治外感表证及气滞血瘀等病证。

2. 甘味

能补能和能缓，有滋补和中、调和药性及缓急止痛的作用。一般滋养补虚、调和药性及制止疼痛的药物多具甘味，故甘味药多用治正气虚弱、身体诸痛及调和药性、中毒解救等。

3. 酸味

能收能涩，有收敛固涩的作用。一般固表止汗、敛肺止咳、涩肠止泻、固精缩尿、固崩止带的药物多具酸味，故酸药多用治体虚多汗、肺虚久咳、久泻久痢、遗精滑精、遗尿尿频、月经过多、白带不止等病证。

4. 苦味

能泄能燥能坚，有清泄火热、泄降逆气、通泄大便、燥湿坚阴（泻火存阴）等作用，一般清热泻火、降气平喘、止呕止呃、通利大便、清热燥湿、泻火坚阴的药物多具苦味，故苦味药多用治热证、火证、气逆喘咳、呕吐呃逆、大便秘结、湿热蕴结、寒湿滞留等病证。

5. 咸味

能下能软，有泻下通便、软坚散结的作用。一般泻下或润下通便及软化坚硬、消散结块的药物多具咸味，故咸味药多用治大便燥结、瘰疬瘿瘤、癥瘕痞块等病证。咸味药多入肾经，有较强的补肾作用，用治肾虚证。还有些咸味药走血分，有清热凉血作用，主治热入营血的病证。

五味之外，还有淡味及涩味。淡味能渗能利，有渗湿利小便的作用，一些渗湿利尿药多具有淡味。淡味药多用治水肿、脚气、小便不利等病证。涩味与酸味药作用相似，也有收敛固涩的作用，故本草文献常以酸味代表涩味功效，或与酸味并列来标明药性。

五味也有阴阳的分属，即辛、甘、淡属阳，酸、苦、咸属阴。五味对五脏各部位有一定的选择性，《素问·宣明五气》中有"酸入肝、苦入心、甘入脾、辛入肺、咸入肾"之说。其作用是辛味药以散肺气之郁，甘味药以补脾气之虚，苦味药以泻心火，酸味药以敛肝阴，咸味药以补肾虚。

有关五味的现代研究发现，五味之别主要与所含化学成分、化学结构有关，如辛味药多含挥发油、皂苷及生物碱、酚等；甘味药多含糖类、苷类、氨基酸及蛋白质、脂肪等；酸味药多含有机酸、鞣质等；苦味药多含生物碱、苦味质、苷类等；咸味药多含无机盐。

五味的确定最初是依据药物的真实滋味。如黄连、黄柏之苦，甘草、枸杞之甘，桂枝、川芎之辛，乌梅、木瓜之酸，芒硝、食盐之咸等。后来由于将药物的滋味与作用相联系，并以味解释和归纳药物的作用。随着用药实践的发展，对药物作用的认识不断丰富，一些药物的作用很难用其滋味来解释，因而采用了以作用推定其味的方法。例如，葛根、皂角刺并无辛味，但前者有解表散邪作用，常用于治疗表证；后者有消痈散结作用，常用于痈疽疮毒初起或脓成不溃之证。二者的作用皆与"辛能散、能行"有关，故皆标以辛味。磁石并无咸味，因其能入肾潜镇浮阳，而肾在五行属水，与咸相应，磁石因之而标以咸味。由此可知，确定味的主要依据，一是药物的滋味，二是药物的作用。

由于药物滋味和作用并无本质联系，两者之间并无严密的对应关系，因而从古至今，五味学说在理论上和实际运用中出现不少分歧和混乱也就在所难免了。

平乐正骨认为，由于每一种药物都具有性和味，因此，两者必须综合起来看。例如，两种药物都是寒性，但是味不相同，一是苦寒，一是辛寒，两者的作用就有差异。反过来说，假如两种药物都是甘味，但性不相同，一是甘寒，一是甘温，其作用也不一样。所以，不能把性与味孤立起来看。性与味显示了药物的部分性能，也显示出有些药物的共性。只有认识和掌握每一药物的全部性能，以及性味相同药物之间同中有异的特性，才能全面而准确地了解和使用药物。

①性和味分别从不同角度说明药物的作用，二者合参才能较全面地认识药物的作用和性能。②味同气异者，作用有共同之处，也有不同之处。例如，紫苏、薄荷皆有辛味，能发散表邪，但紫苏辛温，能发散风寒；薄荷辛凉，能发散风热。麦冬、黄芪皆有甘味，前者甘凉，有养阴生津作用；后者甘温，有温养中焦、补中益气作用。③气同味异者，作用有共同之处，也有不同之处。例如，黄连、生地黄均性寒，皆能清热，用治热证。但黄连苦寒，清热燥湿，主治湿热证；生地黄甘寒，能清热养阴，用治虚热证。

由于性和味都属于性能范畴，只反映药物作用的共性和基本特点，因此，不仅要性味合参，还必须与药物的具体功效结合起来，方能得到比较全面、准确的认识。因此，性味与功效合参尤为重要。

三、升降浮沉

升降浮沉是药物对人体作用的不同趋向性，是中药药性理论的基本内容之一，也是四气五味理论的补充和发展。升指升提举陷，降指下降平逆，浮指上行发散，沉指下行泄利。

升降浮沉理论也是医家根据不同的病位病势采用不同药物所取得的治疗效果而总结出来的用药规律。各种疾病常表现出不同的病势：向上如呕吐、呃逆、喘息，向下如泻痢、崩漏、脱肛，向外如盗汗、自汗，向内如病邪内传等。在病位上则有：在表如外感表证，在里如里实便秘，在上如目赤头痛，在下如腹水尿闭等。消除或改善这些病症的药物，相对来说需要分别具有升降或浮沉等作用趋向。升浮与沉降是两种对立的作用趋向。一般来说，升浮药能上行向外，有升阳举陷、解散表邪、透发麻疹、托毒排脓、涌吐、开窍、散寒等作用，病变部位在上在表、病势下陷的宜用升浮药；沉降药能下行向里，有泻下通便、清热降火、利水消肿、重镇安神、潜阳息风、消积导滞、降逆止呕、止呃、平喘、收敛固涩等作用，病变部位在下在里、病势上逆的宜用沉降药。故《素问·阴阳应象大论》说："其高者，因而越之；其下者，引而竭之；中满者，泻之于内；其有邪者，渍形以为汗；其在皮者，汗而发之。"

药物的升降浮沉作用可受四气五味、质地轻重、炮制方法、配伍应用等多种因素的影响。一般来说，凡味属辛、甘，气属温热的药物大都为升浮药，如麻黄、桂枝、黄芪等，分别有发散风寒、升阳举陷等升浮作用；凡味属苦、酸、咸，气属寒凉的药物大都为沉降药，如大黄、芒硝、山楂等，分别有泻下通便、消积导滞等沉降作用。一般花、叶、枝、皮等质轻的药物大都为升浮药，如紫苏叶、菊花、桂枝、蝉蜕等，分别有解表散邪、透发麻疹等升浮作用；凡种子、果实、介壳、矿石等质重的药物大都是沉降药，如葶苈子、枳实、牡蛎、赭石等，分别有降气平喘、消积导滞、潜阳息风等沉降作用。

药物炮制后升降浮沉会发生变化：酒炒则升，姜炒则散，醋炒收敛，盐炒下行。如大黄泻热通便主治下焦热结便秘，若用酒炒，可治疗目赤肿痛上焦热证。再如知母主清肺胃之火，盐炒知母则主泻下焦肾火。配伍的不同也可改变药物的升降浮沉作用，如升浮药在一批沉降药中也能随之下降，反之沉降药在一批升浮药中也能随之上升。此外，脏腑气机的升降出入与春夏秋冬四时之气也有关，即春夏宜加辛温升浮药，秋冬宜加酸苦沉降药，以顺应春升、夏浮、秋降、冬沉的时气特点，说明药物的升降浮沉特性还会在各种条件下发生相应的变化。

四、归经

归经是平乐正骨药性理论的重要组成部分，它用来表示药物的作用部位。归即归属，经即脏腑经络，归经就是药物对机体不同部位的选择作用，换言之，药物进入体内后，并非对所有脏腑或经络都发生同等强度的作用，大多数药物在适当剂量时，只对某些脏腑经络发生明显作用，对其他脏腑经络则作用很小或无明显影响。

如同属寒性药物，虽然都具有清热作用，但其作用范围，或偏于清肺热，或偏于清肝热，各有所长。再如同一补药，也有补肺、补脾、补肾等不同。因此，将各种药物对机体各部分的治疗作用作进一步归纳，使之系统化，这便形成了平乐正骨归经理论。

归经是以脏腑、经络理论为基础，以所治具体病症为依据的。经络能沟通人体内外表里，在病变时，体表的疾病，可以影响到内脏；内脏的病变，也可以反映到体表。因此，人体各部分发生病变时所出现的证候，可以通过经络而获得系统的认识。如肺经病变，每见喘、咳等症；肝经病变，每见胁痛、抽搐等症；心经病变，每见神昏、心悸等症。根据药物的疗效，与病机和脏腑、经络密切结合起来，可以说明某药对某些脏腑、经络的病变起着主要治疗作用。如桔梗、杏仁能治胸闷、喘咳，归肺经；全蝎能定抽搐，归肝经；朱砂能安神，归心经等。这说明归经的理论是具体指出药效的所在，是从疗效观察中总结出来的。

平乐正骨认为，在运用归经理论指导药物临床应用时，还必须与四气五味、升降浮沉学说结合起来，才能做到全面准确。如同归肺经的药物，由于有四气的不同，其治疗作用各异，如紫苏温散肺经风寒、薄荷凉散肺经风热、干姜性热温肺化饮、黄芩性寒清肺泻火。同为归肺经的药物，由于五味的不同，作用亦殊，如乌梅酸收固涩、敛肺止咳，麻黄辛以发表、宣肺平喘，党参甘以补虚、补肺益气，陈皮苦以下气、止咳化痰，蛤蚧咸以补肾、益肺平喘。同为归肺经的药物，因其升降浮沉之性不同，作用迥异，如桔梗、麻黄药性升浮，故能开宣肺气、止咳平喘，杏仁、紫苏子药性沉降，故能降肺气止咳平喘。四气五味、升降浮沉、归经同是药性理论的重要组成部分，在应用时必须结合起来，全面分析，才能准确地指导临床用药。

五、毒性

古代常常把"毒药"看作一切药物的总称，而把药物的毒性看作药物的偏性，故《周礼·天官冢宰下》有"医师掌医之政令，聚毒药以供医事"的说法。如《素问·五常政大论》云："大毒治病，十去其六；常毒治病，十去其七；小毒治病，十去其八；无毒治病，十去其九；谷肉果菜，食养尽之，无使过之，伤其正也。"而《神农本草经》三品分类法也是以药物毒性的大小、有毒无毒作为分类依据的，并提出了使用毒药治病的方法："若用毒药以疗病，先起如黍栗，病去即止，不去倍之，不去十之，取去为度。"

随着科学的发展，医学的进步，人们对毒性的认识逐步加深。所谓毒性一般是指药物对机体所产生的不良影响及损害性，包括有急性毒性、亚急性毒性、亚慢性毒性、慢性毒性和特殊毒性如致癌、致突变、致畸胎、成瘾等。

平乐正骨认为，正确认识中药毒性，是安全用药的重要保证。有毒中药大多效强功捷，临床用之得当，则可立起沉疴；若用之失当，则可引起中毒。

1. 毒性分级

根据中毒表现的严重程度，可将有毒中药分成三级，即大毒、有毒及小毒。

（1）大毒：中毒症状严重，常引起主要脏器严重损害，甚至造成死亡者，归为"大毒"。如生草乌、生川乌、马钱子、斑蝥、雷公藤、巴豆、升药等。

（2）有毒：当用量过大或用药时间过久，出现严重中毒症状，并引起重要脏器损害，甚至造成死亡者，归为"有毒"。如附子、商陆、牵牛子、常山、洋金花、蜈蚣、白花蛇舌草、雄黄、轻粉等。

（3）小毒：中毒症状轻微，一般不损害组织器官，不造成死亡者，归为"小毒"。如吴茱萸、细辛、猪牙皂、鸦胆子、苦杏仁、密陀僧、干漆等。

2. 中毒原因

了解中药中毒的原因，对于预防中药中毒十分必要。

（1）剂量过大：超过常规剂量或超大量服用是引起中毒的重要原因之一，如一次大量服用乌头、附子、雪上一枝蒿、马钱子等，即可引起中毒。即使毒性不大的一些常用药物，如果超大量服用，亦可造成中毒，甚至死亡。如服用关木通 60～100g，可引起急性肾功能衰竭；服用苍耳子 100g，可引起急性肝坏死和全身广泛出血。

（2）服用太久：超疗程长期服用，容易导致蓄积中毒。如长期服用朱砂可引起中枢神经系统和肾脏损害，出现痴呆及血尿、蛋白尿等；长期服用雷公藤、火把花根可引起性腺损害，导致闭经、阳痿。

（3）炮制不当：不少中药，特别是有毒中药，如川乌、草乌、附子、半夏、天南星等，使用前必须经过严格炮制，以降低药物毒性或消除药物副作用，方能入药。如使用上述炮制不当或未经炮制的生品，即会引起中毒。

（4）配伍失误：临床处方中，违背了"十八反""十九畏"配伍禁忌，如将甘遂与甘草同用；或配伍不当，如朱砂与碘化物或溴化物类药物同用，产生有毒的碘化汞或溴化汞，可引起中毒性腹泻。

（5）制剂不妥：药物因制剂不同，其药效、毒性也不同。酒能使川乌、草乌、附子等毒性增加，如将其制成药酒服用，则极易中毒。在制剂过程中，煎煮时间甚为重要。煎煮时间适宜，可以消除或缓解毒性，如乌头、附子、商陆等，先煎久煮可使有毒成分乌头碱、商陆毒素等破坏，毒性下降；若煎煮时间太短，即会引起中毒。

（6）外用失控：外用中药可经皮肤、黏膜吸收引起中毒，甚至死亡。此类药物常有斑蝥、蟾皮、蟾酥、砒霜、轻粉、巴豆、生南星、芫花、闹羊花等。主要为大面积广泛、长期应用所致。

（7）误食误用：民间常因自采、自购、自用而误食；医界常因错收、错买、错发而误用。如木通误用关木通，天仙子误作菟丝子，商陆误为人参用等。

3. 预防措施

应用有毒药物时，除在炮制、配伍、制剂等环节尽量减轻或消除其毒副作用外，还应做到以下几点，以保证安全用药。首先，应掌握有毒中药的品种及其使用的特殊要求和注意事项；其次，要根据病人体质强弱和病情轻重，严格控制使用剂量和服药时间；最后，要在治疗过程中严密观察可能出现的毒副作用，做到早诊断、早停药、早处理。

第三节　平乐正骨药物治疗原则

药物疗法是骨伤科的主要治疗方法之一，一向被平乐正骨及历代医学家所重视。早在秦汉以前就有伤症药物治疗的记述。如《素问·缪刺论》云："人有所坠堕，恶血留内，腹中胀满，不得前后，先饮利药。"唐代蔺道人，创制了不少伤科内、外治疗方剂，有些至今还在沿用。至明清，药物疗法已发展成为伤科的重要治疗方法。平乐正骨经220余年历代传人的实践，已形成系统的独具特色的骨伤科学派，在药物治疗上创立了"破、和、补"的三期治疗原则，并研制了不少有效的方剂，一直沿用至今。

一、平衡总则

平乐正骨对机体健康的认识为"阴平阳秘"，骨伤治疗总则为"调整阴阳，以平为期"。治病即是使用药物之后，纠偏救弊，使机体恢复"阴平阳秘"的状态。协调阴阳五行，求得重新的平衡，是最基本的治疗原则。"壮水之主，以制阳光；益火之源，以消阴翳"即表达了这种治疗大法。同时，平乐正骨把气机升降提到了极为重要的高度，认为"非出入则无以生长壮老已，非升降则无以生长化收藏"。机体的各种生理活动，实质上都是气机升降出入运动的具体表现，并以此来维持机体平衡、协调的功能。骨骼代谢的平衡是支撑人体的根本，脏腑、肌肉、经络、血管等脏器都依附于骨骼而存在。药物作用的平衡是药物配伍应用上的动与静、升与降、寒与热、通与涩、攻与补等相反相成以达到动态平衡。根据病情的阴阳偏盛偏衰，再结合药物的阴阳属性和作用，选择使用相应的药物，就能达到治愈疾病的目的。

总之，平衡原则贯穿于平乐正骨的整个学术理论中，掌握了其平衡原则，就能执简驭繁，全面正确地认识人的生理、病理功能，科学地指导骨伤科临床诊断及疾病防治。

二、整体与局部并重

整体观念是骨伤科治疗的重要特点。平乐正骨五代传人高云峰对此有个形象的比喻："人身一小天地，牵一发而动全体。"外力造成人体某一部位损伤后，表面看似乎是局部损伤，但人是有机的整体，某一局部损伤后，必将引起机体内在的一系列反应，诸如体温、脉搏、饮食、二便和精神情志等的变化，因此，实际上是整体的受损。正如《普济方·折伤门》中说的："血行脉中，贯于肉里，环周一身。因其机体外固，经髓乃通，乃能流注不失其常。若因伤折，内动经络，血行之道不得宣通，瘀积不散，则为肿为痛，治宜除去恶瘀，使气血流通，则可复原也。"明确指出了局部损伤和整体之间的密切关系。在具体临证治疗时应区别轻重缓急，既要救治损伤引起的全身剧烈反应，诸如唇面无华、汗出、烦躁、口渴、脉细弱等脱象，也要重视损伤局部的肿、痛、出血等情况，进行及时有效处理，以切断全身反应之源。否则不但全身反应会加重，而针对全身反应的一些治疗措施也难以收效。后者虽是从局部处理着手，但实是为整体而行。总之，处理创伤必须从实际出发，分清轻重缓急，整体与局部兼顾，且不可偏，以免事倍功半。

三、内治与外治并举

内治、外治兼顾是平乐正骨的又一特点。伤科发展至明清已形成了以药物内治为主的和以手法外治为主的两大学术流派，二者各有所长，而又各有所偏。平乐正骨经其历代传人，尤其是四代传人郭聘三和五代传人郭灿若、高云峰，在其前代基础上，逐步发展成为独具特色的骨伤科学术流派。其特点是吸收了上述二派之长，即既重视辨证施治的内治法，又重视创伤局部治疗的手法、固定和用药。经过第六代传人郭维淮精心发掘，使这一学术特点又有很大进步与发展，对各部位的创伤骨折都有了系统完善的治疗方法。

四、治本与治标兼顾

伤科病多由突如其来的暴力致人体某部损伤，并由此而引起了一系列的全身反应。根据《黄帝内经》先病为本、后病为标的宗旨，由创伤而致的骨折、脱位是其本，由此而派生的疾病为之标，故治疗应始终围绕创伤骨折、脱位这一根本进行。但在具体运用上应根据急则治其标、缓则治其本的原则，或先标后本，或标本兼施。例如，脊椎骨折后，腹胀、二便不通，当先用通下祛瘀之法，使二便通利后，再行局部的垫枕、练功等治本的方法；反之，若二便已利，即可施行针对骨折的根本治疗。《素问·标本病传论》云："小大不利治其标，小大利治其本。"讲的就是这个道理。又如严重创伤骨折后，因疼痛或出血而致唇面无华、汗出、烦渴等虚脱征象者，当先用独参汤或生脉散和止痛类药，急救其脱，待病情缓解后，再行骨折的根本处理。以上是急则治标，有些当标本兼治。如有些复杂性骨折，既有出血等全身的急剧反应，又有损伤局部出血不止，治疗时应在救治全身反应的同时，力争尽快行局部的清创、止血和稳定骨折等，即标本兼治，这样可收事半功倍的效果。

第四节　平乐正骨常用药物的配伍原则及配伍方法

中药配伍应用就是根据病情的需要和药物的性能，有选择地将两种或两种以上的药物配合在一起使用。由于药物的性味各有所偏，功效各有所长，有些药物还存在不良反应（包括副作用和毒性反应），不同药物配伍后肯定会发生多种多样的相互作用，出现不同的配伍效应。药物通过合理的配伍，可以增强治疗效果，扩大治疗范围，消除或缓解某些药物对人体的不利影响，以适应复杂多变病情的需要。正如："夫病有标本经络之别，药有气味厚薄之殊，察病之源，用药之宜，其效如桴鼓之应。"配伍是平乐正骨临床用药的主要形式，也是平乐正骨组方的基本方法。

一、平乐正骨常用药物的配伍原则

（一）药对（组）药物配伍原则

平乐正骨认为，药对（组）是具有某种特殊功用的两味或两味以上的特定配伍，是中药配伍的基本单位，也是构成处方的功能单位。有些药对本身就是独立的小方，被称为药对方。组成药对（组）的药物，不是任意二三味药物的随意组合，而是从历代医家积累的用药经验中提炼出来的，被临床实践证明行之有效的，针对一定病证和有一定的配伍组合理论依据的，并较为固定的配伍药群。药对（组）作为介于单味药和方剂之间的固定配伍单元，在临证处方时，常常被优先考虑选用，而且可以根据病情，通过有主次地选用多组药对（组）而组成方剂。药对（组）药物配伍有同类相须，

异类单行、相使，相反相成，性味合化，制毒纠偏，药性裁成等基本形式。

1. 同类相须

同类相须是指性能、功效相类似药物配伍的应用，通过药物之间在某些方面的协同作用，以增强药物原有的功效。药物相须配伍后所表现的功能效力，不是所组成药物功效的简单数量累加，而是药物之间的协同超过单味药效量的总和。这种协同效应，一方面源于同类药物效能的叠加而增强，另一方面药物作用特长因互相影响、互相激发而进一步强化。不是任何性能相同或相似药物的相须配伍都能产生满意的治疗效果，药物性能之间的共同性是相须的基本条件，而各自特殊性能的互补性、促进性则是相须的必要条件。

例如，乳香与没药均能活血化瘀，但乳香偏于行气伸筋，没药长于散血化瘀，二药配伍可明显增强行气活血、散瘀止痛的作用。羌活与独活均可祛风湿、除痹痛，但羌活性较燥烈，善治上半身风寒湿痹；独活药性缓和，主治下半身风寒湿痹。若风寒湿痹，一身尽痛，两者常相须使用。此外，苏木配红花以活血化瘀，仙茅配淫羊藿以温肾助阳，金银花配蒲公英以清热解毒，全蝎配蜈蚣以止痉定搐，都是临床常用的同类相须的配伍药对。像这样相须合用的中药配伍应用的主要形式，也是构成复方用药的配伍核心。

2. 异类单行、相使

（1）单行：单行指功能相异的二药合用后，彼此间的治疗效应和毒害作用互不影响，即各药各自独行其功，也为药物配伍的一种方式。明代陈嘉谟在《本草蒙筌》中云："不与诸药共剂，而独能攻补也，如方书所载独参汤、独橘汤之类是尔。"李时珍在《本草纲目》中亦持此说，并云："独行者，单方不用辅也。"这种互相不影响的单行配伍是一种临床上广泛存在的配伍方式，多用于伴随主病证的兼夹病证的治疗。如治饮食积滞而有热的保和丸（《丹溪心法》，组成：神曲、连翘、山楂、半夏、陈皮、茯苓、莱菔子），其中消食的神曲与清热的连翘，满足不同的治疗需求，但二药之间却无直接增减疗效或毒害效应的特殊关系。神曲与连翘之间的配伍即为单行关系。

（2）相使：相使主要是指性能、功效异类但药效机制关联药物的配伍应用，其中一种（类）药物为主，另一种（类）药物为辅。这种配伍的目的在于通过辅药对主药的协同或互补作用而提高主药的功效。相使的药物在性能上虽非同类，但主要功效还是一致或类似的，而且辅药能够促进主药的功效。如桂枝、附子，一为辛温解表药，一为温里药，但其性均为温，同具温阳散寒之功。二药为伍，以附子强大的温散之性，促进和加强桂枝的温经通脉作用，以治疗寒湿痹证或日久见瘀的骨节烦痛不能转侧、关节不得屈伸等症，方如桂枝附子汤（《伤寒论》）。

有些药物在性味、归经、功效上有所差异，因其所治病证的要求和药效的相关性，也可以相使配伍，既可发挥各药的特点，又可相互补充、调整，或加强原单味药的功效，使之更适合于特定的病证。这种配伍的药物的功效有时表面看来并无直接联系，但具体到某一特定的病证中，其联系即可表现出来。如大黄、栀子，二药合用，外敷治疗损伤早期局部热瘀互结之红肿热痛，大黄活血逐瘀为主药，由于瘀热病机的关联性，栀子清热凉血，可以防止热壅结瘀，间接起到活血化瘀作用。

还有些药物相配伍后，可因所组成药的性味、功能的相互"引发""催化"而改变原单味药的功效，产生了配伍前所不具备的"新"功能。药物相使合和，化生出的新功能可以定向治疗某些病证。如桂枝辅以甘草的辛甘化阳、芍药与甘草配伍的酸甘化阴、黄连与肉桂配伍的交通心肾等皆属此种配伍效应。

相须是同类药物的并列配伍应用，其目的在于增强两药的功效，相使、单行是异类药物的主从配伍关系，前者目的在于强化主药的功效，后者目的在于治疗兼夹病证。相须与相使、单行的用药方式和目的是不同的，应当区别应用。

3. 相反相成

相反相成是指药物性味或功效相互对立的两类药物的配伍。在相反配伍中，药物的双方一方面因性效相左而制约药物的某种偏性，另一方面又通过互补或相助以增强疗效，或产生新的功用。

平乐正骨认为，相反相成理论在骨伤科药物配伍中的应用相当多。

（1）寒热并用：是将寒凉药与温热药配伍同用。在"八法"中属温、清两法，又叫温清合法。《药治通义》云："寒温并行，而治冷热不调，亦即为性用兼取矣。"除治寒热错杂证外，骨伤科用药的寒热并用更多的目的在于制约、平衡药物的偏性和防变于既病。

如《金匮要略》中治"身无寒但热，骨节疼烦"的白虎加桂枝汤用桂枝，即为此意。桂枝本身即有通经活络的功效，另外其辛温之性能制约石膏、知母的苦寒凝滞之弊。再如，治疗损伤早期局部红肿热痛的瘀热互结证，常用辛温的活血化瘀药配伍寒凉清热凉血药。苦寒药，一方面其凉血止血之功可以防止局部血热妄行，避免出血肿胀加重；另一方面其寒凉之性可以制约活血化瘀药的辛温偏性。

（2）补泻同施：就是补益药与祛邪药配伍合用。典型代表当属治疗肾阴不足的六味地黄丸（《小儿药证直诀》）方中的三补三泻用药，熟地黄、山茱萸、山药分别补肾、肝、脾，称为"三补"；泽泻、牡丹皮、茯苓分别泻肾、肝、脾，称为"三泻"。三对药配伍合用，补不留邪，泻不伤正，为平补肾阴之方。

《本经逢原》有云："古人用补药，必兼泻邪，邪去则补药得力也。"例如，治风湿痹痛，在用祛风湿药祛邪的同时，常伍以补肝肾、益气血药以补虚。《医方集解》亦云："散药得补药以行其势，辅正祛邪，尤易建功。"补泻同施的配伍方法对以虚实夹杂为病理特点的损伤后期和骨关节退行性疾病尤为常用。

（3）升降相因：是指升浮上行之药与沉降下行之药配伍共用。如《杂病广要》记载"和气饮"（苍术、葛根、桔梗、当归、茯苓、白芷、枳壳、甘草、陈皮、白芍）的枳壳、陈皮在中、下焦调理肝脾气机，葛根、桔梗召清阳上升，如此配伍令气机升降有常、气血运行自如。《医林改错》的血府逐瘀汤之用牛膝与柴胡、桔梗药组也是同样的配伍机制。

（4）散收同用：即是辛散宣发药物与收敛固涩药配伍并用。辛散旨在祛邪，但有疏散腠理、走散正气、温燥伤阴之弊。若伍以收敛酸涩药物，一者能借收敛之性，制约其走散之力；二者又益阴敛液，防止温燥伤阴。白芍、木瓜、五味子是常用的酸涩收敛药物。如《三因极一病证论方》中治身体骨节疼痛的附子汤，即用善走的附子为主药，以散寒逐湿，佐以白芍，其目的在于借白芍的酸收之性，制约附子的燥散过度，并使药效持久。即《医宗金鉴》所谓"古人用辛散必用酸收，所以防其峻厉，犹兵家之节制也"。

（5）刚柔相济：乃是药性柔顺之药物与药性刚燥药物配伍同用。《重订严氏济生丸》对刚柔相济的理解是："药用群对，必使刚柔相济，佐使合宜，可以取效。……既欲用一刚剂专而易效，须当用一柔剂以制其刚，则庶几刚柔相济，不特取效之速，亦可使无后患也。"

例如，《圣济总录》"治伤折为风冷所侵，皮肉不合肿痛"的地黄散，即是选用羌活、独活二味辛温刚药，祛风散寒，并伍以甘甜的熟干地黄、当归，一则制二活之温燥，二则养血活血。

四物汤（《仙授理伤续断秘方》），熟地黄、当归、白芍、川芎四物配伍，滋而不腻，温而不燥，刚柔相济，阴阳调和，使血自生，共起补血和血之效，被誉为治一切血证的祖方。

右归丸（《景岳全书》，熟地黄、山茱萸、山药、枸杞子、鹿角胶、菟丝子、杜仲、肉桂、附子）之用附子、肉桂与熟地黄、山药等的配伍也体现刚柔相济的配伍原则。

（6）通涩并行：即将通利之药与固涩之药配伍同用。例如，用收涩止血的五倍子配伍活血散瘀的降香以化瘀止血，且无止血留瘀之弊，方如一金散（《医方类聚》）；用利湿分清化浊的萆薢配伍固精缩尿的益智仁以分清化浊，且无渗利泻清之虞，方如萆薢分清饮（《丹溪心法》）。

4. 性味合化

四气五味是平乐正骨药性理论的重要内容。每味药物都有四气五味的不同，也就有不同的治疗作用。除此以外，有些药物还可相互作用，衍生出与原性味不同的新效功来，即所谓性味合和，功能化生。《景岳全书》说："用纯气者，用其动而能行；用纯味者，用其静而能守；有气味兼用者，合和之妙，贵乎相成。"骨伤科临床常用的性味合化配伍法有辛甘发散、辛热除痹、香药走窜等。

（1）辛甘发散：即选用辛味药物与甘味药物进行配伍，产生辛甘发散的功效。辛味药物能达表散邪，起效快，失效也快，即所谓"走散"；散邪同时也有伤正之弊，如配以甘味药，甘能益气，使发散不至伤正；甘能缓急，可延长辛味药的药效时间。这种配伍既能加强散邪的功效，又能护卫正气。《伤寒论》中麻黄、桂枝、附子等药配以甘草，当属经典的辛甘发散配伍的范例。甘草既能缓辛药发散之急，又能益中、调营卫而护正。

治风寒湿痹，辛温祛邪的麻黄是常用之品，可佐以味甘的白术，共奏辛甘发散之效。《金匮要略》治湿家身烦疼的麻黄加术汤，加白术的目的，在于"若治风湿者，发其汗，但微微似欲汗出"。活血化瘀方中，川芎、姜黄、红花等辛味药配以味甘的当归、地黄、黄芪等，也是辛甘发散的一种配伍形式。

（2）辛热除痹：就是针对风寒湿邪痹着肌腠筋骨，阳气难通，表现为筋骨肢节冷痛者，应用辛热或辛温药物散邪温经、除痹止痛。《张氏医通》指出："痛痹者，寒气凝结，阳气不行，故痛有定处，俗名痛风是也。治当散寒为主，疏风燥湿，仍不可缺，更参以补火之剂，非大辛大温，不能释其寒凝之害也。"

麻黄、桂枝相须配伍是临床常用的辛温除痹法，力度较辛热除痹要轻，却是临床的常用之法，如麻黄加术汤（《金匮要略》）。若遇病证重者，可用川乌、草乌相须使用，通经除痹效力更峻，这在宋、明时期是常用之法，方如二乌丸（《魏氏家藏方》）。

（3）香药走窜：气味芳香的中药性味多辛温，大多具有开窍通关、走窜经络、辟秽去腐的作用。骨伤科应用辛香药物主要起通经活络、去腐消肿的功效。麝香、冰片相须为用，走窜力甚强，可行血中之瘀滞，能开经络之壅遏，不论内服、外用，均有良效。

"气血闻香则行，闻臭则逆，大抵疮疡多因营气不从，逆于肉理，郁聚为脓。"《外科精要》明确指出："疮疡皆因气滞血凝，宜服香剂，盖香能行气通血也。"因而，用香药去腐消肿是治疗疮口溃烂的一个重要治法。

5. 制毒纠偏

制毒纠偏就是利用药物的特有性能或性能专长，通过配伍使用，以减缓或消除其他药物的毒性或功能偏性。

（1）相畏与相杀：《神农本草经》云："若有毒宜制，可用相畏、相杀者。"相畏乃指一种药物的毒副作用能被另一种药物所抑制的配伍效应。如半夏畏生姜，即半夏"戟人咽喉"，令人咽痛、音哑的毒副作用能被生姜所缓和；熟地黄畏砂仁，即熟地黄腻脾碍胃，影响消化的副作用能被砂仁所减轻；甘遂畏甘草，即甘遂损伤正气的副作用能被甘草所抑制，这些都是相畏配伍的范例。相杀是指一种药物能消除另一种药物的毒副作用。如生白蜜杀乌头毒、绿豆杀巴豆毒、防风杀砒霜毒等，即生白蜜、绿豆、防风分别能减轻或消除乌头、巴豆、砒霜的毒副作用。

实际上，相畏和相杀是同一药物配伍关系的两种不同提法，相畏是从毒性药物出发的被动说法，相杀是从减毒药物出发的主动提法。

（2）相恶与相制：相恶即是一种药物某方面或某几方面的功效能被另外一种药物所减弱或破坏的配伍效应。如治脾虚气滞食积，人参恶莱菔子，人参的补气作用能被莱菔子所削弱，而无壅气之弊，所以《本草新编》曰："人参得莱菔子，其功如神。"这是相恶的正性应用，临床上更多的是要避免它的负性效应。如需温胃止呕，生姜就应当避免配黄芩，因为黄芩能削弱生姜温胃止呕的作用。

相制就是通过与性能相反药物的配伍来缓解或消除药物的偏性，以使药物获得最佳效用。如寒热药物同用，补泻药物的配伍，散收药物的并使，可以使药物的寒热，功效的补泻、散收得到制衡，无性效偏过之弊。

6. 药性裁成

"药性裁成"一词，首见于明代韩天爵的《韩式医通》，书中云："药有成性，以材相制，味相洽而后达。"平乐正骨认为，药物的性能与生俱来，但通过特定的加工炮制，或增强药物功效，提高临床疗效；或改变药物性能，扩大适应范围；或引药入经，便于定向用药；或降低药物毒性，保证用药安全。

徐灵胎在《医学源流论》的"制药论"中指出："制药之法，在其微妙之处，实有精义存焉。凡物气厚力大者，无有不偏，偏则有利必有害，欲取其利而去其害，则用法以制之，则药性之偏者醇矣。其制之义，又各有不同，或以相反为制，或以相资为制，或以相恶为制，或以相畏为制，或以相喜为制。而制法又复不同，或制其形，或制其性，或制其味，或制其质，此皆巧于用药之法也。"徐氏所言的制药之法，既是药物的加工炮制方法，又是药物的配伍方法，也是剂型的改良方法，是比较特殊的药物配伍方法，亦即"药性裁成"所取之义。这种兼有炮制和配伍两种特点的配伍用药法，可以适应复杂病情需要，在骨伤科临床上较为常见。

如牛膝、大黄、防己等用酒浸，活血行走力强。何首乌与黑豆同蒸，药物功效入肾，经盐浸、盐制或盐水熬药，目的也在于加强补肾功效。

再如《万氏家抄济世良方》的四制柏术丸，则将黄柏等分为4份，分别采用酥炙、乳汁、童便、米泔浸泡制，苍术等分与花椒、补骨脂、五味子、川芎同炒。取柏、术为末，炼蜜为丸。虽与由苍术、黄柏组成的二妙丸同为治湿热筋骨痹痛之方，但前者的苦寒之性更为平和，辛散之力更强，而祛邪之力不见降低，并入脾、肾、肝经，治疗效应更为丰富，适用的病证更广。

（二）处方用药的配伍原则

中药治病大多是通过多味药组合而成的方剂来实施的。方剂不是药物的机械堆砌，而是根据不同的病情，按照一定的组方原则，选择合适的药物，酌定合适的剂量，配伍组合而成。因而，方剂的功效也不是单味药物功效的简单相加，而是药物之间配伍而产生的综合效应。即所谓"药有个性之特长，方有合群之妙用"。

《素问·至真要大论》指出："主病之谓君，佐君之谓臣，应臣之谓使。"韦协梦在《医论三十篇》中解释道："官有正师司旅，药有君臣佐使：君药者，主药也……臣药者，辅药也……佐药者，引经之药，从治之药……使药者，驱遣之药也。"君、臣、佐、使就是方剂的组成原则。

1. 君、臣、佐、使的含义

（1）君药：是方剂中不可缺少的核心组成部分，是针对主病或病证的主要方面起主要治疗作用的药物，是组成方剂的主体。所谓主病或主证，是指治疗对象而言。若同时患有几种疾病，则宜选择针对其中最主要病证的药物为君，以解决疾病主要矛盾。而起主要治疗作用，是相对于方中的其他药物而言。即组成方剂的所有药物中，君药应是各药综合作用的中心。君药在处方中的作用较强，用量较大，但味数较少，一般为1~2味，某些大方可以为多味。

（2）臣药：有两种意义，一是辅助君药加强治疗主病或主证的药物，二是针对兼病或兼证起治疗作用的药物。它的药力小于君药。

（3）佐药：有三种意义，一是佐助药，即协助君、臣药以加强治疗作用，或直接治疗次要的兼证。二是佐制药，即用以消除或减缓君、臣药的毒性与烈性。三是反佐药，即根据病情需要，用与君药性味相反而又能在治疗中起相成作用的药物。佐药的药力小于臣药，一般用量较轻。

（4）使药：有两种意义，一是引经药，即能引方中诸药以达病所的药物。二是调和药，即具有调和诸药作用的药物。使药的药力较小，用量亦轻。

综上所述，君药是方剂中的主体，臣、佐、使药则是围绕君药而设，或相辅相成，或相反相成，或协调导向，通过药物的有机配伍而达到方剂的整体治疗效果。例如，复元活血汤中的大黄，用量独重，且用酒制，意在活血破瘀，直治胁下留瘀主证，当为君药。桃仁破血、红花活血、当归和血，都是针对瘀血证而设，三味同为臣药，辅治血瘀证。穿山甲逐络中之瘀，助君药之力；天花粉清瘀处伏阳，治主证并生之证，二者为佐药。柴胡旨在引诸药入肝经；甘草性能缓急，调和诸药，共为使药。全方药物配伍君臣有序，剂量轻重分明，对"跌打损伤，瘀血留于胁下，痛不可忍"尤为合拍。正如《成方便读》所云："去者去，生者生，痛自舒而元自复矣。"

2. 君、臣、佐、使药的选择与配伍

平乐正骨认为，方剂的功效是药物配伍后所产生的综合治疗效应，处方用药不仅要强调方中药物及其地位的不同，更应重视药物之间的相互作用关系。临证时无论是化裁成方，还是自拟处方，应遵循君臣佐使的组方原则，重视药物的配伍，做到"法重配伍，药贵精专"。

（1）重视君药的选择：君药的选择，应针对引起主证的主要病因和主证所在的病位。君药不仅体现方剂治疗的主攻方向，而且作为全方起综合作用的中心药物，在一定程度上决定方中其他药物的选配范围。君药应当是由针对当前病证特点，满足治疗需要，同类药物中效专力强的药物出任。如同为骨折一病，早期以大便不通为主证，则以大黄、桃仁担当君药；中期以瘀肿疼痛为主证，可选桃仁、红花出任君药；后期以骨断不续为主证，应以土鳖虫、自然铜为君药。

如主证的病因单纯、病位单一时，君药可以是一味药物。如主证的病因或病位较为复杂，一味君药不能达到治疗目的，也可选用两味或更多的药物作为君药。总而言之，君药的味数应尽可能精简，针对性强，治疗目的才会突出。

（2）臣药的选择：臣药是辅助君药加强治疗主病、主证的药物，即所谓"辅君之谓臣"。臣药的选择，一是选用与君药同类的药物，加强君药的治疗作用。如《内外伤辨惑论》的羌活胜湿汤，是治疗风湿客于肌表，太阳经气不利，而致头痛项强、肩背痛不能回顾的方剂，方中即以羌活为主治君药，选择同类的独活作为辅治臣药。一是选用与君药异类的药物，兼顾错综复杂的病情需要。如《伤寒论》中小柴胡汤，是治疗少阳经证，病位在半表半里，表现为寒热往来的方剂。方中用柴胡为君药，病邪达表，另选异类的黄芩为臣药，清除传里化热之邪。两药一表一里，相辅为用。

（3）巧用佐使配伍：在确定君、臣药后，再根据病证寒热虚实特点和君、臣药性能的不足和偏性，选择适当数量的药物对君、臣药进行佐使配伍。或增强君药的疗效，与主证更为匹敌；或配合君药治疗次证，使方剂疗效全面；或对抗毒副作用，减少不良事件的发生；或引导药物定向作用；或调和诸药协同起效，使诸药的疗效更直接、更协调。如复元活血汤中穿山甲、天花粉的佐助，柴胡、甘草的引使调和，共成一首治疗胸胁瘀血证的方剂。

希冀一个处方治疗患者所有的病证是不现实的，对复杂疾病常需分阶段治疗，也就是中医所说的辨证论治。每一阶段有其主治目标，对其处方用药要有高度针对性。大而全的处方用药庞杂，而且疗效不可靠。多味药一起使用，难以避免多药性、多功用之间的相互牵制，限制主药药效的发挥。因此，处方择药时要充分利用一药多能的特点和药物间交互配伍关系，尽可能精简用药味数，做到药贵精简，主治明确。

3. 药物剂量的确定

（1）剂量的含义：剂量，即药剂的用量。剂量的实质就是药物应用于机体后，能够产生特定生物效应所需单味药物的用量。

（2）确定剂量的依据：中药用量的大小如何确定受很多方面的影响，在选择剂量的时候，可以从年龄、性别、体质、配伍、制作、剂型等方面予以考虑，灵活地选择中药的用量。

年龄：从小儿、青年、中年、老年各年龄阶段身体的体格、体质、体力、功能、耐受力等状况，各不相同，用药剂量大有轻重之分，如小儿体格弱小，脏腑娇嫩，发育未全，药物欠敏，耐力不强，剂量宜轻，药量过重极易中毒；青年、中年人，体格健壮，精力充沛，血气方刚，抗邪力强，耐受力大，药量可以稍重些；老年人身体衰老，体力减退，功能减弱，耐受力相对减低，药量宜轻勿重。

性别：男女之间的体格、气质、体力、功能、耐力等多方面是有区别的，用药剂量亦不相同，一般情况下女性用药量略低于男性为宜。如女性怀孕，活血化瘀与破血类中药是不能用的，如水蛭、大黄、桃仁、红药等；哺乳期女性，回乳类中药不能用；有生育力的女性，对卵子有影响的中药不能用。

病情：指患病轻重程度。患者只感稍有不适，病情较轻，用药剂量宜轻，如用重药，即病轻药重，易伤正气。风寒感冒等轻证，中药微散风寒即可，用重药后出汗过多伤阴，大汗不止而亡阳。如病情较重，剂量宜重些，否则病重药轻，犹如杯水车薪，难伏病邪。如阳明气分高热患者，剂量宜加大，直折其热，否则若扬汤止沸，无济于事。

病程：指患病时间长短。病程短的急性病，病势多急骤，剂量宜重，否则无力攻克。慢性消耗性疾病，病程较长，身体气质虚弱，抗病力差，脏腑功能减退等。用药宜轻，妄投重量，操之过急，易生他证。肿瘤患者病程虽长，但是病情重，邪盛正虚，需攻补兼施，多以重量为宜。

体质：各人的体质都不相同，通常有强弱之分，强者的体力、抗病力等亦强，用药剂量可适当加大些。弱者的体力、抗病力、耐受力等相对也较弱，用药剂量适当减少些为宜。即使二人患相同的病，由于体质的差异，用药剂量亦有区别。对个别体质极度衰弱者，进补药时应从小量逐渐增加，否则虚不受补，反致委顿。

药物性能：中药的性能是指药物的性味与功效，有很多的中药因剂量的大小不同，其治疗作用与效果完全不同。如红花为活血化瘀药物，用量小可活血，用量大可破血；益母草为活血利尿药，量小可活血，无利尿作用或甚微，量大才有活血利尿作用；肉桂为大辛大热药，量小能引火归原和促气血生长，量大可温补肾阳；大黄有泻下通便作用，用量小于3g则无效；木通可利尿消肿，量大达20g或以上，不但不能利尿，还可导致肾功能衰竭，出现尿闭中毒，甚至会发生尿毒症危及生命。对药性平和无毒类药物，用量大些多无影响；对药性强烈类药物，如附子、干姜等大辛大热，黄连、龙胆等大苦大寒药物，用量宜小，否则辛热易助热伤阴，苦寒易损阳败胃；对峻烈有毒药，开始用量宜小，按病情需要可逐渐增加。

配伍：中医处方多为几种中药配伍而成，常用的汤剂，其配伍剂量不同，效果亦异。如桂枝汤，为解表散寒方，将方中桂枝量加重，即为桂枝加桂汤，却可治疗心阳虚弱奔豚症；如方中加重芍药量，即为桂枝加芍药汤，却可治疗太阴虚寒腹痛症。一般复方中主治药物量可稍重些，辅助药物量宜轻，这是复方配伍的多数规律，特殊情况亦有例外。

制作：中药采集后经清洗、切碎、日晒、烘焙等方法，制成干燥性中药，含水分甚少，其剂量多为常用量。未制成干燥性的新鲜中药，如鲜藿香、鲜佩兰、鲜芦根、鲜竹叶等，含水量较多，其剂量可大些。

剂型：煎汤是中医常用的剂型，汤剂服用便利，吸收快，起效迅速，便于药物的加减，其剂量多为常用量或稍大些。对膏、丸剂型，吸收慢，体内停留时间较长，防积蓄中毒，剂量宜小些。

质地：中药有草、根、花、叶、皮、金石、蚧壳、虫兽等，质地有轻有重。质重之药吸收较慢，剂量可适当大些，如赭石、石决明、磁石等；质轻之药及芳香走散之药，如桑叶、菊花、薄荷、木香、砂仁等，易吸收与挥发，剂量宜小。

季节：一年有春夏秋冬四季，气温悬殊，人体的气质、功能各有变化，同时中药也有寒热温凉之分，用药剂量亦有区别，如温暖炎热季节，温燥性药物用量宜小，以免火上加油，助热伤阴；寒凉冰冻季节，寒凉性药用量宜小，以免雪上加霜，益寒损阳。

地区：祖国大地辽阔，有平原、山区、海疆等地区，气温相差较大，南方较热、北方较冷，各地区人体抗病、抗寒、抗热等能力不相同，南方人温热药用量宜小，北方人寒凉药用量宜小。

总之，在确定中药剂量时，应结合各种因素，综合考虑，做到个体化用药，既能达到安全、有效的治疗目的，又能节约药材资源。

二、平乐正骨常用药物的配伍方法

由于骨伤科疾病病因、病理的特点，活血化瘀类、祛风湿类、补益类三类药物在临床上较为常用。本章着重介绍这三类药物的配伍特点和方法，其他类药物的配伍应用可以参阅相关著作。

1. 活血化瘀药的配伍

活血化瘀药是以通利血脉、促进血行、消散瘀血为主要功效，用于治疗瘀血病证的药物，是骨伤科临床最常用的一类药物。本类药物味多辛苦，辛能行散，苦能疏泄，善走散通行，主归肝、心二经，入血分。瘀血既属病理产物，又是继发性致病因素，由于瘀血形成的原因不同，瘀血所在的部位各异，患者身体素质参差不一，骨伤科瘀血病证临床表现多种多样。因而，临床遣药组方时应根据骨伤科瘀血病证的具体特点，选择合适的活血化瘀药，或与其他药物进行合理的配伍，做到有针对性的治疗。

（1）配行气药：气能推动血液的生成、运行以及津液的生成、输布和排泄等。如元气能促进人体的生长、发育，激发和推动各脏腑生理活动，气行则血行，人体的血液循行赖气之推动而完成。也就是中医理论所说的"气为血之帅，血为气之母"。所以气血的生理密切相关，气血的病理也相互影响。气滞、血瘀是骨伤科损伤性疾病早、中期最常见的病理变化，气滞可以导致血瘀，血瘀亦能加重气滞。因而，活血化瘀药配伍行气药是治疗损伤瘀血病证较重要的配伍方法。沈金鳌在《杂病源流犀烛》中写道："跌打闪挫，卒然身受，由外及内，气血具病也。……其治之之法，亦必于经络脏腑中间求之，而为之行气，为之行血。"《跌损妙方》更明确指出"理血亦须顺气为要"。

选用行气药，首选是活血兼有行气作用的"血中气药"，如川芎、延胡索、郁金、姜黄、三棱、莪术等。其中川芎的应用最多，骨伤科治瘀方剂少有不用川芎者。次为作用直接的行气药，如青皮、陈皮、木香、香附、佛手、枳壳，乌药、檀香等。这些药物大多归肝经，功能疏肝理气，对归于肝的恶血尤为相宜，如王清任的膈下逐瘀汤用香附、枳壳。也可以选用调理升降气机的药物，如桔梗、柴胡、牛膝等。典型例子如血府逐瘀汤中用桔梗、柴胡、牛膝，调胸膈气机而间接治气，岳美中解释道："牛膝往下一引，柴胡、桔梗往上一提，（气机）升降有常，血自下行，用于治疗胸膈间瘀血和妇女逆经证，多可数剂而愈。"

至于行气药在活血化瘀方中的配伍比例，需视骨伤病证兼夹气滞程度而定。如《救伤秘旨》的十三味总方（三棱、赤芍、骨碎补、当归、莪术、延胡索、木香、乌药、青皮、桃仁、苏木），选用行气药木香、乌药、青皮，血中气药三棱、莪术、延胡索，共6味，行气作用较峻，适应于气滞程度较甚者。而同为《救伤秘旨》所载的少林寺秘传内外损主方（当归尾、川芎、生地黄、续断、苏木、乳香、没药、木通、乌药、泽兰、桃仁、甘草、木香、生姜），14味药中只有乌药、木香、川芎3味，行气作用较弱，适应于气滞程度较轻者。

总的原则当如费伯雄在《医方论》中所说："治跌仆损伤之法，破瘀第一，行气次之，活血生新又次之。"如气滞兼瘀血者，当以行气药为主，配伍活血化瘀之品。由于行气药物多辛温香燥，易伤阴血，在临床应用时要加以考虑。

（2）配补气药：王清任《医林改错》谓："元气既虚，必不能达于血管，血管无气，必停留而瘀。"气虚则行血无力，以致血瘀，则非补气不能行其血而消其瘀。故活血药配伍补气药，既治病以求本，又补气以活血，加强其活血化瘀的作用。活血化瘀药配伍补气药，适用于瘀血证兼有气虚者。这种血瘀挟虚与气虚血瘀、因虚致瘀在立法、选药均有所不同，不应混同。气虚血瘀证，治当以补气为主，辅以活血化瘀，代表方剂为王清任创制的补阳还五汤。该方中黄芪用量5倍于与其配伍的6味活血化瘀药物用量之和，说明治气虚血瘀者重在补气，活血化瘀药辅之。

血瘀夹气虚者，重在活血化瘀，兼以补气，如《医宗金鉴》的人参紫金丹（人参、当归、血竭、没药、骨碎补、五味子、丁香、五加皮、茯苓、甘草），只用人参一味，且剂量甚轻，意在补兼夹之气虚。如将补阳还五汤补气的黄芪剂量减轻，活血化瘀药的剂量加重，也可用于血瘀兼夹气虚证。

临床可供选择配伍的补气药有人参、黄芪、党参、白术、山药等。

（3）配泻下药：张仲景在其所创的活血祛瘀方中最突出的就是配伍泻下药。如大黄、芒硝等。其中大黄在泻热通便时又能破血逐瘀，如桃核承气汤中桃仁配大黄、芒硝既能通腑泻下，使邪有出路，又可破血逐瘀，利瘀血消散，一举两得，体现出仲景"是瘀血也，当下之"的治瘀法则。

活血化瘀药配伍泻下药分为三种情形：

一为与攻下药物配伍，主要用于损伤瘀血位于胸腹部，影响大肠腑气通畅，有或无大便闭结者。腑气不通，又可以导致胸腹部气行阻滞，使瘀血进一步加重。治疗的首务为攻下通腑、破血逐瘀。如治瘀血停于胁下的复元活血汤即以大黄、桃仁相使为用，攻下逐瘀，腑气得通，肺气舒畅，胸胁留瘀能去。《仙授理伤续断秘方》治"损伤极重，大小便不通"的大成汤，用大承气汤（《伤寒论》）合用红花、苏木等活血化瘀药攻逐之。较之于前方，本方攻下逐瘀之力更为峻猛，尤适合于损伤后腹部瘀血、大便不通者。现常将之用于胸、腰椎骨折并发肠麻痹大便不通者，作用直接，效果较好。

二是与润下通便药配伍，主要用于损伤后期阴血亏虚，肠燥便结者，可供选择的润下通便药物有麻仁、桃仁、杏仁、郁李仁等。如《正体类要》的润肠丸（麻仁、桃仁、大黄、当归、羌活、秦艽、皂角刺），就是重用麻仁与桃仁、大黄、当归配伍，以养血和血、润肠通便。

三是活血化瘀药还可以与巴豆、甘遂、大戟、芫花、牵牛子等峻下逐水药配伍，增强活血化瘀药的攻逐之力，用于损伤血瘀证。内服、外用均可。如一厘金（《寿世保元》，木鳖子、巴豆、没药、自然铜、乳香、半夏）用巴豆；二十五味药方（《世医得效方》，白芷、紫荆皮、刘寄奴、当归、赤芍、黑牵牛子、川牛膝、生地黄、川芎、乳香、没药、补骨脂、木通、自然铜、草乌、木香、川乌、藿香、骨碎补、木贼、官桂、羌活、独活、熟地黄、怀牛膝）用牵牛子等即是此类的配伍例证。

（4）配清热药：清热解毒药如栀子、蒲公英、金银花、连翘、玄参、赤芍、生地黄等可与活血化瘀药配伍，以治损伤早期局部瘀热互结或瘀血化热，骨关节感染局部红肿热痛者，内服、外用均可取得较好的治疗效果。有临床研究资料显示，对于损伤早期局部红肿热痛者的治疗，活血化瘀药与清热药配伍使用，比单用活血化瘀药的止痛消肿效果要好。

在不同类型的疾病和疾病的不同阶段，瘀和热的因果关系、主次地位不尽相同。因而，在遣药组方时应根据病证特点予以权衡斟酌。如因瘀致热，瘀重于热，当以活血化瘀为主，清热解毒为辅，如活血消炎丸（《国家基本药物目录·中成药》，乳香、没药、牛黄、黄米、石菖蒲）；如因热致瘀，热重于瘀，当主以清热解毒，辅以活血化瘀，如清热逐瘀汤（《农村常用骨折中西医结合治疗图解》，黄芩、金银花、连翘、生地黄、赤芍、川芎、当归、甘草）。

（5）配温经药：寒为阴邪，其性收引。血贵乎流动，血得温则行，得寒则凝。治疗损伤性血瘀病证，可用活血化瘀药稍佐温经散寒之品，以加强活血化瘀的功效。对于寒邪侵袭或阳虚寒凝所致血瘀证，更要加重温经散寒药物的分量。

如治外伤血瘀证的九分散（《急救应验良方》）用麻黄温通经脉，以利乳香、没药、马钱子活血散瘀。少腹逐瘀汤（《医林改错》，小茴香、干姜、延胡索、没药、当归、川芎、肉桂、赤芍、蒲黄、五灵脂），在大队活血化瘀药中，伍以小茴香、干姜和肉桂，也是此种配伍方法。麻桂温经汤（《伤科补要》），则是用活血化瘀药伍以温经散寒药治疗寒邪侵袭、寒凝血瘀证的代表方。

有时治疗瘀久化热、瘀热互结之证，在活血清热方中，少佐辛温之品，目的在于取其辛通佐制之功，如桃核承气汤中用桂枝。

（6）配化痰药：在一些骨关节退行性疾病和损伤后期，瘀与痰是一对互为因果、共生共存的病理环节。治疗这些疾病，活血化瘀药与化痰药配伍使用。如牛蒡子汤（《石氏伤科临床经验》，牛蒡子、白僵蚕、白蒺藜、独活、秦艽、白芷、半夏、桑枝），用治腰椎间盘突出症、骨关节炎，就是从瘀痰同治立法遣药组方的。

对损伤性疾病的治疗，也常在化瘀药中配入半夏、天南星等化痰药，旨在增强散结消肿的功效。内服方如《仙授理伤续断秘方》的大红丸（川乌、何首乌、天南星、芍药、土当归、骨碎补、牛膝、细辛、赤小豆、自然铜、青桑炭），外用方如《洁古家珍》的接骨丹（天南星、木鳖子、乳香、没药）都用了化痰散结之天南星。

2. 祛风湿药的配伍

祛风湿药是指具有祛除风寒湿邪的功效，主治风寒湿邪在肌表，或侵袭经脉肌腠、筋肉关节所致的风湿痹证的药物。使用祛风湿药时，应根据痹证的类型、邪犯的部位、病程的新久，选择合适的药物，并作适当的配伍。

（1）配活血化瘀药：风寒湿邪痹着日久，有入络伤脉、积血成瘀之虞。因而，临床应用祛风湿药时，常配伍川芎、赤芍、姜黄、红花等活血化瘀药物，能行血化瘀，舒通经脉，祛深入之邪，活已伤之血。即《妇人大全良方》所谓"医风先医血，血行风自灭"。如羌活胜湿汤（《内外伤辨惑论》）中配川芎，蠲痹汤（《杨氏家藏方》）中配赤芍、姜黄、当归，即是其例，血活则风湿自散。

（2）配益气养血药：对风湿痹阻而兼正气不足者，或素体正虚而复感外风寒湿邪气者，适当配伍益气养血药，既可补虚扶正，又能加强祛风湿之效，使祛邪不伤正，正旺则病邪自除。张璐的《千金衍义方》在点评《千金要方》独活寄生汤用归、芍、参、苓等补益气血药时说："以壮其气……以滋其血，血气旺而痹着开矣。"由此可见，治风寒湿痹时配伍益气养血药有重要的治疗价值，这也是临床常见的配伍方法。如《杨氏家藏方》的蠲痹汤用当归、黄芪、白芍，也是这种配伍模式。

（3）配补益肝肾药：肝主筋，肾主骨，肝实则筋强，肾实则骨坚，肝虚则筋弛，肾虚骨亦萎。风寒湿痹与肝肾虚损、筋骨病变存在着因果关系。治风寒湿痹时，祛风湿药往往配伍补肝肾、强筋骨药物，意在强筋壮骨以增强祛风湿之功。即所谓"肝肾强而痹痛自愈"。

狗脊、桑寄生、五加皮、千年健、鹿衔草、石楠叶等本身就是兼有强筋骨功效的祛风湿药，是临床治痹的常用药物。对独活、秦艽、伸筋草等功专祛风湿的药物，临床上多与补肝肾、强筋骨药配伍使用，方如独活汤（《马培之医案》，独活、秦艽、桑枝、五加皮、狗脊、巴戟天、续断、当归、丹参、没药、广木香、甘草、红枣）。

（4）配清热药：由于风湿郁久化热，或湿热所致的关节红肿疼痛，宜选用寒凉而兼能清除热邪的祛风湿热药，并佐以清热解毒。祛风湿药又多辛温香燥，易于伤阴助热。故对风湿痹痛兼有里热者，在祛风湿的同时，少佐清热药，如黄芩、黄连、生地黄、知母等，既制其辛燥之性，又兼清里热，而有标本兼顾之妙。

如《此事难知》的九味羌活汤，在用羌活、独活、苍术、白芷等大队祛风湿之品种，佐以黄芩清热，即为此意；而大羌活汤进一步加重清热药的比例，以羌活、独活、川芎、细辛、苍术、防风与黄芩、黄连、生地黄、知母同用，而成为祛风湿与清里热并重之剂。

（5）配化痰药：清·喻嘉言《医门法律》曰："风寒湿三痹之邪，每借人胸中之痰为相援。故治痹方中，多兼用治痰之药。"除素体有痰外，风寒湿痹证病理过程中也可产生痰浊，如《医学传心录》所云："风寒湿气侵入肌肤，流注经络，则津液为之不清，或变为痰饮。"故祛风湿药多与化痰药配伍使用。半夏、天南星、白芥子等为可供选择的常用化痰药。

如疏风活血汤（《东医宝鉴》，当归、川芎、威灵仙、白芷、防己、黄柏、天南星、苍术、羌活、桂枝、红花、生姜）中用天南星。

3. 补虚药的配伍

补虚药具有补虚扶弱、纠正人体气血阴阳虚衰病理偏向的作用，主治各种虚证。补虚药的补虚作用根据其功效和主要适应证的不同又有补气、补血、补阴与补阳的不同，分别主治气虚证、血虚证、阴虚证和阳虚证。骨伤科病种单纯，但病情复杂，虚证的形式多样，应根据患者气血阴阳及不同脏腑的虚损情况而分别选择配伍用药。

（1）补血药的配伍

配补气药：中医认为，气血同源，有形之血生于无形之气，亦即阴生阳长。根据气血相生理论，血虚者在补血的同时，往往配伍补气之品以助生化，即李东垣所谓"血不自生，须得生阳气之药，血自旺矣""有形之血不能自生，生于无形之气"。补气药一般用量较重，有的甚至数倍于补血药，着重补气以生血。汪廷珍指出："血虚者，补其气而血自生。"党参、黄芪、人参等是骨伤科"补气以生血"的常用药物。

配活血化瘀药：血虚之证，血行往往不能畅达，宜于凝滞成瘀；瘀血形成又可影响新血的生长。所以，对血虚证，宜选用兼有祛瘀作用的补血药，如当归、丹参；或用补血药与活血化瘀药同用，使之起到祛瘀生新，或补血防瘀的作用。如《仙授理伤续断秘方》四物汤，该方以熟地黄、白芍、当归补血养血，配伍川芎活血祛瘀，是养血与活血兼顾的代表方剂，被誉为治一切血证的祖方。

配补阴药：血虚多兼阴虚，阴虚也易导致血虚。阴虚和血虚证，表示机体精血津液的耗损。故临床上血虚兼见阴虚者，要配伍补阴药，或选用补血而又兼能补阴的阿胶、熟地黄、桑椹之类。

（2）补气药的配伍

配行气药：脾胃气虚，运化功能减弱，而补气药易于碍胃。故用补气药时，可配伍少量行气药物为佐，促进脾胃运化，使之补而不滞，收到更好的治疗效果。如《内外伤辨惑论》的补中益气汤、《小儿药证直诀》的异功散，两方皆用陈皮；《太平圣惠方》参苓白术散中配伍砂仁，也是其例。陈皮能行气调中而擅理脾肺之气，木香可行气宣滞而兼升降气机，砂仁能行气化湿而兼醒脾和胃。此3味是与补气药配伍常用的行气药。在临床运用时，行气药的味数不宜太多，剂量亦不宜太大，否则有耗散正气之弊。

配补血药：与补血方中多用、重用补气药不同，气虚补气时，较少配伍补血药。这是因为，补血药大多滋腻碍胃，阴柔滞气。对气虚久病致血虚者，宜佐以补血药，养血生精。对补血药的选择，一般以补血而不滋腻，甘温而不壅滞，兼有补血补气双重功效的药物为佳。如当归、龙眼肉等兼能补血益气而为常用之物。

配祛瘀药：气血之间的关系，除气滞外，气虚不能鼓动血行也能引起血脉的运行不畅，从而发生瘀滞。临证时可重用补气药配伍活血化瘀药，使气旺以促血行，瘀去络通则诸症自愈，如《医林改错》补阳还五汤中重用补气之黄芪与少量活血化瘀药桃仁、红花、当归、川芎等相伍，使气旺则血行，活血而不伤正，共奏补气活血通络之功。

（3）补阴药的配伍

配益气药：阴不藏精，虚阳不能固密，而经气漏泄，经血易动。故阴虚兼气虚者，需与补气或益气药同用，以益气养阴，气阴内充。

配清热药：阴虚则阳亢，阴虚证的病情易从热化。因此，适量地配合清热药同用，是补阴药配伍的常用方法。应根据热之微甚，选择适当的清热药物。如以虚为主证，则以补阴为主。配伍少量清热药，使阴长自可配阳。如《小儿药证直诀》的六味地黄丸，重用熟地黄补肾，辅以山药、山茱萸兼补脾、肝之阴，佐以牡丹皮、泽泻清泻肝肾之火，成为以补为主、补中有泻的名方。如热势偏甚，治宜滋阴与清火并重，方可兼顾。又如《丹溪心法》大补阴丸，用熟地黄、龟甲补阴填精，配伍知母、黄柏清热降火，以保真阴，两者培本清源，相互为用。

配补阳药：治阴虚证，补阴的同时，佐以补阳之药，以阴根于阳，使阴有所化，另可借阳药的温运以制阴药之凝滞。即所谓"善补阴者，必于阳中求阴，则阴得阳升而源泉不竭"。如《景岳全书》左归丸，在熟地黄、山茱萸、龟甲等滋补肾阴同时，配合鹿角胶以温养肾阳;《丹溪心法》虎潜丸（龟甲、黄柏、知母、陈皮、熟地黄、芍药、锁阳、虎骨、干姜），用熟地黄、白芍、龟甲滋阴养血，配伍锁阳、干姜温补脾肾之阳，均属此种配伍方法。

值得注意的是，阴虚之证，治忌辛温，恐阳旺伤阴。因此，选用补阳药时，一般以阴阳双补的药物为首选，如菟丝子、肉苁蓉等，切忌辛燥之品，以免更伤已虚之阴，以致水涸火炎。另外，还要根据虚火微甚程度，确定补阳药的品种、味数和剂量，以切合病情。

（4）补阳药的配伍

配补阴药：根据阴阳互根的理论，阳虚者补阳的同时，佐以补阴之品，以根于阴，使阳有所附，阳有所藏。故《景岳全书》有言："善补阳者，必于阴中求阳，则阳得阴助而生化无穷。"如《金匮要略》肾气丸，纳附子、肉桂于10倍于其用量的滋阴药中，意不在补火，而在微微生火，滋生肾气，达到温补肾阳的目的。《景岳全书》右归丸、右归饮，是由《金匮要略》肾气丸衍化而来，其中加入的枸杞子等滋养阴血药，也是此类配伍。另外，由于补阳药物配伍补阴药，可借阴药的滋腻以制阳药之温燥，防止辛燥伤阴。

临床使用补阳药时，必须根据治疗需要，权衡补阴药的配伍比例。归纳起来，此种配伍形式有三种：一是轻用补阳药而重用滋阴之品，意在微微生火，鼓舞肾气，取少火生气之义；二是补阳药与补阴药并重，法在扶阳以配阴，体现"阴中求阳"的配伍特点；三是重用补阳药而轻用滋阴之品，旨在用滋阴药制约补阳药之辛热燥烈之性，而收相反相成之功。

配益气药：在人的生命活动中，"阳""气"起着很重要的作用。人体津液的生成、输布、排泄及其维持代谢平衡，依靠"阳气"的正常运行。故临床上阳虚气弱时需益气强阳、补气填精。

配收涩药：肾主藏精，司二便开合，并能固摄下元。若肾阳不足，封藏不固，常在阳虚证的基础上，出现遗精滑泄、小便频数、遗尿夜尿多等精关不固或膀胱失约之证。故在使用补阳药时，适当配伍收涩之品，以收标本兼顾之效。如《济生方》十全丸中用五味子、山茱萸，《太平圣惠方》菟丝子丸中用桑螵蛸、覆盆子、五味子等均属此种配伍方法。

对一般阳虚而精津滑脱不甚明显者，可选用菟丝子、补骨脂、益智仁等兼有收涩功效的温补肾阳药物，不必另加收涩之药物。如需配伍收涩药，以兼有温补肾阳作用的药物，如桑螵蛸、覆盆子、肉豆蔻等；或兼有滋阴生津作用药物，如五味子、山茱萸等为优选。这些药物既能收敛固涩，又能温补肾阳或滋肾养阴，一药两效。

第五节　平乐正骨常用的引经药及引经方法

用药有归经、引经之说，起源较早，在宋代已有较多的临床运用。引经，又称"引经报使"，是指某些药物能带引其他药物直达病所而起向导作用。它是在归经理论的基础上，通过长期临床实践总结出的一种用药经验。平乐正骨善用引经药，能提高用药的准确性，增加病所的有效药量，从而改善疗效。

平乐正骨在骨伤科疾病治疗中常利用某些药物对人体某些部位有较强的选择性作用，可以引导与其同用的药物到达特定的部位，从而提高疗效。如《本草逢原》云："牛膝能引诸药下行，筋骨痛风在下者宜加用之。"故三妙丸中用牛膝引黄柏、苍术下行治湿热下注、两足麻木等。

清代中医骨伤专著《跌打秘方》中也用歌诀介绍部位引经法，较为简洁、适用，歌诀概括为："凡用引经之药，上部用川芎，手用桂枝，头用白芷，胸腹用白芍，脐下用黄柏，左肋用青皮，右肋用枳壳，腰用杜仲，下部用牛膝，足用木瓜，身用羌活、当归。不论跌打损伤，须要用香附。"

一、引经药的特点

1. 引经药物自身有较强的趋向性，能特异性作用于某些部位，如姜黄、桑枝横行手臂。

2. 能引导所配伍的其他药物，选择性地在某些部位发挥功效，如桔梗能为诸药舟楫，载药上浮于胸肺。

3. 引经药善行走，少有滋腻之弊，如牛膝、桔梗、柴胡、羌活、细辛等，皆因其能走才能引药归入气血、经络。

二、引经药的来源

1. 来源于药物的归经属性，这是最重要也是最基本的来源

张锡纯在临床实践中总结出了十二经的引经药物，在其弟子李东垣《用药珍珠囊》中记载："太阳经：羌活，在下者黄柏。膀胱、小肠也。少阳经：柴胡、川芎，在下者青皮。胆、三焦也。阳明经：升麻、白芷，在下者石膏。胃、大肠也。太阴经：白芍药。脾、肺也。少阴经：知母。肾、心也。厥阴经：膏皮，在上者柴胡。肝、包络。"此类药物都归于特定的经络，并对此经络有很强的"亲和力"，能引导药物归于其经，也可循经络到达相应的脏腑。

2. 来源于药物的升降特性

正如李东垣的补中益气汤中用升麻与柴胡，其作用是协诸益气之品助清阳之上升。

《本草纲目》指出："升麻引阳明清气上升，柴胡引少阳清气上行。"《药品化义》云："柴胡……若多用二三钱，能祛散肌表。……若少用三四分，能升提下陷，佐补中益气汤，提元气而左旋，升达参芪以补中气。"李东垣又在益气聪明汤中配伍升麻、葛根、蔓荆子诸轻扬升发之品以升阳举陷，使清气上达头目而荣养清窍。《本草新编》中云："蔓荆子，佐补中药以治头痛最效，因其体轻力薄，借之易于上升也，倘单恃一味，欲取胜于俄顷，则不能。"

3. 来源于药物的自然特征属性

张锡纯《医学衷中参西录》曰："若其人手足并痿者，又宜加桂枝兼引之上行。盖树之有枝，犹人之有指节，故桂枝虽善降逆气，而又能引药力达于指臂间也。"这是典型的以其自然特征来归纳药物的引经特性，当然必须在临床验证其有效性。

4. 来源于药物的生理特性

《本草经疏》云："白花蛇，味虽甘咸，性则有大毒。经曰：风者百病之长，善行数变，蛇性走窜，亦善行而无处不到，故能引诸风药至病所，自脏腑而达皮毛也。凡疠风疥癣，呐僻拘急，偏痹不仁，因风所生之证，无不借其力以获瘥。"叶天士提出"久痛入络"，并善用虫类药物，借其走窜之性而达到搜剔经络之效。

5. 来源于药物的阴阳属性

张锡纯用鹿角胶和虎骨胶，其在《医学衷中参西录》中注曰："人之一身，左阳右阴，鹿名斑龙，乃纯阳之物，故其胶入左不入右。……《礼》有之，'左青龙，右白虎'，用药本此，即建奇功，古人岂欺我哉。苟悟医理之妙，六经皆我注脚也。"这也是引经药来源的一个方面。

三、引经药的功效

1. 引药归经脉

指引经药在方剂中先驱先行，引药入经。如左金丸为清泻肝火之剂，方中吴茱萸辛热入肝，黄连苦寒入心，吴茱萸为肝经引药，可引黄连之寒来清肝火。白虎汤主治阳明经热盛，石膏用以引诸药入阳明经而收清热生津之效。麻黄附子细辛汤中，细辛可引导少阴经寒邪出于太阳之表等。头痛因部位不同而涉经各异，《丹溪心法》在治疗时即注重引经药的运用，指出："头痛须用川芎，如不愈，加各引经药，太阳羌活，阳明白芷，少阳柴胡，太阴苍术，少阴细辛，厥阴吴茱萸。"

2. 引药至病所

一些引经药具有明显的作用趋向，可引导它药作用于病所。如补中益气汤，以升麻、柴胡为引，升提下陷之中气。清胃散中也以升麻引诸药清泻胃火。其他如川芎引药上行，牛膝引药下行，桔梗载药上达，肉桂引火归元；上肢痛用桂枝、桑枝、羌活，下肢痛选牛膝、独活等，均为实践所得，已为医者习用。此外，治疗头痛时，无论外感内伤，常佐用风药，如羌活、蔓荆子、防风等，实亦寓引经之意，李中梓对此解释为："高巅之上，惟风可到。阴中之阳，自地升天也，在风寒湿固为正用，即虚与热亦假引经。"

3. 引正气归宅

如补中益气汤中用柴胡、升麻引清阳之气上升，从而使该方具明显的益气升提之功，以治中气下陷之证，若去掉柴胡、升麻则只有补益气血之功而不能升提，且药力不持久。《金匮要略》的肾气丸中用肉桂以引火归原，可使上浮之虚阳（火）下归于肾，以治虚阳上越的戴阳证及虚火上浮的格拒证。镇肝熄风汤重用牛膝以引血下行，以防"血之余气并赶于上"之"大厥"，该方若去掉牛膝对眩晕一症的改善则大为逊色。

4. 引病邪外达

借助药物的作用趋向引邪外达。如玉女煎中牛膝引邪热下行以降上炎之火；四妙丸清热利湿，方中牛膝也起引热下行之功；麻黄附子细辛汤中的细辛，可引导少阴经寒邪出于太阳之表。此外，柴胡可开邪热内闭，使邪气从内达外，早已被临床所习用。

四、引经方法及常用引经药

平乐正骨在骨伤科疾病治疗中常用部位引经法和经络、穴位引经法。

1. 部位引经法

利用某些药物对人体某些部位有较强的选择性作用，可以引导与其同用的药物达到特定的部位，从而提高疗效。常用于跌仆扭伤、骨折脱位等损伤性疾病的治疗。

（1）《跌打秘方》部位引经法：以清代中医骨伤专著《跌打秘方》所介绍的部位引经法较为简洁、实用，用歌诀概括为："凡用引经之药，上部用川芎，手用桂枝，头用白芷，胸腹用白芍，脐下用黄柏，左肋用青皮，右肋用枳壳，腰用杜仲，下部用牛膝，足用木瓜，身用羌活、当归。不论跌打损伤，须要用香附。"

（2）《跌打损伤回生集》部位引经法：《跌打损伤回生集》中也载有引经法，但较为复杂。这些经验对今天骨伤科临床用药仍有指导意义。现将其"部位引经法"摘录如下，以供临床参考使用。

头顶及天庭太阳穴：藁本、升麻、橘红、川芎、麝香、白菊花、蔓荆子、龙脑骨。

面额：白芷、白僵蚕、天麻、苍耳子、细辛、白附子。

鼻伤：黄芩、辛夷、麦冬、天冬、雄黄、天竺黄。

耳：天葵子、山慈菇、蒲公英、贝母、石菖蒲。

咽喉：玄参、山豆根、桔梗、栀子、甘草、木通、牛蒡子、连翘、赤芍、苍耳子、萹蓄根。

手：桂枝、威灵仙、姜黄、草乌、石菖蒲、延胡索、松节、寻骨风。

左胁：柴胡、白芍、紫苏子、青皮、白芥子、乌药、龙胆、桃仁、陈皮。

右胁：葶苈子、杏仁、薄荷、紫菀、款冬花、桑白皮、百合、瓜蒌仁。

肚肠：山楂、三棱、乌药、枳壳、延胡索、香附、赤芍、莪术、青皮、槟榔、大黄、木香。

小腹：大小茴香、乌药、五灵脂、猪苓、车前子、延胡索、穿山甲、通草、木通、乳香、没药。

外肾：橘核、沉香、大小茴香、川楝子、吴茱萸、补骨脂、荔枝核。

腰：杜仲、秦艽、何首乌、续断、补骨脂、石斛、菟丝子、金樱子。

背：红花、天雄、瓜蒌仁、石菖蒲、三棱、狗脊。

脚上及腿上：木瓜、防己、苍术、独活、薏苡仁、五加皮、寻骨风、穿山甲、桑寄生，伤久者用怀牛膝。

2. 经络、穴位引经法

平乐正骨认为，选用对人体经络、穴位有较强选择性的某些药物，可以引导同用的药物达到经络、穴位所分布的部位，从而提高疗效。多用于筋伤、骨病等筋骨疾病的治疗。其中影响较大的有以下几种。

（1）张元素十二经引经药（引自《本草纲目·引经报使》）

手少阴心经：黄连、细辛。

手太阳小肠经：藁本、黄柏。

足少阴肾经：独活、桂枝、知母、细辛。

足太阳膀胱经：羌活。

手太阴肺经：桔梗、升麻、葱白、白芷。

手阳明大肠经：白芷、升麻、石膏。

足太阴脾经：升麻、苍术、葛根、白芍。

足阳明胃经：白芷、升麻、石膏、葛根。

手厥阴心包络经：柴胡、牡丹皮。

手少阳三焦经：连翘、柴胡、（上）地骨皮、（中）青皮、（下）附子。

足厥阴肝经：青皮、吴茱萸、川芎、柴胡。

足少阴胆经：柴胡、青皮。

（2）李东垣手足三阳表里引经药（引自《珍珠囊补遗药性赋》）

太阳：足膀胱，手小肠。上羌活，下黄柏。

少阴：足肾，手心。上黄连，下知母。

少阳：足胆，手三焦。上柴胡，下青皮。

厥阴：足肝，手心包络。上青皮，下柴胡。

阳明：足胃，手大肠。上升麻、白芷，下石膏。

太阴：足脾，手肺。上白芍，下桔梗。

（3）江考卿穴位引经法（引自《伤科方书》）

心窝穴：砂仁、淡豆豉、丁香、蒲黄。

井泉穴：杏仁、桔梗、薤白、阿胶。

井口穴：鳖甲、辛夷、白芷。

山根穴：草决明、辛夷、苍耳、菊花。

天心穴：藁本、白芷、羌活、地龙。

凤头穴：羌活、藁本、白芷。

中原穴：补骨脂、杜仲、栀子。

蟾宫穴：大黄、延胡索、肉桂。

凤尾穴：黄连、黄芪、枳壳、升麻。

屈井穴：厚朴、大黄。

丹肾穴：延胡索、小茴香、高良姜。

六宫穴：延胡索、丁香、急性子。

归纳而言，平乐正骨常用的引经方法及药物为：①头颈部引经药：头后部用太阳经引药，如羌活、蔓荆子、川芎等；头两侧用少阳经引药，如柴胡、川芎、黄芩等；前额及眉棱骨用阳明经引药，如升麻、白芷、葛根、知母等；颠顶用厥阴经引药，如吴茱萸、藁本、细辛等；颈项部用白芷、葛根等。②上肢引经药：上肢用桑枝、桂枝引药入经，也可用羌活、防风；臂膀用姜黄。③下肢引经药：下肢用牛膝、海桐皮、独活，也可用木瓜、千年健、防己、泽泻等；骨节用松节、天南星。④躯干部引经药：上部用羌活，下部用独活；胸部用柴胡、郁金、香附、紫苏子、枳壳；两胁肋部用青皮、陈皮、延胡索、紫荆皮；背部用威灵仙、乌药、羌活、防风；腰部用杜仲、续断、淫羊藿、补骨脂、狗脊、枸杞子、桑寄生、山茱萸；腹部损伤加炒枳壳、槟榔、厚朴、木香；小腹部损伤加小茴香、乌药。⑤五脏引经药：肝经用柴胡，肺经用桔梗、芦根，脾经用龙眼肉、升麻，肾经用狗脊、肉桂，肝、脾血分用赤芍，胆经用龙胆。⑥奇经引经药：用鹿角、鹿茸引药至督脉。

五、运用引经药的注意事项

1. 引经作用，并非不变

炮制可改变药物的性能，如土炒入脾，盐炒入肾，醋制入肝，蜜制归肺，酒炒上行。引经药的引导作用随炮制不同也会随之发生变化。

2. 辨证使用，有的放矢

运用引经药，应以辨证为前提，充分考虑其本身的药性与功能，尽可能功能与导向统一，使药效得以充分发挥。如手少阴心经引经药黄连与细辛，清心火时选黄连，通心阳时用细辛。再如痛泻要方中的防风，既能引药入脾，又能散肝郁，舒脾气，胜湿止泻；龙胆泻肝汤之柴胡，既能引药入肝胆，又能舒畅肝胆。

3. 重视功能，不拘引经

临床辨证用药组方，重要的是看药物的基本功能，而非一味强调某药的引经作用。实际上在众多的方剂中，选用药物的依据主要是功能与归经，而选药引经的则为数较少，这就是说，引经的作用是重要的，但并非是必需的。因此，不能过分夸大引经药的作用。

第六节　平乐正骨常用治法

平乐正骨认为，方剂的治法是针对临床证候所采取的治疗大法，临床证候的复杂性决定了治法的多样性。清代程钟龄在《医学心悟》中将诸多治法概括为"汗、吐、下、和、温、清、消、补"八法。

1. 汗法

汗法是通过开泄腠理、调畅营卫、宣发肺气等作用，使在表的外感六淫之邪随汗而解的一种治法。适用于外感表证、疹出不透、疮疡初起以及水肿、泄泻、咳嗽、疟疾而见恶寒发热、头痛身疼等表证。使用汗法要注意：辨清病邪的性质；中病即止，慎勿过量；兼顾兼夹病证；不宜久煎。

2. 吐法

吐法是通过涌吐的方法，使停留在咽喉、胸膈、胃脘的痰涎、宿食以及毒物等从口中吐出的一种治法。适用于中风痰壅，宿食壅阻胃脘，毒物尚在胃中，痰涎壅盛的癫狂、喉痹，以及霍乱吐泻不得等，属于病情急迫而又急需吐出之证。使用吐法要注意：病位居上、病势急迫、内蓄实邪、体质壮实者方为适宜；易伤胃气，体虚气弱、妇人新产、孕妇等均应慎用；吐后应调养脾胃。

3. 下法

下法是通过泻下、荡涤、攻逐等作用，使停留于胃肠的宿食、燥屎、冷积、瘀血、结痰、停水等从下窍而出，以祛邪除病的一类治法。适用于邪在肠胃而致大便不通、燥屎内结，或热结旁流，或停痰留饮、瘀血积水等形证俱实之证。使用下法要注意：辨清病情之属性；中病即止，顾护正气。

4. 和法

和法是通过和解与调和的方法，使半表半里之邪，或脏腑、阴阳失和之证得以解除的一种治法。适用于邪犯少阳，肝脾不和，寒热错杂等证。使用和法要注意广义与狭义的区别。

5. 清法

清法是通过清热、泻火、解毒、凉血等作用，使在里之热邪得以解除的一种治疗方法。适用于里热证、火证、热毒证以及虚热证等邪热壅盛于里之证。使用清法要注意不可滥用，注意顾护正气，"真寒假热"证，不可误用。

6. 温法

温法是通过温里祛寒的作用，以治疗里寒证的一种治疗方法。适用于脏腑的沉寒痼冷、寒饮内停、寒湿不化，以及阳气衰微等。使用温法要注意："壮火食气，少火生气"（《黄帝内经》）；"真热假寒"证，不可误用。

7. 消法

消法是通过消食导滞、行气活血、化痰利水以及驱虫等方法，使气、血、痰、食、水、虫等所结成的有形之邪渐消缓散的一种治法。适用于饮食停滞、气滞血瘀、癥瘕积聚、水湿内停、痰饮不化、疳积虫积以及疮疡痈肿等病证。使用消法要注意：与下法区别应用；治宜缓图，难以速效；常与补法等结合运用。

8. 补法

补法是通过补益人体气血阴阳，以主治各种虚弱证候的一种治法。适用于各种虚证。使用补法要注意：辨清虚损证型，不可滥用补法；应善用"通补"，不宜"呆补"。

上述八种治法，适用于表里、寒热、虚实不同的证候。但对于多数疾病而言，病情往往是复杂的，不是单独一法所能奏效，常须数种方法配合运用，才能治无遗邪，照顾全面。所以，虽为八法，但配合之后变化多端。正如程钟龄《医学心悟》中说："一法之中，八法备焉，八法之中，百法备焉。"因此，临证处方，必须针对具体病症，灵活运用八法，使之切合病情，方能收到满意的疗效。

平乐正骨根据临床特点总结出了平乐正骨用药常用治法，包括内治法和外治法，具有平乐正骨独特的特色。（详见第三章）

第七节　平乐正骨创伤三期辨证用药原则

药物治疗历来是洛阳正骨中与手法整复、器械固定齐名的"三大特色"之一，在骨伤治疗领域有着十分重要的地位。平乐正骨强调人体是一个统一整体，对于骨折或脱位，在整复固定的同时，还要分析病人的全身情况，辨证施治，通过全身用药，加速局部创伤的修复以收到更好的治疗效果。根据骨伤患者的病变情况，平乐正骨提出了三期辨证用药原则。所谓三期辨证，实质是整体辨证。三期辨证，无绝对的时间界限，主要根据患者年龄、体质、损伤程度和临床症状为依据，或"破"或"和"，或"补"或"攻补兼施"，或"补而行之"。对此，《伤科补要·治伤法论》中有段精辟论述："夫跌打损伤，坠堕磕碰之症，专从血论。或有瘀血停积，或为失血过多，然后施治，庶不有误。若皮不破而内损者，多有瘀血停滞，或积于脏腑者，宜攻利之。或皮开肉绽，失血过多者，宜补而行之。更察其所伤上下、轻重、深浅之异，经络气血多少之殊，先逐其瘀，而后和营止痛，自无不效。"

平乐正骨三期用药辨证具体如下。

1. 早期

多为瘀血实证，轻则局部肿胀，重则连及脏腑。"瘀不去则新不生，新不生则骨不长"，用药以功破为主。

2. 中期

肿胀瘀血渐趋消退，疼痛逐步减轻，但因瘀阻未尽，经络通而不畅，营卫不和，伤部仍有青黄色瘀斑，故用药以活血通络、和营理气接骨，以和为主。

3. 后期

久病，肝肾渐亏，气血不足，髓亏骨生而未坚，用药以补气血、壮筋骨为主。

平乐正骨药物治疗分为内服、外用两大类，内外结合，相辅相成，互为补充，每收奇效。

平乐正骨提出的"破、活、补"的三期用药治疗原则，充分体现了整体观念和辨证用药思想。使骨折的中医药物治疗有章可循，成为中医治疗骨折的"法"和"纲"，大大提高了临床疗效，减少了骨折后遗症的发生。

第八节　平乐正骨内伤药物治疗原则

由于暴力作用而引起人体内部气血、脏腑、经络遭受损伤而致功能紊乱的病证，统称为内伤，亦称内损。凡暴力引起损伤，导致气血、脏腑、经络功能紊乱，并出现相应征象者，称为损伤内证。一般来讲，内伤必然引起相应内证，而内证并非全由内伤引起，外伤同样可以引起相应内证。

平乐正骨认为，骨伤科内伤与内科内伤不同。七情、六欲、劳倦等所引起的内伤没有外力损伤的病史，骨伤科内伤必须具有外力损伤的病史。

一、内伤病因

内伤的病因无非是内因与外因两个方面，对骨伤科来讲主要是外来暴力的伤害。人体对于外来各种损害因素的反应，有一定的规律，但由于人体的生理特点等因素的不同，内伤的程度甚至种类可相应不同。

（一）外因

指外界作用于人体的致伤因素，如外来暴力与强力负重。

1. 突然外来暴力侵犯人体

如跌仆、殴打、坠堕等。

2. 强力负重

由于负重或用力超过人体本身的负担能力，强力忍受而导致内伤。

（二）内因

指从内部影响人体的致伤因素，如患者的年龄、体质、局部解剖结构等。年老体弱、气血虚衰、骨萎筋弛者，稍受外力侵袭即易发生内伤，局部解剖结构薄弱或解剖组织原有病变者亦易致伤。

二、内伤分类及辨证论治

内伤根据不同的病理机制，可分为伤气血、伤脏腑、伤经络等不同类型，但又互相关联，互相影响，不可分割。临床上多以伤气、伤血为主证。平乐正骨认为，内伤的辨证方法很多，最常用的是气血辨证方法，气血辨证是指导内伤诊治的关键。

（一）伤气

伤气主要是气机因损伤而运行失常，可分为气滞、气闭、气逆、气虚、气脱等，其中气闭、气脱是危象，必须积极抢救，以免气绝而不可复生。

1. 气滞

伤后气机运行不畅，其痛多无定处，且范围较广，无明显压痛点，脉沉。治宜理气止痛，可用复元通气散加减。

2. 气闭

多见于颅脑损伤，亦可由气滞甚者逐渐发展而成。临床表现为晕厥、神志昏迷、恶心呕吐，甚至牙关紧闭、四肢抽搐、脉细数。治宜通闭开窍，可用苏合香丸或苏气汤。

3. 气逆

气机升降失和，逆于肝胃，则见胁肋及中脘疼痛，胀闷不思饮食，嗳气呃逆，若犯肺金，则令喘咳。逆于肝胃者，宜疏肝理气，逍遥散合二陈汤。逆犯肺金者，宜降气平喘，苏子降气汤加减治之。

4. 气虚

多见损伤日久，正气虚衰；或素体欠健，化源不足。临床表现为疼痛绵绵，头昏目眩，少气懒言，脉虚细无力。宜用补气法，可用四君子汤为主治疗。

5. 气脱

多为危急之重证。表现伤后突然神色颓变，面色苍白，口唇发绀，目光无神，汗出肢冷，呼吸微弱，舌质淡，脉细数。当急扶正气，常用独参汤、参附汤，对损伤大出血致气随血脱者，宜益气补血与止血并用，常合用当归补血汤，且常用输血和输液，并对症止血。

（二）伤血

因损伤致血行之道不得宣通，或血液不能循经流注。可分为瘀血、出血、血虚等，这是损伤最常见且最重要的证候。

1. 瘀血

指内伤离经之血停积于皮下、肌膜之间，或蓄积于脏腑、体腔之内，一时不能消散，即成瘀血，临床表现为肌表肿痛青紫，疼痛部位固定，咳呛及转侧时疼痛显著。治宜活血化瘀为主，可选用复元活血汤或活血止痛汤。

2. 出血

指内伤后离经之血溢出，向体外溢出者为外出血，如创口出血、吐血、衄血、咯血、尿血、便血等；向胸腔、腹腔等体腔大量溢出者为内出血。若出血多而未予及时止血，即有气随血脱的危险，故出血者应注意急救。

3. 血虚

损伤出血或瘀血过多，或素体虚衰，久治不愈，营养不足等均可引起血虚。临床表现为面色苍白，头晕目眩，失眠多梦，心悸气短，手足麻木，舌淡苔白，脉虚细无力。治宜补血为先，可选用四物汤、当归补血汤等。

4. 血热

瘀多聚久，郁而生热，为瘀血热。宜在活血化瘀的汤药中酌加清热凉血的药物，如犀角地黄汤等。

5. 血脱

骤然损伤，血出量多且不止，有血脱的危险，故出血者应注意急救。当补血、输血、止血同时并用。

（三）气血两伤

气血两伤，往往有所偏重。如偏于伤气，则以气滞、气闭或气虚为主，兼见血证；若偏于伤血，则以瘀血、出血或血虚为主，兼见气机阻滞之证。气滞血瘀者，治宜理气活血。常用以活血化瘀为主的方剂有复元汤、活血止痛汤；行气为主的柴胡疏肝散、复元通气散；行气与活血并重的膈下逐瘀汤、顺气活血汤等。若气血两亏者，宜调养气血，可选用八珍汤、十全大补汤等。

同时，平乐正骨强调，临床要根据具体损伤部位及时间，辨证治疗。

1. 内伤早期

损伤初起，气闭昏愦者，可使闭结开通，昏愦得醒。因用于急救，以备用的成药最适宜。常用方如苏合香丸。气血双脱者，多同时予以输血补液，常用方如独参汤、参附汤或参附注射液。

2. 内伤中期

气滞不通为主者，可使滞气宣散而经道通畅，疼痛得止。常用方有理气止痛汤、复元通气散等。瘀血停积在内的体实者，尤宜于疼痛并见腹胀、便秘、苔黄、脉数等症，以峻猛的攻逐药物祛除瘀滞，药后便秘得解，症情见轻。常用方有桃核承气汤、大承气汤等。年老体弱者当慎用，妇女月经期间或妊娠应视为禁忌。

3. 内伤后期

瘀滞已基本祛除而显气血虚亏时，应助气血复原，气血旺盛才能使瘀滞清彻。常用方有八珍汤、当归补血汤等。

在应用以上治疗法则的同时，还须根据脏腑受损的情况结合相应的方药，如肃肺定喘、疏肝解郁、和胃降逆、养心安神、补髓荣脑等。

第九节　平乐正骨外伤药物治疗原则

外伤是指因机械暴力导致的损伤，包括跌打、坠落、撞击、压轧、负重、金刃、枪弹等所伤。外力损伤所致的病变常有三种。

轻证：皮肤、肌肉瘀血肿痛，或致出血，或致筋骨折损、脱臼等。

重证：损伤到内脏或头部，或出血过多有全身症状，如昏迷、抽搐、亡阳虚脱等。

局部损伤处可感受毒邪，溃烂成疮。《证治准绳·跌仆损伤》说："打仆、金刃损伤，是不因气动而病生于外，外受有形之物所伤，乃血肉筋骨受病，非如六淫、七情之病有在气在血之分也。所以损伤一症，专从血论，但须分其有瘀血停积与失血过多之证。"《疡医大全》又说："金疮不可见风，恐成破伤风。"

平乐正骨一直强调，中医药在外伤围手术期及术后康复期积极参与能达到缓解疼痛、加快骨折修复、减少致残的目的，具体包括早期中医药提前干预、中期中医药治疗，后期中医药参与以及功能锻炼。

1. 早期中医药干预

这一时期干预的目的是定痛、止血、防感染。

骨折后筋骨脉络损伤，血溢脉外而出血、经络受阻而疼痛，故未能及时手术的患者应内服中药活血、定痛、止血，在允许的情况下患者可以自己按摩止痛穴位以起到缓解疼痛的作用。

内服七厘散定痛止血。研为极细末，每次服 0.2g，日服 1～2 次，酒调服。有伤口者应内服玉真散防止破伤风，共研为细末吞服，每次服 3g。也可服用平乐正骨传统药物三七接骨丸和养血止痛丸。三七接骨丸能祛瘀活血、消肿止痛、续筋接骨，用于新鲜骨折，剧烈疼痛、肿胀不消等症。养血止痛丸功能益气养血、行气止痛、温经通络，适用于损伤气血虚有瘀滞，症见肌肉消瘦发硬、活动不利、关节疼痛、肿胀、活动受限等症。

2. 中期中医药治疗

术后瘀血肿胀疼痛，血离经脉、瘀积不散、气血凝滞、经络受阻，症见疼痛伴肿胀瘀血。参与目的为活血消肿止痛，治疗宜活血祛瘀、消肿止痛，可内服外敷中药，辅以功能锻炼。

内服活血止痛汤加减：柴胡 6g，当归 9g，赤芍 9g，桃仁 9g，红花 5g，鸡血藤 20g，防风 9g，枳壳 9g，血竭 3g，川芎 6g，乳香 6g，没药 6g，木通 6g，甘草 6g。制作为免煎剂，饭后 1 小时冲服，每天 2 次。

外敷平乐正骨传统药物：活血接骨止痛膏或舒筋活血祛痛膏。

3. 后期中医药治疗

术后后期，肿胀渐消而未尽，筋脉痿软不舒，骨尚未续，治疗宜活血祛瘀、舒筋活络、生新续骨。

内服新伤续断汤加减：当归 9g，赤芍 9g，桃仁 9g，红花 5g，鸡血藤 20g，延胡索 6g，乳香 6g，没药 6g，丹参 6g，自然铜 12g，骨碎补 12g，泽兰 6g，苏木 10g，续断 10g，桑枝 12g，羌活 6g，防风 9g，荆芥 6g，独活 9g，川牛膝 9g，五加皮 9g，杜仲 9g，甘草 6g。制作为免煎剂，饭后 1 小时冲服，每天两次。也可服用平乐正骨传统药物加味益气丸。加味益气丸功能补气升阳、滋养肝肾、通利关节，用于损伤后期，气血亏耗，肝肾不足所致的身倦乏力、面色萎黄、腰膝酸软、下肢浮肿等症。

外敷平乐正骨传统药物：活血接骨止痛膏或舒筋活血祛痛膏。

平乐正骨认为，活动多了，难免会有一些磕磕碰碰，划伤皮肤、扭伤关节，这时很多人会习惯在皮肤表面擦一些外用药。但不同的外伤，治疗方法也是不同的，而且在用药时还要注意禁忌，否则不仅不能促进伤口愈合，反而可能加剧伤情。

挫伤大多由于直接暴力而引起，如软组织的挤压伤、撞击伤、摔伤等。挫伤早期可以冷敷，待肿胀稳定后改为热敷，促进瘀血吸收，通经活络；另外配合镇痛药或外固定治疗。擦伤是由于皮肤和粗糙的物质发生剧烈摩擦后导致表面甚至真皮的损伤。擦伤早期应该用生理盐水或消毒防腐药清洁伤口，并使用预防感染的药物。

在使用中药类外用药时要注意：不可内服。在用之前，应清洗创面，防止感染。皮肤过敏者要慎用，或停用、禁用。

第十节　平乐正骨杂症药物治疗原则

一、伤科杂症的定义

伤科杂症是指无明显损伤史和病因不同或不明的一类骨伤科疾病，诸如慢性劳损或操劳过度、久站、久蹲、磨损等的一类职业性劳损疾病；姿势不当或用力过猛而致的筋肉、韧带等细微结构的牵扯撕裂，致局部气血郁滞、经络不畅，久则筋肉变性增生肥厚而引发的一类疾病。与年龄体质相关的一些疾病，如年老体弱、肝肾亏损、筋骨失于濡养而引发的"筋痹""骨痹"；青少年发育旺盛期的运动过度或兼轻微损伤而引发的骨骺类疾病或先天禀赋不足、发育障碍的先天性疾病。气血虚弱，痰邪流注骨节而发的骨痨流痰（骨结核）；或热毒炽盛，流注筋骨腐肉蚀骨而发的附骨疽（骨髓炎）。肝肾不足，风寒湿邪乘虚入侵的痹证类疾病和时令季节毒邪侵袭引发的痿病等。

《素问·宣明五气》云："五劳所伤，久视伤血，久卧伤气，久坐伤肉，久立伤骨，久行伤筋，是谓五劳所伤。"《灵枢·百病始生》云："用力过度，则络脉伤，阳络伤则血外溢……阴络伤则血内溢。"以上说明不同劳伤分别累及的一些组织和用力过度所引起的闪扭等可致络脉受损，血溢阻滞气血通畅。

《素问·生气通天论》云："因而强力，肾气乃伤，高骨乃坏。"《素问·经脉别论》云："持重远行，汗出于骨；疾走恐惧，汗出于肝；摇体劳苦，汗出于肺。"《灵枢·邪气脏腑病形》云："有所用力举重，若入房过度，汗出浴水，则伤肾。"说明勉强用力或过度用力，或超重负重远行，均可伤骨，并可伤及肝脾。因肝主筋，肾主骨，脾主肌肉，故实际是可引起筋骨肌肉损伤的。

又如风寒湿邪侵袭引起的一些疾病。《素问·痹论》云："风寒湿三气杂至，合而为痹也。其风气胜者为行痹，寒气胜者为痛痹，湿气胜者为着痹也。"其他或为先天禀赋不足，或为损伤后期复感外邪，或为轻微损伤调治失当，或原因不明的一些疾病。故此类疾病，原因不同，治亦当有异，临证应根据病因、病情、体质、病程久暂，辨证选用相应的方法治疗。

二、辨证论治

1. 骨性关节炎
早期治宜活血舒筋止痛，中后期治宜益气活血、培补肝肾、通经利节。

2. 下颌关节炎
气血瘀滞型治宜活血通络，风寒痹阻型治宜温经通络。

3. 颈部劳损
（1）落枕型：治宜活血通经止痛。

（2）痹证型：以痛为主者，治宜益气活血、温经通络；以酸困重为主者，治宜祛风除湿、温经散寒；以肢体麻木为主者，治宜益气养血、温经通络。

（3）眩晕型：气血不足者，治宜益气养血、舒筋通络；肾水亏损、肝阳上亢者，治宜滋阴潜阳平肝；痰湿中阻者，治宜健脾化痰、疏肝解郁。

（4）痿证型：治宜益气活血、通经安神。

4. 腰部劳损

（1）瘀滞型：治宜祛瘀活血，通经止痛。

（2）气虚型：治宜益气壮腰。

（3）肾虚型：治宜补肝肾、壮腰膝。

（4）痹阻型：治宜益气通痹、温经止痛。

5. 骨痨

早期治宜温阳散寒化痰，中期治宜益气滋阴清热，后期治宜健脾益气养血。

第十一节　平乐正骨中成药的辨证使用

一、总原则

1. 辨病、辨体与辨证的统一

平乐正骨认为，辨体是辨病、辨证的基础，辨病是与辨证紧密联系的环节，辨证是决定选方用药的关键。所以，平乐正骨把这种辨证方法称为辨体、辨病、辨证"三位一体"辨证模式。以其重视体质，最能体现"治病求本"的精神；重视辨病，强调骨伤及其并发症发生、发展的基本病机；重视辨方证，强调有是证用是方，用药针对性强，最能突出骨伤治病个体化治疗的优势，临床用于骨伤及其并发症的治疗，常可取得较好疗效。

2. 熟悉中成药的药性，辨证施治

中成药是在中医药理论指导下，以中药材为原料，按照规定的处方、生产工艺和质量标准生产的制剂。一般来讲，良好的安全性是中成药的优点之一。但生产中成药所采用的中药材大都是天然药品，但还是有毒副作用，可以说没有一种中成药无毒副作用。毒性是中药的一种基本属性，但毒性不等于毒药，关键在于如何正确应用。有时为了提高疗效，多种中成药配合使用，有可能使其中的某项成分重复使用，使其剂量增大，如果是毒性药材或者药性峻烈的药味，很容易发生毒副作用。还有可能在不同中成药之间出现配伍禁忌，如附子理中丸与金匮肾气丸配合应用，因两种中成药均含有附子（主要成分为乌头碱）这味中药，有可能引起毒副作用。如含有乌头的中成药与含有贝母、半夏等治疗咳嗽的中成药配合应用，就会出现配伍禁忌（"十八反"中乌头反半夏、贝母）。

为了避免中成药毒副作用的发生，平乐正骨强调，不但要全面掌握中药的性味、功能、用法用量、毒性、配伍宜忌等方面的基本知识，还要熟悉中药现代药理知识，了解每味中药的主要成分、体内代谢、毒副作用等，临床辨证施治。

二、辨证施治

1. 慢性损伤的治疗

慢性损伤主要指局部劳损后导致的肌腱炎、筋膜炎等，包括肱二头肌腱炎、网球肘、腱鞘炎、棘突炎、腰肌劳损、腰背筋膜炎等慢性劳损性炎症疼痛等症。治疗宜活血行气、养血荣筋、散瘀止痛。如以疼痛为主则可选用平乐正骨传统药物活血接骨止痛膏、舒筋活血祛痛膏、养血止疼丸、加味益气丸等，如畏寒喜暖甚者可加用祖师麻片、独活寄生汤等。

2. 腰椎间盘突出症的治疗

腰椎间盘突出症以腰疼连及下肢窜痛、腰功能受限、行走困难为主要症状。治疗分急性期和慢性期。

（1）急性期：以腰疼为主，且连及下肢酸痛难忍，不能站立行走，严重者不能平卧。中医辨证此期属气血瘀滞，经络不通，采用活血化瘀、通络止痛法治疗。代表药为平乐正骨传统药物养血止痛丸，可以配伍七厘胶囊、活血止痛胶囊等。

（2）慢性期：腰疼渐轻，但下肢仍酸胀麻木不适，行走劳累后加重。中医辨证为肝肾不足，血不荣筋所致。治疗可选用平乐正骨传统药物芪仲腰舒丸等。

3. 老年性腰椎骨关节病

此类病人多表现为腰背酸痛、僵直、功能受限，时有晨僵，可有腰背畏寒喜暖，也可有夜间酸痛明显者。X 线提示椎体广泛骨质增生，骨质疏松，椎体双凹畸形或楔形变者。治疗上可以选用平乐正骨传统药物养血止痛丸合驻春胶囊，或用仙灵骨葆胶囊、追风透骨丸，若疼痛可再配伍活血止痛胶囊，寒证明显佐以独活寄生汤。

4. 膝关节骨性关节炎

中医将此类病称为痹证，属于骨痹范畴。由于肝肾亏虚，筋骨失养，气血不足，致机体易于损伤和感受风寒湿邪而发病。治疗药物可选用平乐正骨传统药物筋骨痛消丸（养血止痛丸），或根据病期的早中后施以桃仁膝康丸、羌归膝舒丸、地黄膝乐丸，或可选用独活寄生汤、强骨胶囊、尪痹颗粒等。

5. 颈椎病的治疗

（1）颈型颈椎病：症状以颈背反复疼痛沉困不适为主，功能受限，时有畏寒喜暖。以疼痛为主可选用养血止疼丸，偏于畏寒喜暖，可辅以祖师麻片，并配合平乐正骨传统药物活血接骨止痛膏、舒筋活血祛痛膏外贴治疗。

（2）神经根型颈椎病：症状以颈背疼痛并向上肢放散酸痛及麻胀为主，可以服用椎间盘丸合根痛平片或根痛平颗粒。

（3）椎动脉型颈椎病：以颈背疼痛并伴有体位性眩晕为主要症状，可以服用平乐正骨传统药物养血止疼丸合以正天丸或眩晕宁颗粒。

（4）脊髓型颈椎病：颈背不适伴双上肢麻木，双下肢萎软无力、行走困难的，可以服用强力天麻杜仲胶囊，佐以小活络丸。

（5）交感型颈椎病：主要症状有颈枕痛，头晕目眩，听力下降，共济失调，胸部烦闷，常伴有心率异常，但心电图检查正常。可以服用加味益气丸合以大活络丹胶囊或通天口服液等。

6. 骨折、脱位的治疗

（1）早期：骨折、脱位通过手法或手术复位，良好固定后，患处疼痛肿胀明显，功能受限，拒动。辨证为骨断筋伤，经络受损，血瘀气滞，血瘀不散，作肿作痛。治宜活血散瘀，理气破瘀，消肿止痛。代表药：平乐正骨传统药物活血灵、血肿解、三七接骨丸，也可选用七厘胶囊等。

（2）中期：局部肿散，瘀血未尽，病人症见疼痛明显减轻，肿胀渐消而未尽，经络渐通而不畅。应活血和营，接骨续筋。代表药：平乐正骨传统药物养血止痛丸、地龙接骨丸等，也可选用活血止痛胶囊等。

（3）后期：骨折渐连，经络渐通，但筋肉萎缩，肢体无力，此时宜强筋壮骨。代表药：平乐正骨传统药物特制接骨丸，也可选用养血荣筋丸、强骨胶囊。如仍有疼痛、肿胀可与养血止痛丸、加味益气丸共服。

如单纯软组织损伤在无外固定的状况下，在服用以上的活血化瘀的中成药时，还可以配以外用药，如平乐正骨传统药物活血接骨止痛膏、舒筋活血祛痛膏等。

三、注意事项

1. 辨证与辨病型、辨体质及气候相结合用药

辨证论治是中医药理论体系中的精髓。辨证是正确使用中成药的前提，是选用药物的主要依据。依据辨证的结果确定治疗原则，如治疗表证用汗法，热证用清法，寒证用温法，虚证用补法，实证用泻法等，依此才能有的放矢选用中成药。还须综合疾病分型、人体差异、气候变化、药物功效等诸方面因素之后才能选择药物。

2. 分清剂型合理用药

同一种药物，剂型不同，其药性特点甚至功效会有不同。在现代中成药中，一方多种剂型的例子众多，有些可能差别不大，但有些是有明显差异的。例如，藿香正气口服液和藿香正气水，虽都是口服液体制剂，但前者是属于合剂，作用相当于汤剂；而后者是属于酊剂，含有酒精。二者作用可能与原传统剂型藿香正气散相仿，但如果让驾驶员、高空作业者服用藿香正气水，则存在安全隐患。

3. 严控"有毒"中成药使用剂量

凡中成药都标有常用剂量，因此无论医生处方用药或患者自我药疗，都应按说明书规定剂量用药，千万不要有"中药没有毒性，多吃、少吃不碍事"的观念。对含有砷、汞、铅等成分的及斑蝥、蟾蜍、马钱子、乌头、巴豆等中成药一定要严格控制使用剂量，不可过服，且不宜连续长期用药，以免引起过量或蓄积中毒。对于特殊用药人群如老人、儿童、孕妇、肝肾功能不全患者，更要注意用药剂量，如确实因治疗需要使用中成药，应以减小剂量为宜。

4. 合理选择给药途径

随着科学技术和工业化生产的发展，已改变了原先中药成方制剂以口服、外贴为主的给药方式，现代中成药几乎涵盖了药剂学范畴的所有给药途径，除口服、外用外，还有黏膜给药、注射给药。特别是中药注射剂的普及，甚至出现过度使用的情况，其使用安全性已受到社会的关注。中药注射剂在临床使用中显示了其疗效和特点，也受到了医生患者的欢迎。但由于相对于其他中药给药途径而言，中药注射剂是一个新的事物，缺少传统的、可以借鉴的用药经验。另外，对中药注射剂的基础性研究尚不完善。因此，合理选择给药途径的原则是：能口服给药的，不采用注射给药；能肌肉注射给药的，不选用静脉给药。

5. 注意合理联合用药

对复杂病情及某些重症患者，常需要联合应用协同药物，以增强药效。在某些疾病治疗上，需要和抑制偏性、降低毒性的药物联合应用，以确保用药安全等。中成药在临床具体应用中常常需要采取配伍联合应用的用药形式，主要包括中成药与中成药、中成药与药引子、中成药与汤剂的配伍应用，以及目前常见的中成药与化学药制剂的配伍应用。

6. 中成药联用注意配伍禁忌

药物联用，必有宜忌。中成药联用也要注意配伍禁忌问题。如复方丹参滴丸和速效救心丸同属气滞血瘀型胸痹用药，其处方组成与功效基本相似，在临床应用中选择其一即可。该类药物往往含有冰片，由于冰片药性寒凉，过量服用易伤人脾胃，导致胃寒胃痛。因此，在中成药联用或中成药与汤药联用中应注意同种药味的"增量"，以免引起不良反应。

7. 使用中成药时应避开禁忌

一些文献指出："凡服药不可杂食肥猪、犬肉、油腻羹脍，腥臊、陈臭诸物。""凡服药不可多食生蒜、胡荽、生姜、诸果、诸滑滞之物。"指出了在服药期间一般都要忌生冷、腥膻油腻、不易消化及有刺激性的食品。另外，病人的个体差异、年龄、性别等的不同，临床用药都有所禁忌（详见第十二节、第十三节）。药品说明书也有类似的或更详尽的表述，要注意参照。

第十二节　平乐正骨用药禁忌

为了确保骨伤科用药安全有效，避免毒副作用的发生，平乐正骨强调，在临床用药过程中必须注意用药禁忌。骨伤科用药禁忌主要包括证候禁忌、配伍禁忌和服药饮食禁忌等方面。

禁忌，为禁、忌、慎的泛称。禁、忌、慎三者既有通义，又有各自特殊的含义，有着程度上的差别。禁，即为禁止，为"不允许"之义，程度最重；忌，有畏惧、忌讳等含义，可理解为"有所顾忌"，程度稍次；慎，有谨慎、慎重等含义，可理解为"不可太过"，程度最轻。

一、证候禁忌

由于药物的性能特点，作用功效必有所专长或偏性，主治病证必有一定的适应范围和禁忌，这种药物对病证的使用禁忌成为证候禁忌。证候禁忌的内容涉及范围较为广泛，与药物的性能、功效密切相关。凡药物性能不对证，药物功效不为病情所需，有可能导致病情加重、恶化者，原则上都属禁忌范围。

如麻黄性味辛温，功能发汗解表、散风寒，又能宣肺平喘利尿，故只适宜于外感风寒表实无汗或肺气不宣的喘咳，而对表虚自汗及阴虚盗汗、肺肾虚喘则应禁止使用。里寒证忌用寒凉伤阳的清热药，阴虚内热者忌用苦寒药，脾虚便溏者忌用泻下药。附子、乌头为辛热之品，阴虚阳盛、真热假寒者禁用；土鳖虫破血力量极强，且易伤正气，无瘀血停留者不宜用；肉苁蓉能补肾助阳、润燥滑肠，胃弱便溏、相火旺者忌用。黄精甘平，功能滋阴补肺、补脾益气，主要用于肺虚燥咳、脾胃虚弱及肾虚精亏的病证。但因其性质滋腻，易助湿邪，因此，凡脾虚有湿、咳嗽痰多以及中寒便溏者则不宜服用。高血压、心脏病患者慎用能升高血压、加快心率的洋金花，胃炎、胃溃疡患者慎用对胃有刺激的皂荚、远志。这些都属证候禁忌的范畴。除了药性极为平和者无须禁忌外，一般药物都有证候用药禁忌。

二、配伍禁忌

中药之所以要配伍应用，目的在于使临床用药更为有效、更安全。凡单味药合用后反而会使疗效下降，或使毒副作用增加，原则上不宜合用，属于配伍禁忌。所谓配伍禁忌，就是指某些药物合用会产生剧烈的毒副作用或降低和破坏药效，因而应该避免配合应用，也即《神农本草经》所谓："勿用相恶、相反者。"据《蜀本草》谓《本经》载药365种，相反者18种，相恶者60种。《新修本草》承袭了18种反药的数目。《证类本草》载反药24种，金元时期将反药概括为"十八反""十九畏"，累计37种反药，并编成歌诀，便于诵读。

"十八反歌"最早见于张子和的《儒门事亲》："本草明言十八反，半蒌贝蔹及攻乌，藻戟遂芫俱战草，诸参辛芍叛藜芦。"共载相反中药18种，即乌头反贝母、瓜蒌、半夏、白及、白蔹；甘草反甘遂、大戟、海藻、芫花；藜芦反人参、丹参、玄参、沙参、细辛、芍药。

而"十九畏"歌诀首见于明·刘纯的《医经小学》："硫黄原是火中精，朴硝一见便相争，水银莫与砒霜见，狼毒最怕密陀僧，巴豆性烈最为上，偏与牵牛不顺情，丁香莫与郁金见，牙硝难合京三棱，川乌、草乌不顺犀，人参最怕五灵脂，官桂善能调冷气，若逢石脂便相欺，大凡修合看顺逆，炮爁炙煿莫相依。"指出了共19个相畏（反）的药物：硫黄畏朴硝，水银畏砒霜，狼毒畏密陀僧，巴豆畏牵牛，丁香畏郁金，牙硝畏三棱，川乌、草乌畏犀角，人参畏五灵脂，肉桂畏赤石脂。

反药能否同用，历代医家众说纷纭。一些医家认为反药同用会增强毒性、损害机体，因而强调反药不可同用。除《神农本草经》提出"勿用相恶、相反者"外，《本草经集注》也谓："相反则彼我交仇，必不宜合。"孙思邈则谓："草石相反，使人迷乱，力甚刀剑。"均强调了反药不可同用，有的医家如《医说》甚则描述了相反药同用而致的中毒症状及解救方法。现代临床、实验研究也有不少文献报道反药同用（如贝母与乌头同用、巴豆与牵牛同用）引起中毒的例证。

此外，古代也有不少反药同用的文献记载，认为反药同用可起到相反相成、反抗夺积的效能。如《医学正传》谓："外有大毒之疾，必有大毒之药以攻之，又不可以常理论也。如古方感应丸，用巴豆、牵牛同剂，以为攻坚积药；四物汤加人参、五灵脂辈，以治血块；丹溪治尸瘵二十四味莲心散，以甘草、芫花同剂，而妙处在此，是盖贤者真知灼见，方可用之，昧者不可妄试以杀人也。"《本草纲目》也说："相恶、相反同用者，霸道也，有经有权，在用者识悟尔。"都强调了反药可以同用。正如上述，古今反药同用的方剂也是屡见不鲜的。如《金匮要略》甘遂半夏汤中甘遂、甘草同用治留饮；赤丸以乌头、半夏合用治寒气厥逆；《千金翼方》中大排风散、大宽香丸都用乌头配半夏、瓜蒌、贝母、白及、白蔹；《儒门事亲》通气丸中海藻、甘草同用；《景岳全书》的通气散则以藜芦配玄参治时毒肿盛，咽喉不利。现代也有文献报道用甘遂、甘草配伍治肝硬化及肾炎水肿；人参、五灵脂同用活血化瘀治冠心病；芫花、大戟、甘遂与甘草合用治结核性胸膜炎，均取得了较好的效果，从而肯定了反药可以同用的观点。

由此可见，无论文献资料、临床观察及实验研究目前均无统一的结论，说明对十八反、十九畏的科学研究还要做长期艰苦、深入、细致的工作，去伪存真，才能得出准确的结论。目前在尚未搞清反药是否能同用的情况下，临床用药应采取慎重从事的态度，对于其中一些反药若无充分把握，最好不使用，以免发生意外。

三、服药食忌

服药食忌是指服药期间对某些食物的禁忌，又简称食忌，也就是通常所说的忌口。食物与药物同样有防治疾病的作用，因此，除平时根据体质及季节进行调养外，患病期间尤当注意饮食禁忌，以免食物与药物性能相拮抗，抵消治疗作用；也避免食物性能与疾病性质相抵触，而使病情恶化。

《灵枢·五味》中有"肝病禁辛、心病禁咸、脾病禁酸、肾病禁甘、肺病禁苦"的记载。饮食禁忌总的原则是忌食生冷、油腻、腥膻及有刺激性的食物。根据病情不同，饮食禁忌又有区别。如寒性疾病忌食瓜果生冷食物，热性疾病忌食辛辣油腻食物，虚性疾病禁食清泄寒滑食物，实性疾病禁食温补固涩食物，肝阳上亢、烦躁眩晕者忌食胡椒、辣椒、大蒜、白酒等辛热助阳之品，胸痹心痛者忌食肥肉、动物内脏等油腻高脂食物，肺痨咯血、肺痈吐脓者忌食辛辣燥烈刺激性食物，消化不良、脾胃虚弱者忌食油炸黏腻、寒冷固硬、不易消化的食物，湿热黄疸、胁痛口苦、湿热泄痢者忌食肥肉油腻生冷食物，肾病水肿者忌食盐、碱太多和酸辣太过的食物，口腔糜烂者忌食油炸及炒花生、瓜子等香燥食物，痔疮、肛裂者忌食辛辣刺激性食物，疮疡、风疹、湿疹等皮肤病及过敏性哮喘、紫癜等病者忌食鱼、虾、蟹、猪头肉、猪蹄、鸡、鹅、羊、韭菜、芥菜等发物。

此外，古代文献记载：甘草、黄连、桔梗、乌梅忌猪肉，薄荷忌鳖肉，丹参、茯苓、茯神忌醋，鳖甲忌苋菜，常山忌葱，地黄、何首乌忌葱、蒜、萝卜，土茯苓、使君子忌茶，蜜反生葱，柿反蟹等。这些均应作为饮食禁忌的参考。

第十三节　平乐正骨对特殊人群的用药注意事项

药物在临床不同人群治疗中产生的差异与年龄、生理特点、疾病以及遗传因素等有关。对于这些特殊人群，平乐正骨认为，应熟悉药物在体内的代谢以及药物动力学特点，制定合理的药物治疗方案，对特殊用药进行有效管理，从而提高治疗效果，降低不良反应。

一、妊娠禁忌

是指妇女妊娠期治疗用药的禁忌。某些药物具有损害胎元以致堕胎的副作用，所以应作为妊娠禁忌的药物。根据药物对于胎元损害程度的不同，一般可分为慎用与禁用两大类。慎用的药物包括通经去瘀、行气破滞及辛热滑利之品，如桃仁、红花、牛膝、大黄、枳实、附子、肉桂、干姜、木通、冬葵子、瞿麦等；而禁用的药物是指毒性较强或药性猛烈的药物，如巴豆、牵牛、大戟、商陆、麝香、三棱、莪术、水蛭、斑蝥、雄黄、砒霜等。

凡禁用的药物绝对不能使用，慎用的药物可以根据病情的需要，斟酌使用，如《金匮要略》以桂枝茯苓丸治妊娠瘀病。此即《黄帝内经》所谓"有故无殒亦无殒也"的道理。但是，必须强调指出，除非必用时，一般应尽量避免使用，以防发生事故。

二、老年人用药禁忌

老年人的生理改变，尤其是肝肾功能的减退，导致机体对药物的吸收、分布、代谢和排泄等功能减退，所以其不良反应发生率是青年人的 2 ～ 3 倍。因此，老年人用药应该遵守以下原则。

1. 避免不必要的用药

老年人应尽量少用药物，切忌不明病因就随意滥用药物，以免发生不良反应或延误疾病治疗。老年人因衰老产生的改变和疾病之苦，有些可以通过饮食（低脂、少盐、少糖、必要的维生素和矿物质）和生活方式（起居有序、心情愉快、适当体力和脑力活动）的调整，以及不良习惯或危险因素（吸烟、酗酒、偏食、肥胖等）的纠正，达到身体健康、减少病痛、延缓衰老的目的。坚持适当的户外活动，保持乐观心态，防病于未然往往胜过吃药。

2. 选用药物品种不宜过多

老年人因多病，治疗时用药的品种也较多，约 1/4 老年人同时服用 4 ～ 6 种药，因此药物副作用发生率也较大，且发生率与用药种数成正比。多种慢性病综合治疗时，用药品种应少而精，一般不超过 5 种。尽管老年人患病时可并发多种病证，但应根据病情的轻重缓急合理用药。一般先服用急重病症的治疗药物，待病情基本控制后，再适当兼顾其他方面的药物。谨防出现服药一大把，样样病都一起治的现象。

3. 掌握最低有效用药剂量

老年人的用药剂量应根据年龄、体重和体质情况而定。由于老年人对药物耐受力差、个体差异大、半衰期延长，对老年人用药剂量必须十分慎重。60 岁以上老年人的用药剂量为成年人的 3/4，而中枢神经系统抑制药，应当是成年人剂量的 1/2 或 3/4 作为起始剂量。为慎重起见，对老年人的用药最好从小剂量开始，如能进行血药浓度监测，则可更准确地根据个体差异调整用药剂量。

4. 选择适宜的用药时间

掌握好用药的最佳时间可以提高药物疗效，减少不良反应。老年人一般都患有健忘症，常常忘了服药或不按时服药，为防止这一情况，老年人应当在家属、亲友的协助和监护下用药。按医嘱服药是提高疗效和避免意外事故发生的重要保证。

5. 选择简便、有效的给药途径

口服给药是一种简便、安全的给药方法，应尽量采用。急性疾患可选择注射、舌下含服、雾化吸入等给药途径。根据老年人的特点适当选择剂型与包装，从各方面注意，便于给药方案的落实，必要时给予指导或监督。选择便于老年人服用的剂型。有些老年人吞服片剂或胶囊有困难，尤其是剂量较大或药物种类较多时更难吞服，可能时选用颗粒剂。

6. 忌有病乱投医

有些老人凭借自己"久病成医"的经验，不经确诊就随便用药或加大用药剂量，这种做法对体质较差或患多种慢性病的老人尤为危险。有的老年人看别人用某种药治好了某种病便效仿之，忽视了自己的体质及病证的差异。老年人得病，长期、慢性是其特点之一，因此易出现乱投医现象。那些未经验证的秘方、单方，无法科学地判定疗效，凭运气治病，常会延误病情甚至酿成药物中毒，添病加害。建议老年人一旦身体出现不适，尽量去医院看医生，先弄清楚病情，再对症下药。

7. 忌滥用补药

体弱的老年人可适当辨证用些补虚益气之品，但若为补而补，盲目滥用，很可能适得其反。还有的老年人听信广告用药，今天见广告说这种药如何如何好，便去药店买来这种药吃，明天又听说那种药如何如何，便又改用另外一种药，药品种不定，多药杂用，不但治不好病，反而容易引起毒副作用。

三、儿童用药禁忌

儿童肝肾功能尚不成熟，肝脏解毒功能弱，肾脏的排毒功能也差，在药物使用上，小婴儿不同于年长儿，儿童更不同于成年人。儿童对药物的反应、代谢，药物作用的靶器官、副作用，儿童对药物的耐受性等都有其特点，在成人身上的轻微副作用在儿童身上可能就是毒性反应，如抗生素中的氨基糖苷类、喹诺酮类、磺胺类、氯霉素等对儿童都有不同的危害。因此，儿童用药应该遵守以下原则。

1. 严格遵医嘱用药

非一般家庭备用药，最好由医生来决定是否应用，该用多大量，用多久。

2. 注意用量

儿童与大人的区别，并不是简单地认为只是身高、体重、外形上的不同；而且内在各系统、各器官的组织结构和功能发育程度也有所不同，因而在用药上，也不能只认为就是用量大小不同而已。因此，必须注意用量，要分清每次和每天的用量，按医嘱服药。

3. 忌轻率应用成人药品

这里不只是用药量的多少问题，主要是有些成人的药，其作用对儿童不利。如成人的止咳药中有些含可待因成分，对儿童不适合。儿童各系统发育尚未完善，特别是与药物代谢有关的肝肾，用药不当可影响其功能，有些药物对听觉有影响，但儿童又不易反映，易造成耳聋。

4. 注意给药途径

原则上可用口服解决的问题不用肌肉注射；能用肌肉注射解决问题的，不要用静脉给药；注射用药产生的不良反应重，产生意外的可能性大。

5. 注意服药方法

为了减轻对胃的刺激，有些药物要在饭后服用；但对婴幼儿来讲，常因不愿服药，强喂引起呕吐，饭后服药有时不合适。有些药物在酸性强的情况下吸收好，而有些则吸收差。如钙剂在酸性条件下吸收好，但如与牛奶一起服，易结成凝块，粘在奶瓶上，影响吸收。儿童药用量小，最好用水冲稀后直接喂，不要放在奶瓶中，易被奶瓶粘去，难以保证全部喂入。有些药物与牛奶可起化学变化。

四、肝功能不良者用药禁忌

肝功能不良可影响药物的体内过程，进而影响临床用药的安全性和有效性。对肝功能不良者用药时要考虑患者肝功能的情况，还要考虑到药物对肝脏的毒性。有许多药物对肝脏有不同程度的毒性作用。化学药物如阿霉素、异烟肼、利福平等对肝脏都有毒性作用，严重者可造成肝细胞坏死；严重肝病患者对于常用的安眠药、镇痛药和麻醉药几乎都不易耐受，甚至诱发肝性脑病。有肝昏迷先兆症状时禁用镇静药；肝病患者禁用吗啡类镇痛药。多数的抗菌药物都有不同程度的肝损害，严重肝功能不良者禁用四环素类、大环内酯类、利福霉素、两性霉素 B、灰黄霉素和磺胺类等抗菌药。某些降糖药物如双胍类等在肝功能不良时慎用或禁用。中药中如巴豆、百部、大戟、甘遂、商陆、乌头、马钱子、水蛭、斑蝥、雄黄、砒霜等药物毒性较强，肝功能不良者应慎用或禁用；淫羊藿等药物长期服用对肝功能损害也时有报道，切记慎用，不可以为"中药无毒"而掉以轻心！

五、肾功能不良者用药禁忌

肾功能不良会影响许多药物的排泄，使药物的半衰期延长，可致药物在体内蓄积，甚至产生毒性反应。化学药物如头孢菌素类、氯霉素、乙胺丁醇、万古霉素、庆大霉素、卡那霉素等和大多数利尿药，这些药物80%以上都是以原型由肾脏排出，有肾功能减退时，应适当减少给药剂量。另外如地高辛、西咪替丁、林可霉素、苯巴比妥、普鲁卡因等，这些药物约有50%经肾脏排泄，肾功能不全时如果使用这些药物，可以使药物的总清除率降低，半衰期延长，此时应减少给药剂量，或延长给药间隔，或者不用这些药物，否则可能产生药物的蓄积中毒。中药中的巴豆、百部、大戟、甘遂、商陆、乌头、马钱子、水蛭、斑蝥、雄黄、砒霜等药物毒性较强，肾功能不全者应慎用或禁用，以免因毒性排泄不畅，造成毒性蓄积，而引发严重不良后果；另外，木防己、关木通等药物的不适当服用可损害肾功能，切记慎用！

第三章　平乐正骨用药大法

平乐正骨经 220 余年历代传人的实践，已形成系统的独具特色的骨伤科学派，在药物治疗上创立了"破、和、补"的骨伤三期治疗原则，并研制了不少有效的方剂，一直沿用至今。建国后在其五代传人之一的高云峰和六代传人郭维淮的主持下，利用现代科学，并广泛吸收各家之长，使平乐郭氏正骨包括药物治疗等各方面都有了很大发展。现将平乐正骨常用的药物治疗方法，分内治法、外治法加以论述。

第一节　内治法

骨伤科的内治法也是以八纲、脏腑、经络、卫气营血、三焦等辨证方法为依据，采用辨病与辨证相结合，根据损伤轻重、缓急、素体强弱、伤病新久，选用攻下、消散，或先攻后补，或攻补兼施，或消补并用等不同方法进行治疗。

内治法，依疾病的原因不同，又分为创伤内治法、骨病内治法和伤科杂病内治法三种，分述于后。

一、创伤药物内治法

创伤疾病虽为外因致病，但由于伤者年龄大小不同，素体强弱有异，可随七情内伤和六淫外侵而演变。

伤科虽也有内伤与外伤之别，但其内伤不同于内科的内伤。后者乃七情六欲所伤，致使脏腑气血失调；而伤科病则是由突如其来的暴力伤及人体，其演变是由外及内，伤为其本，轻则经络受损，血溢并留于皮肉腠理、脏腑之间而为瘀血，阻碍气机而引起血瘀气滞；重者则亡血、血脱，气随血脱，危及生命。故损伤一症"专从血论"。但论血有瘀血、亡血、血虚、血瘀之分，瘀血当破，血瘀当行，血虚、亡血、气脱则当补。

伤科有三期辨证施治和按部位辨证施治两种辨证方法。平乐正骨擅于初、中、后三期辨证施治法，但也结合采用部位辨证。所谓三期辨证，实质是整体辨证。三期辨证，无绝对的时间界限，主要根据患者年龄、体质、损伤程度和临床症状为依据，或

"破"或"和"，或"补"或"攻补兼施"，或"补而行之"。对此，《伤科补要·治伤法论》中有段精辟论述："夫跌打损伤，坠堕磕碰之症，专从血论。或有瘀血停积，或为失血过多，然后施治，庶不有误。若皮不破而内损者，多有瘀血停滞，或积于脏腑者，宜攻利之。或皮开肉绽，失血过多者，宜补而行之。更察其所伤上下、轻重、深浅之异，经络气血多少之殊，先逐其瘀，而后和营止痛，自无不效。"明确指出了损伤的内治法为逐瘀活血、和营止痛，并要按病程先后，循序治疗。

1. 初期内治法

一般初期指伤后两周以内，由于初损血瘀气滞，形气俱伤，肿痛兼作，瘀不去新不生，新不生则骨难长。治当"破"，即破血逐瘀，瘀去则新生，故可叫祛瘀接骨期，或祛瘀生新期。损伤之初，多为健康常人突遭暴力伤害，故多为瘀血实证。《素问·缪刺论》云："人有所坠堕，恶血留内，腹中胀满，不得前后，先饮利药。"这是损伤初期宜攻破的最早记述。至明清时期的骨伤科专著都指出"损伤一症，专从血论"。故治疗重点在血，或为瘀血阻滞，或为出血过多而亡血。因气血互根，气为血帅，血为气母，气行则血行，气滞则血凝，故又当气血兼治。虽损伤初期多为瘀血阻滞，治宜攻破，但也要根据患者年龄、体质、损伤部位、病情轻重和临床表现等，辨证选用攻下逐瘀、利水逐瘀、凉血祛瘀、通窍祛瘀、行气消瘀、益气化瘀等法，不可一概而论。

（1）攻下逐瘀法：跌打损伤，脉络受损，离经之血，瘀留于肌肤腠理脏腑之间，阻滞气机，壅塞经道，变证多端，瘀不去则新不生。《素问·至真要大论》云："留者攻之。"故损伤之初，瘀血停聚者。宜及时采用攻下逐瘀法，以攻逐瘀血。

攻下逐瘀法属于下法，是在活血祛瘀类药中，用苦寒泻下类药，以加强攻逐瘀血的作用，此类药物功效峻猛，若辨证得当，使用合理，疗效常甚显著。但也因此类药力峻猛，对老年体弱者慎用。

逐瘀可以通便、退热、消肿止痛，适于损伤早期，瘀血蓄积，肿痛严重，腹部胀满，大便秘结或不通，舌苔黄厚，脉数，体实者等。

常用方剂有：①活血疏肝汤；②加味活血疏肝汤；③血肿解汤；④加味血肿解汤；⑤加味复元活血汤等。

本法①、②、⑤方，均用柴胡引逐瘀类药入肝，以疏肝通络；用行气攻下类药荡涤凝瘀败血从便而出。《医宗金鉴·正骨心法要旨》云："凡跌打损伤坠堕之症，恶血留内，则不分何经，皆以肝为主。盖肝主血也，故败血凝滞，从其所属，必归于肝。其病多在胁肋小腹者，皆肝经之道路也。"以上三方之义与此正合，临证如髋部损伤、骨盆骨折、脊椎骨折、胸腹部挫伤等，症见腹胀如鼓，大便不通，舌红苔黄，脉弦数，或四肢创伤肿胀严重，腹胀便秘者，急投上药以攻逐实邪，疏通气机。大便通利，诸症皆减。若攻下而大便不通者，为气闭不通，当重用气药，如加广木香10g，香附15g，芒硝30g，以行气软坚。

（2）利水逐瘀法：此法亦属下法范畴，是在活血逐瘀类药中，加入大剂利水类药，以加强逐瘀消肿的功效。适于伤后肢体严重肿胀，按之硬而顶指，甚则起大量水泡，寸口脉或趺阳脉触不清，甚或肢末发凉，乃瘀血停聚，气机受阻。应急投利水逐瘀剂，方用加味血肿解汤或四物苓前汤。

该病属于急症，采用大剂逐瘀利水之药，乃急则治其标的方法。并须配合外敷药和其他救急措施，严密观察，以待转机。

（3）行气消瘀法：也叫行气活血法，为内治法中常用的一种治疗方法。

该法属于消法，有消散的作用，即"结者散之"的治法。是在活血祛瘀类药中加入行气类药，以收理气活血消肿止痛之功。凡血凝气滞，肿痛并见，或单疼不肿，如胸胁、腰部损伤，症见疼痛，呼吸咳引掣疼，转侧不利等，均可采用本法。常用方剂有：偏于活血化瘀，用复元活血汤；偏于行气，用行气饮加丹参 15g，川芎 10g，或加味柴胡疏肝散；行气活血并重的，用加味行气饮，或血府逐瘀汤。行气化瘀类药方，一般都较平和，若瘀滞重者，可配以攻下药；对体质虚弱或妊娠者，可宗王好古的"虚人不宜下者，宜四物汤加穿山甲"的主张用药。

（4）凉血祛瘀法：本法包括祛瘀解毒与清热凉血两法。是在活血祛瘀类药中加用清热凉血解毒类药，以清泄实热、解除毒邪，用以治疗瘀血化热而致的红肿热痛，或迫血妄行。本法属于清法，是以《素问·至真要大论》"热者寒之，温者清之"之意而立法。

①祛瘀解毒法：伤后邪毒外侵或热毒内攻，伤部肿胀鲜红，灼热或伤口感染，甚或全身发热，舌红苔黄，尿赤、脉数，乃瘀血化热，有溃脓之势，当用祛瘀解毒法。方用仙复汤或解毒饮加减，以清热解毒、活血化瘀。②清热凉血法：创伤脉络破损或瘀血化热，激扰营血而血热妄行。阳络伤则吐血、衄血，阴络伤则便血、溺血，舌质红绛，苔黄，脉弦数或细涩有力。

该法是用寒凉类药物，以达凉血止血目的，但血有寒凝温通之性，故常配用活血祛瘀类药物，以达凉而不滞，止血而不留瘀之功。出血较多时，尚须配以补气类药，以补气摄血，防气随血脱。

一般伤后出血，可用加减仙鹤草汤，如伤后咯血、吐血、尿血或头颅内伤血肿等。

对止血类药物，还可按归经和出血部位而选用相应的方药。如伤后吐血，可用加味四生饮或百合散；伤后溺血，可用加味小蓟饮；伤后便血，可用加味槐花散；伤后衄血，可用加味犀角地黄汤；伤后咯血，可用清肺凉血汤等。

（5）通窍祛瘀法：该法是用活血祛瘀、通窍安神类药物，用以治疗头颅损伤，神志不清，烦躁不安的救急方法。此乃瘀血停聚蒙蔽清窍，当急用通窍安神、活血祛瘀法治之。《正骨心法要旨·后山骨》指出"昏迷不省人事，少时或明者"，即此症也。常用方剂有逐瘀护心散，或用加味通窍活血汤加减。若伴发热抽搐、躁动不安者，可用活血清心解痉汤以祛瘀清心、息风止痉。若不能口服者，可用鼻饲法，频频灌用。若颅脑损伤，头痛头晕，恶心呕吐，烦躁不眠或嗜睡者，当祛瘀清肝、理气化痰、利湿宣窍，方用利湿清肝祛瘀汤加减。

（6）益气化瘀法：是属于攻补兼施的治法。即用补气和祛瘀两类不同性质的药物，以收补而行之和攻补兼施的功效。即以大剂补气类药为君，以补气摄血、扶正固本；佐以行气祛瘀药，使补而不腻，补不留瘀助邪。适用于创伤皮肉破损出血较多，或虽皮肉完整而内出血较多，或虽出血不多而年老体弱素体不健等。伤后出现面色苍白、烦躁、冷汗、脉细数而微或芤等，当用益气化瘀法，补而行之，方用加味独参汤，或参苏饮，浓煎频服。

若汗出四末厥冷，倦怠嗜睡，脉微欲绝者，乃亡血及气，阳气欲脱，急投参附汤以回阳救逆。

若烦躁、口渴、脉细数，乃亡血津伤者，当用益气生津的生脉饮，浓煎频服。或服用生脉口服液。

在服药的同时，应抓住时机，及时处理伤口和输血、输液等其他抢救措施的应用。

（7）其他：除上法之外，还可根据损伤部位、程度、症状表现等，辨证选用以下方法。

1）胸胁损伤：咳嗽或咯血、呼吸掣痛，为瘀阻气滞胸胁，可服行气饮加桔梗、川贝、三七、苏木、瓜蒌仁。若见胸胁满闷、呕吐、发热、大便秘结，为瘀血阻滞于上腹部，阳明腑气不通，宜用加味活血疏肝汤，加重硝、黄用量，或用清上瘀血汤。若服药后大便通而腹胀不减者，乃阳明腑气通而不畅，当用理气药物，方用复元通气散，或加味桃红四物汤。

2）骨盆或下腹部损伤：少腹胀痛，髂窝部青紫拒按，大便秘结，小便不利，舌苔黄厚，脉沉实有力，为瘀血阻滞于少腹，宜用消下破血汤，或加味活血舒肝汤，也可用加减少腹逐瘀汤。

3）脊椎骨折，督脉受损：全腹胀满，二便不通，下肢或四肢不用，乃瘀血阻滞督脉经络，阳气不能通达，可服泽兰地龙汤，也可用加味活血疏肝汤；若大便数日不下，腹胀难忍，欲便不能，左下腹触有结块者，可服硝花木香汤以救其标；若服通利剂而不下者，当加重调气软坚药，如木香 10～15g，芒硝 20～30g。

4）胸部损伤或肋骨骨折：出现血、气胸而呼吸极度困难，张口抬肩，痰声辘辘，咳吐痰血，乃瘀血停聚膈上，阻碍肺气宣降。可用葶苏贝覆汤，以活血化瘀、散结逐饮、宣降肺气，急救其标。服后可吐大量黏液性痰涎，下稀黑色黏沫便，症状多可缓解。病情较轻者可用归芍旋覆花汤或加减三香汤。

总之，初期多为实证，治多用攻逐剂，但此类药物多性猛力峻，要把握"大毒祛病，十祛其六"的原则，不可尽除。如攻下剂以大便通或稀便数次为度，以免攻伐过度，而伤正气。

2. 中期内治法

中期为伤后 3～6 周期间。瘀阻渐退，肿疼消减，伤症改善，但瘀去而未尽，气血通而不畅，故宜"和"。即调和气血，活血生新，濡养筋骨，也可叫活血接骨期。中期也是个过渡时期，损伤经过初期治疗，可有一个较长的中间期。其特点是损伤经过初期治疗后，肿痛减而未尽，瘀血尚有残余，若继用攻破则恐伤正气，故应及时改用中期的各种治法。

中期内治法，是在"八法"中"和"法的基础上发展起来的，和法常用的有通经活络法、疏肝和胃法、理气止痛法、调气活血法、活血接骨法等。和法用以达到调和气血，通经活络，祛瘀生新，接骨续筋等目的。

（1）通经活络法：损伤经初期治疗，肿胀疼痛减轻，而局部呈现青黄色瘀斑，乃瘀血流滞于筋肉腠理之间，气血瘀滞，经络不畅，或虽为初伤，损伤较轻，肿痛不甚者，可用通经活络法。方用活血灵汤加减，上肢加羌活、桂枝；下肢加牛膝、独活；胸胁加青皮、桔梗；腰部加地龙、小茴香，或用通络舒筋汤。

（2）调气活血法：适于创伤经过初期通下祛瘀治疗后，大便虽通而尚有腹胀，瘀滞减而肿痛未尽，当调和气血、消肿止痛。方用活血通气散，或调中和血汤加减，也可用和营通气散。

（3）疏肝和胃法：损伤经初期治疗后，胁肋满闷，腹胀，纳呆，或初伤胸胁满闷，呼吸引疼，此乃气滞血瘀，肝失调达而影响了脾胃运化，当疏肝和胃、理气活血。方用加味柴胡疏肝散，或用加味橘术四物汤。

（4）理气止痛法：腰骶或胸胁闪扭，隐隐作痛，呼吸和咳嗽掣引疼增，俗称岔气。乃创伤激扰气机，壅而不畅，当用理气止痛法。方用复元通气散加减，或补肾止痛散。

（5）活血接骨法：损伤经初期治疗，骨折已经复位、固定，肿痛消减，但瘀血尚未尽除，瘀不去则新不生，新不生则骨难愈，故当采用活血接骨法。本法是接骨续筋类药，佐以活血祛瘀药，以达去瘀生新，接骨续筋目的。常用方药有：三七接骨丸、内服接骨丹、参龙接骨丸、土元接骨丸等。兼有疼痛者，配用养血止痛丸，也可服用活血接骨续筋汤，或新伤续断汤加减。

（6）除上述之外，尚可根据病情选用以下方药治疗：若儿童伤后夜梦惊悸，乃败血留滞，肝木受扰，可用龙胆泻肝汤；老人伤后，闭目即信口平日往事，有似谵语，口苦苔黄乃瘀血不尽，扰动肝木，可服用黄伏辰砂汤，或小柴胡汤加金箔、朱砂。

若损伤之初出血较多，或瘀血发热，或瘀血经攻破治疗后，筋肉拘挛作痛，乃阴血不足，血不荣筋，筋失濡养，可服圣愈汤加减，以养血濡筋。

3. 后期内治法

后期为损伤六周以后。肿疼已尽，久病体虚，肝肾气血俱虚，筋骨未坚，故宜

"补"，当以补养气血、滋补肝肾、坚骨壮筋为治，故也可叫补肾壮骨期。由于久病卧床，则病久多虚，虚则影响骨折愈合，又因骨折较长时间固定而限制活动，也必将影响气血的通畅，从而出现肢体虚肿、关节活动不利等一系列的并发症，虽症状表现于局部，而源于整体。虽素体不同，损伤轻重有别，但多为气血亏损，营卫失调，且六淫七情多常乘虚入侵，使病情趋于复杂。另后期因伤重日久、元气亏损，或攻伐失当损伤正气多见虚证，也有因病久不愈，六淫外侵，情志内伤而出现邪实者，故当辨之，或补或攻，或补正与祛邪兼施；然虚是其本，虚则补之，但要兼顾祛邪，以免补而留邪。

补类药品，性多滋腻，同时要注意照顾脾胃，否则脾胃运化失司，则任何补剂也难以奏效。故应在补剂中佐以健脾活胃类药，以使补而不腻。再是正气未虚，邪气尚盛时，应以去邪为主，兼顾正气，以防补而助邪。创伤后期常用的补法有：气血双补法、补中益气法、益气滋肾养血通经法、补肾壮骨法、固肾涩精、温经通络法等，可根据病情辨证选用。

（1）气血双补法：适于伤情较重，卧床日久，或为失血过多，虽经较长时期调治，仍有神疲、乏力、面色无华等各种气血亏损，筋骨萎弱等症，可用气血双补法。常用方剂有八珍汤，十全大补汤加续断、骨碎补、陈皮、砂仁，或加味当归补血汤。

（2）补中益气法：适于病程较长，卧床日久，正气耗损，脾胃虚弱，懒言少食，肢体虚肿，按之陷指，骨折愈合迟缓，乃中气虚弱，运化失司，当用补中益气、健脾和胃治之。方用加味补中益气汤。即补中益气汤加续断、骨碎补、砂仁。上肢加桂枝，下肢加桑寄生、川牛膝。

（3）益气滋肾养血通经法：适于脊柱骨折并督脉受损。肢体瘫痪后期，全身一般情况好者，可采用本法治疗。

"形不足者，温之以气；精不足者，补之以味"，即形不足者，宜用甘温味薄气厚之参、芪等补气类药物，以补气养形；精不足，即肾精不足，肾精亏损，不但可用熟地、枸杞子、山萸肉之类味厚滋补之品，还可用血肉有情之品如龟甲、鹿角胶、鹿茸等，以补精充髓。常用方剂有补阳还五汤加首乌、枸杞子，或黄芪桂枝五物汤加首乌、枸杞子、土鳖虫、续断、骨碎补、五加皮。小便稠黄者，加萆薢、金钱草、栀子、木通；小便不禁者，加益智仁、桑螵蛸、乌药；大便秘结者，加火麻仁、肉苁蓉。

（4）补肾壮骨法：适于骨折时间较长，虽骨折对位对线都好，全身一般情况也可，唯骨折愈合迟缓（超过三个月），或久不愈合。此乃肾精亏损，髓不养骨，可在有效固定情况下，服用补肾壮骨剂，方用特效接骨丸。

（5）固肾涩精法：适于损伤日久，全身一般情况可，唯夜梦遗精，患肢皮肤干涩，手或足皮肤粗糙，甚或出现白色裂痕，或虚肿陷指，骨折愈合迟缓。此乃肾虚精关不固，可用固肾涩精法。方用金锁固精丸、锁阳固精丸，或知柏地黄丸加锁阳、龙骨、牡蛎、续断、骨碎补。

（6）温经通络法：适于损伤日久，骨折虽愈，但筋肉僵凝、疼痛，关节活动不利，遇寒则疼增。此乃病久体虚，腠理不固，风寒入侵，血脉痹阻不宣，当用温经通络法，方用独活寄生汤或养血止痛丸，或可服身痛逐瘀汤加麻黄、桂枝，或大、小活络丹等。

二、骨病药物内治法

骨病是某些非创伤性骨疾病的统称，其病因复杂，各不相同，有因热毒郁积；有因正虚邪侵；有因先天禀赋不足，复加情志内伤，或有顽痰结聚。故其内治较之骨伤既不相同，又复杂得多。

骨病的内治，也因其病因、病状不同，治法各异，且多需内治与外治并举，并与其他疗法配合使用。又须根据不同病证、体质强弱、病程长短、寒热虚实，辨证施治。总之，骨病的内治法，也不外"寒者热之""热者寒之""虚者补之""损者益之""留者攻之""结者散之"，寒邪顽痰结聚者，温通逐破之。具体用法，分别论述于后。

1. 清消散瘀法

包括八法的清法和消法，是用清热和消散类药物，使疾病消散于早期，为最理想的治疗方法。对骨病初起，正盛邪实，应把握时机，依其病情，投以重剂，尽量使之消散。具体又有以下几种治疗方法。

（1）清热解毒法：是利用清热解毒类药物，以清除热毒。即《黄帝内经》"热者寒之"的治法。清热解毒法，是骨痈疽的基本治法，适用于热毒郁积，或瘀血化热，或破伤感染，热毒内攻、腐肉、蚀骨、灼髓，而见红肿热痛、发热口渴、舌红苔黄、脉数等，当用清热解毒法，清除热邪，祛散火毒。常用方剂有解毒饮、五味消毒饮，或仙方活命饮。前方功专清热解毒，后者兼活血消散。若大便秘结者，可加大黄、芒硝以荡涤实热；若为外伤引起者，可加丹皮、丹参等活血凉血药；若见高热、烦渴、舌绛、脉洪数，可加生石膏、生地、玄参、丹皮以防热毒攻心；若高热神昏、谵语，乃热毒内陷，当用清营凉血药，方用清营汤加减，或加服安宫牛黄丸、紫雪丹等。若骨痈疽时日较久，不热，但肿胀较甚，可在清热解毒基础上，重用利水药，可用骨炎汤加减。

（2）清化湿痰法：是利用清热化痰类药物，以清化皮里膜外郁结的痰湿之邪。适于骨痨早期，关节隐痛，夜眠惊痛，可用柴胡橘半汤。若有骨蒸、潮热、盗汗、两颧潮红、脉细数，乃阴虚火旺，可用养阴清热法。方用秦艽鳖甲散，或清骨散，或骨痨汤加减，或丹溪大补阴丸加西洋参、麦冬、五味子，若出现气血虚亏征象者，可用八珍骨痨汤加减。

（3）温阳散结法：是用温通经络类药物，以温化痰湿，使郁结凝滞之阴寒顽痰得以消散，即《黄帝内经》"寒者热之""结者散之"的治法。本法适于病程日久，关节漫肿不消，不红热，周围肌肉萎缩，形体消瘦，舌淡苔白，小便清长，脉沉细。此为阳虚阴寒，顽痰壅滞经络、筋骨，以致阳失温煦，血凝气滞，宜温经散寒、化痰通络，方用阳和汤加黄芪。以黄芪、熟地大补气血，鹿角胶、干姜养血辅助脾肾阳气；麻、桂温经散寒，且麻黄、熟地相伍，补而不腻，温而不散；白芥子祛散皮里膜外积痰。共为治阴疽要方，可根据症情随症加减，灵活运用。

（4）逐瘀散结法：本法是利用逐瘀消肿、祛痰散结和软坚化积类药，以达到祛瘀结、化顽痰、散积聚的目的，即《黄帝内经》"坚者削之""结者散之""留者攻之"的治疗方法。

本法临证可根据病情、体质等，与下法、消法、补法配合使用，或交替运用。凡一切无名肿块，痰邪郁滞筋骨、经髓，均可采用本法辨证治疗。然本证属疑难顽症，临证时应与其他疗法配合使用，以期收到理想效果。常用方剂有加味二陈汤，药用半夏、茯苓、陈皮、姜黄、土鳖虫、三棱、莪术。颈部加昆布、海藻、夏枯草；腹部加香附、灵脂、蒲黄。或用丹参苓术汤加减。发热者，加葛根、柴胡；疼痛者，加三七、乳香、没药。本法应用时，可根据机体状况、病情，或侧重于攻，或侧重于补，或攻补兼施，以及或重补虚，或重疏泄，辨证施治。若肿瘤行放疗、化疗期间，白细胞和血小板减少，可用当归鸡血藤汤，以增强机体耐受能力。

2. 托里解毒法

也叫内托解毒法。是用补气血药佐以清热解毒药，以达扶正祛邪，托毒外出目的，以防邪毒内陷，为补消兼施的治法。本法适应于疮疡时日较久，邪盛正虚，疮形平坦，漫肿不消，难腐难溃，正虚无力托毒外出者。《外科精义·托里法》云："脓未成者使脓早成，脓已溃者使新肉早生；气血虚者托里补之，阴阳不和者托里调之。"临证又分托里透脓法和托里排毒法。

（1）托里透脓法：适于正气不振，邪气盛，漫肿不热或微热，肿而难溃者。本法不宜应用过早，若正邪俱盛，正邪相搏，寒热、红肿尚存，不宜用，以防助邪内陷。常用方剂有托里透脓汤、代刀散、透脓散。这三方适于痈疽已成未溃而正气不足者；若疮疡日久，不肿不溃，神疲肢冷，脉沉微弱，舌淡苔白，小便清长，可用《医宗金鉴》神功内托散以温补气血，托里透脓。

（2）托里排毒法：本法为利用益气补血类药物，托毒外出的治法，适于痈疽已溃，正气虚弱，毒邪尚盛，坚肿不消，正气无力托毒外出，或溃后脓液稀少，神疲，身热，面色无华，脉数而弱，可用《医宗金鉴》托里消毒饮。该方为十全大补汤去阴腻之熟地、燥热之肉桂，加金银花、白芷、桔梗、皂刺，透毒外出，共奏托里排毒之功。

3. 温补气血法

是用滋补类药，扶助正气，祛邪生新，促使疾病痊愈，即《黄帝内经》"虚者补之"的治法。

本法适于痈疽后期，脓毒外排，邪势已去，正气虚弱，脓水稀薄，疮口不敛；或骨病行病灶清除术后，邪毒锐减，元气亦伤，神疲乏力；或肿瘤行化疗、放疗期间，体弱不支者，均可采用本法。临证应用时，可视疾病性质、病程长短、体质强弱，选用补益气血法、益气养阴法、滋补肝肾法、培补脾胃法。

（1）补益气血法：本法是利用补益气血类药物治疗痈疽日久，气血亏损，神疲乏力，形体瘦弱，舌淡苔白，脉沉细无力病证。常用方剂有人参养荣汤、十全大补汤，可酌情加薏苡仁、蒲公英、金银花等。

（2）益气养阴法：本法是利用益气生津类药物，治疗痈疽日久，热邪久留，耗津伤液，潮热盗汗，口干不渴，或渴而不能饮，舌淡红无苔，脉细数无力等虚热病证。常用方剂有加味生脉饮、圣愈汤、左归饮等。

（3）滋补肝肾法：是利用补肝肾类药物，治疗骨病日久，或手术、化疗、放疗后，正虚不振，肝肾亏损，倦怠、体弱、腰膝酸软、畏寒肢冷等症，用以扶助正气，鼓动肾阳，以扶正抗邪，常用益气补肾汤，或加味金匮肾气丸（汤）。

（4）培补脾胃法：是利用健脾益气养胃类药，治疗痈疽日久，骨病术后，久卧病床，或行化疗、放疗后，脾运失司，胃纳不振，当用培补脾胃法，以增强脾胃运化功能，扶助正气，增加抗邪能力，以利病情转归。常用四君子汤、香砂六君子汤、补中益气汤、加味归脾汤、加味理中汤等。

总之，骨病内治，初宜"消散"，中宜"托里"，后宜"温补"。但骨病复杂多变，多需数法配合运用。结痰凝聚者，祛散之；寒湿阻滞者，温利之；气血凝滞者，行之、活之。还可按部位加减，肿在上者，宜"汗"；肿在下者，宜"利"；肿在中者，宜"行气"等，皆可临证加减，灵活运用。

三、伤科杂证药物内治法

伤科杂证是指非创伤性的而又非上述骨病范畴的一些筋骨病，如劳损退化性疾病。《素问·宣明五气论》云："五劳所伤，久视伤血，久卧伤气，久坐伤肉，久立伤骨，久行伤筋，是谓五劳所伤。"《灵枢·百病始生》云："用力过度，则络脉伤，阳络伤则血外溢……阴络伤则血内溢。"以上说明不同劳伤或用力过度所引起的闪扭等可致络脉受损，血溢阻滞气血通畅。

《素问·生气通天论》云："因而强力，肾气乃伤，高骨乃坏。"《素问·经脉别论》云："持重远行，汗出于骨；疾走恐惧，汗出于肝；摇体劳苦，汗出于肺。"《灵枢·邪气脏腑病形》云："有所用力举重，若入房过度，汗出浴水，则伤肾。"说明勉强用力或过度用力，或超重远行，均可伤骨，并可伤及筋肉。因肝主筋，肾主骨，脾主肌肉，故实际是可引肝、脾、肾损伤。

又如风寒湿邪侵袭引起的一些疾病。《素问·痹论》云："风寒湿三气杂至，合而为痹也。其风气胜者为行痹，寒气胜者为痛痹，湿气胜者为着痹也。"其他或为先天禀赋不足，或为损伤后期复感外邪，或为轻微损伤调治失当，或原因不明的一些疾病。故此类疾病，原因不同，治亦当有异，临证应根据病因、病情、体质、病程久暂，辨证选用相应的方法治疗。

1. 祛风通痹法

祛风通痹法适于风、寒、湿邪侵袭人体后引起的一些疾病。本法包括八法中的温法、散法、清法、补法等治法，用药多偏辛温、燥热，对有阴血不足，或阴虚有热者慎用或加辅佐药物，以免辛燥伤阴。另外，还应根据患者体质强弱，病程长短，风寒湿邪之偏重，或夹热等，辨证选用下列各法。

（1）发散通痹法：即利用辛温发散、祛风除湿类药物，以治疗风湿初侵，病邪表浅，痹阻经络，关节不利，肢体酸楚，或疼痛游走不定的风痹证。

发散通痹法属于汗法、散法范畴，即《黄帝内经》"其在皮者，汗而发之"。本法用药多为辛热温散类，宜微汗，使风湿之邪随汗而解，不宜大汗，以免汗出而湿邪留滞。临床应根据病情，辨证选用相应方药。常用方剂有羌活胜湿汤、九味羌活汤、防风汤等。

（2）温阳除湿通痹法：也可叫温阳除湿祛风法，采用温经通络、健脾利湿、辛散祛风类药物，治疗湿邪侵袭，留滞肌肤关节，气血痹阻不畅，肢体或周身酸楚重着，疼痛不移，阴雨加重，舌淡苔白腻，脉沉缓的湿痹证。本法属八法中的温法、散法范畴，药物多偏温燥，对阴津不足或湿邪化热者，治当慎用或兼顾滋阴，以免燥热耗伤津血。常用方剂有加味防己黄芪汤、薏苡仁汤、加味麻杏苡甘汤、加味升麻白术汤、利湿除风汤、加味肾着汤等。

（3）温经散寒通痹法：也叫温经散寒祛风法，采用辛热、温散祛风类药物，以治疗寒湿风邪痹阻，达到温经通络、祛散风寒、宣通痹阻之目的。

适于痹证或损伤后期，风、寒、湿邪侵袭，肢节冷痛，遇冷痛增，得热则舒的寒痹证。本法属于八法中的温法，即《黄帝内经》"寒者热之""结者散之"的治法，常用方剂有益气、温经、祛寒、疏风的加味乌头汤，即乌头汤加羌活；温经、活血、疏风的麻桂温经汤；温经、散寒、祛风除湿、益气通络的加减乌头通痹汤；治疗损伤后期风、寒、湿邪侵袭，或陈伤旧损，瘀血内留，复感外邪的寒湿型血痹证的大红丸加减；治疗寒型顽痹的顽痹寒痛饮；治疗寒湿痹阻腰疼的加味术附汤、加味肾着汤；治疗宿伤留瘀，复感外邪，温经祛寒，行瘀通络，疏风的宿伤拈疼汤；小活络丹和祛瘀通络宣痹止痛的身痛逐瘀汤。

（4）清散湿热通痹法：也可叫清散湿热祛风宣痹法，采用辛凉祛风、清散湿热类药物，以达到清湿热、祛风邪目的，用以治疗湿热痹阻经络之热痹，症见灼热，伸屈不利，遇凉痛减，甚或发热心烦、口渴、小便短赤，舌红苔黄腻，脉濡数。本法属清法、散法范畴。常用方剂有清热除湿祛风的白虎苍术羌活防风汤；清热除湿祛风通痹的加减木防己汤；清热解毒、祛风除湿、活血通络、益气养血的历节清饮；清利湿热、宣通经络的宣痹汤。

（5）益气养血，祛风通痹法：是采用补益气血、通络、祛风除湿类药物，以治痹证日久，气血亏损，或气血虚弱，风寒湿邪乘虚入侵；或损伤后期，气血虚弱，复感外邪所引起的肢节疼痛，屈伸不利等症。本法包括八法中的温、补、散法，常用方剂有治疗痹证缠绵，反复发作，或气血虚弱，肝肾不足，风寒湿邪久留不去的独活寄生汤；益气和营通痹的加味黄芪桂枝五物汤；益气养血、温经祛风除湿的三痹汤；益气活血、温经通络、祛风除湿的大防风汤；益气活血、温经祛风的蠲痹汤；益气养血、通经活络的顽痹尪羸饮等。

2. 补益通络舒筋法

即以温补法治其本，佐以消散治其标。即采用补气血、滋肝肾类药配以通经活络、舒筋止痛类药，用以治疗劳损类或兼有轻度闪扭，或损伤后期并发的一些骨关节疾病。补益通络舒筋法，含有八法中温、补、消等法。

此类疾病多为气血虚损，肝肾不足，或积劳成疾，或闪扭诱发；或损伤日久，伤病虽愈，正气已虚，或陈伤宿疾，经久不愈。故治当宗《黄帝内经》"虚者补之""劳者温之""损者益之"的方法以治其本，佐以通经活络，舒筋止痛以治其标。临证根据气、血、肝、肾虚之孰轻孰重和邪之深浅盛衰，分别选用下列方法治疗。

（1）益气通经活络法：是以补气类药物为君，佐以通经活络舒筋类药物，用于治疗劳损，中气虚弱，四肢倦怠无力，腰膝酸痛，遇劳加重。本法属于温法、补法范畴，常用方剂有治劳伤而中气不足，腰膝酸软，漫痛倦怠，遇劳痛增，休息痛减之加味补中益气汤（丸）。腰痛或下肢痛，可加黑狗脊、小茴香、独活、川牛膝；若为老年性骨质疏松引起的腰痛，可加川续断、骨碎补；上肢或颈肩部痛，可加片姜黄、威灵仙、葛根。治疗劳损气虚，颈、肩、背及上肢疼痛麻木之加味神效黄芪汤，即原方加片姜黄、葛根、羌活、防风。益气温经和营之加味黄芪桂枝五物汤，即原方加独活、香附。治疗股骨头坏死的益气活血、滋肾养骨的益气活血养骨汤。

（2）滋肾养肝通络法：《黄帝内经》云："精不足者，补之以味。"故本法是采用熟地、枸杞等味厚之品或鹿角胶、龟甲、鹿茸、紫河车等血肉有情之品，以补肾填精。该法属于补法，用以治疗肝肾不足引起的腰膝无力、筋骨痿软；或肝肾不足，复感外邪的腰膝酸软疼痛、步履艰难。常用方剂有：治疗肝肾不足、气滞之习惯性关节脱位的加味补肾壮骨汤；治疗肾虚腰痛的壮腰健肾丸；补肾养肝、通经祛风的健步虎潜丸。

（3）补脾益胃通络法：是采用黄芪、白术等味薄气厚之品，以培补脾胃，用以治疗四肢倦怠无力、肌肉痿软，甚则吞咽困难的进行性肌无力，及肌营养不良之类的疾病。本法属于补法，即《黄帝内经》"虚者补之"和"形不足者，补之以气"的治法。

根据《黄帝内经》脾主肌肉、四肢的论述，脾胃虚损，中气不振，常累及其他脏器，治当补脾益胃、强筋健力，方用健脾益气强筋壮力汤。

（4）健脾利湿消肿通络法：是采用健脾燥湿、利水类药物，以治疗中气不足、下肢虚肿，关节积液类病证。本法属于消法范畴。常用方剂有：治疗膝关节积液的加减利湿消肿汤。肿痛较较重者加三棱、莪术；液消肿退后，加黄肉以巩固；红肿热痛者，加金银花、连翘、丹皮、大黄，或加减蠲痹消肿汤；上肢加羌活、桂枝、嫩桑枝；下肢加木瓜、独活、川牛膝；红肿加生石膏、知母、薏苡仁、蒲公英；疼剧加乳香、没药、全蝎。也可用《金匮要略》防己黄芪汤加薏苡仁 30g，草薢 20g，猪苓 15g，茯苓 20g，红肿发热者加连翘 20g，丹皮 15g。

四、郭维淮骨伤内治用药经验

郭维淮先生是平乐郭氏正骨第六代传人，先生继承和发展了平乐郭氏正骨，临床用药灵活，不拘一方一药，而是辨证论治，组方平庸却见奇效。其药物剂型多种多样，既有秘方、验方，也有平方，深受患者的赞誉。现将先生临床骨伤内治三期用药经验概括总结如下：

1. 初期

辨证：伤后多为瘀血证，轻者局部肿胀疼痛，重者伤及脏腑，应根据受伤情况、部位、患者的年龄、身体状况等综合分析，以行气破瘀、消肿止痛、活血生新。主方为加味活血舒肝肠，活血化瘀、疏肝理气。

方药：当归 10g，柴胡 10g，黄芩 6g，赤芍 12g，红花 5g，桃仁 7g，枳壳 10g，大白 10g，大黄 10g，甘草 3g。

方义分析：方中当归为君入肝，养血活血。大黄、赤芍荡涤凝瘀败血，红花、桃仁祛瘀生新、消肿止瘀为臣；佐以柴胡透达少阳半表之邪，黄芩清泻少阳半里之热，枳壳理气，散结逐滞，大白泻气利水，调中健脾；甘草为使，调和诸药。若瘀血严重，大便不通加芒硝，软坚通下；若瘀血流注，筋血青紫硬结，加羌活通结活络；若胸肋受伤，气逆咳痰，加姜半夏降逆祛瘀。根据大黄的药性，若大便不通，则首煎后放大黄轻煎攻下通利，复煎则健胃止泻，二者相得益彰；若用其逐瘀通利则武火轻煎，大黄后下；若用其消肿止疼，则武火重煎，大黄同下。

2. 中期

辨证：经初期治疗瘀去气通，但伤肢肿疼减而未尽，瘀血尚有残余，气血未完全恢复。见伤肢仍有青肿不消或瘀血泛注，此局部肿胀多为实肿，系瘀血流注筋肉之间，凝结肿硬，局部发热或热毒盛或湿盛水泡未消，故以和解为主兼及消肿止痛，治宜调气和血（活血行气）、祛瘀生新、接骨续筋。主方为加味活血接骨续筋汤。

方药：当归 15g，白芍 12g，怀牛膝 12g，三七 3g，熟地黄 15gg，土鳖虫 6g，续断 10g，骨碎补 12g，乳香 6g，没药 6g，甘草 3g。

方义分析：当归为君，入肝养血活血；熟地黄、怀牛膝、续断、骨碎补、土鳖虫为臣，补肝肾、行血脉、续筋骨、养血滋阴。佐以白芍、三七、乳香、没药活血化瘀、行气散滞止痛。甘草为使，调和诸药。全方共奏活血止痛、接骨续筋之功效。若湿盛者加薏苡仁、扁豆、苍术、白术；若热盛者加黄柏、黄芩、地丁等；气虚者加生黄芪、党参等。亦可服平乐郭氏三七接骨丸成药。

3. 后期

辨证：肢体损伤 6 周以后，伤肢瘀血已去，肿胀已消，但皮色发黯，肢体发沉，肌肉消瘦，关节僵硬；或骨折久不愈合，骨仍发软；或伤肢肿胀不退；或肢体麻木，筋骨冷痛；重者遇寒凉加重等。此多为气血亏损，营卫不和，易感受内因外因而并病，治疗总则应以和营卫、补气血、健脾固肾、通利关节为主。后期用药应结合病情辨证施治。

方药：若骨折久不愈合，有骨软症，服黄芪、当归、党参、白术、茯苓、熟地、川芎、龙骨、牡蛎、芡实补气血，涩精固肾。若伤肢肿胀不消，应分虚、实或湿肿。虚肿者以手指按压塌陷不起或肢体呈扁平，稍活动肿即加重，一般上午轻，午后重，宜服黄芪、续断、五加皮、狗脊、骨碎补、党参、当归；上肢加桂枝；下肢加牛膝、杜仲益气健脾。实肿者肢体圆粗，按之发硬如皮革，无塌陷，肌肉无弹性，皮色暗红，宜服柴胡、白术、茯苓、当归、白芍、甘草、陈皮、乳香、杜仲、川芎、羌活，以散结消肿。皮色青或白，皮温低，皮肤出冷汗加党参、附子、防己温经理气通络。若伤肢肿胀已消，瘀既去，但肢体发沉，关节僵凝，此为气滞，服用黄芪、当归、茯苓、续断、怀牛膝、五加皮、枳壳、甘草。上肢伤者加香附、威灵仙、钩藤；下肢伤去怀牛膝加川牛膝、姜黄、独活；伤肢发软，酸困无力，肌肉渐消，为脾胃大亏，加熟地、山茱萸、杜仲、白芍。伤肢关节肿胀不消，此为血虚而滞，上肢伤加威灵仙、钩藤；下肢伤加川牛膝、木瓜、秦艽、大力草等；兼肢体发凉、麻木加白芷、桂枝、细辛。

4. 讨论

平乐郭氏治伤专从血论，破、和、补三期用药各异。即骨伤早期气血瘀滞，用药以破为主，祛瘀生新，亡血者补而兼行；中期气血不和经络不通，用药以和为主，活血接骨；后期久病体虚，用药以补为主，益气养血，滋补肝肾，壮筋骨，利关节。而郭老师古创新，用药精巧严谨，不泥一方一药，而是辨证论治将家传经验加以深化发展。他强调：初期用药瘀则当破，亡血补而兼行，因气血互根，血药中必加气药才能加速病愈。"肝主血，败血必归于肝，肝受损，轻则连及脾胃传化之道，重则连及心肺，干扰上焦清静之腑，在活血祛瘀的同时加上疏肝理气之品，必然收到事半功倍之效。"中期气血不和，经络不通，患者经初期活血祛瘀治疗，但瘀血尚有残余，气血未完全恢复，伤肢肿痛，减而未尽，若继用功破之药则恐伤及正气，故药当以和解为主，兼消肿止痛，治宜调和气血，接骨续筋，消肿止痛。后期因损伤日久，长期卧床，加之不同的固定限制肢体活动，故正气亏虚，营卫不和，气血运行不利，血络之中再生瘀滞，虚中有滞易感受内外因而并病。治宜和营卫，补气血，健脾固肾，通利关节为主。若只活解气血，通利关节，关节虽通，但气血不足而必复滞；或只重补气血则愈补愈滞，故应通中兼补辨证而治，方能取得好的疗效。

总之，郭老强调用药要辨证施治，灵活运用不可死搬硬套，应视患者体质、伤势不同而用药亦异。少壮新病宜攻，老弱久病宜补；体壮伤新宜大补猛治，体质一般伤缓宜宽猛相济，体弱伤陈宜缓治之。分虚实阴阳辨寒热之属性，气血脏腑之所属。滋肝肾阴血，生髓壮骨，补脾胃阳气，运化气血，使营卫调和，气血旺盛，经络通畅，骨愈筋续，病自愈。

第二节　外治法

外治法，是对创伤、骨病和伤科杂证的局部治疗方法。外治法在伤科治疗中占有很重要的位置。外治方法很多，有药物、手法、固定、牵引、手术和功能疗法等，均属外治法范畴。本节所论述的是药物的外治法。

伤科外用药物，是指应用于伤科疾病局部的药物，是与内服药物相对而言。早在秦汉时期就有应用敷贴治伤的记述。《神农本草经》《五十二病方》中也早有记述。1931 年出土的《居延汉简》中就记述了汉代军医以膏药为主治疗各种损伤的方药。《仙授理伤续断秘方》较全面地记述了洗、贴、掺、揩等治疗骨关节损伤的外用方药、方法。《太平圣惠方》《圣济总录》较全面地介绍了敷贴的方药。《医宗金鉴·正骨心法要旨》《伤科补药》等，都收藏了不少外用方药。特别是吴师机的《理瀹骈文·续增略言》中，除系统总结了敷、熨、浸、洗、擦、坐、嚏、刮痧、火罐、推拿、按摩等以外，还扩大了膏药敷贴的治疗范围。吴师机还根据自己的经验，在《理瀹骈文·略言》中说："凡病多从外入，故医有外治法。经文内取、外取并列，未尝教人专用内治也。"又"外治之理，即内治之理，外治之药亦即内治之药，所异者法耳"的观点，颇为后世伤科学者所推崇。

平乐郭氏正骨经过长期的实践总结，广泛应用敷贴、熏、洗、熨、擦、揉、涂、抹等外用药物治疗，且取得了显著的治疗效果。骨伤科外用药物相当丰富，兹按其剂型不同，摘其主要者归纳为以下四大类予以介绍。

一、外治药物分类

（一）敷贴类药物

敷贴类药物是将药物直接涂敷或贴在损伤或病变局部，使药力直接作用于损伤或病变局部的治疗方法。吴师机概括其作用为"拔"和"截"，即病结聚者，拔之而出，使无深入内陷之虑；病邪所经者，截之而端，使无妄行传变之患。常用的有膏药、药膏和散剂三种。

1. 药膏

又称敷药，或软膏。

（1）配制方法：将药碾成细粉，然后选用饴糖、蜂蜜、芝麻油或凡士林等调匀成糊状备用。用饴糖调配者，热天易发酵变质，故一次不宜调制太多。饴糖与药物之比，一般为三比一。也有用酒、醋、鲜草药汁、鸡蛋清调配的，因易挥发，需临用时配制。用饴糖和鸡蛋清调配者，干涸后还有固定和保护伤处的作用。

用于疮面的药膏，是用药物和油类熬炼或拌匀制成油膏，除药效作用外，还有柔软滋润保护创面肉芽组织的作用。

（2）用法与注意事项：药膏一般为用时将其均匀地摊在棉垫或牛皮纸上，隔以塑料薄膜，四周留边以免污染衣物，并有保湿增效作用；或将药膏直接涂敷患处，外以棉垫或 2～4 层纱布垫覆盖，隔以塑料薄膜衬包。

药膏的更换，古有"春三、夏二、秋三、冬四"之说。一般应根据病情需要，气候冷热，2～4 天更换一次。新伤宜勤换，陈伤可酌情延长。生肌拔毒类药物的应用，应根据创面脓液多少决定，脓多应勤换，以免脓液浸渍皮肤。用鲜草药汁、酒、醋等易挥发类辅剂调配者，应勤换，一般干涸即应更换。

若个别患者对敷药及药膏产生过敏，而出现丘疹、瘙痒、水泡者，应及时停用，以淡盐水洗去药膏，撒以三妙散或青黛膏，必要时可给以脱敏药物。

用饴糖、蜂蜜、鸡蛋清调配的药膏，干涸后有一定固定作用，但摊涂时应均匀、敷贴适体，以免压迫不适和擦伤皮肤。

（3）药膏的种类：药膏种类很多，依其性能有祛瘀消肿止痛类，活血接骨续筋类，清热凉血解毒类，温经通络、散寒、祛风除湿类，拔毒生肌类。临证可根据病情辨证选用。

2. 膏药

膏药古称薄贴，是中医药学外用药物中的一种特有类型。《肘后备急方》中就有关于膏药治法的记载，唐以后就广泛应用于临床各科，在骨伤科的应用也很广泛。膏药，《理瀹骈文·略言》中说："膏刚也，药目也。""有但用膏而不必药者，有膏与药兼用者，合之两全，分之而各妙。"可见，膏与药实为两种，现统称为膏药。平乐正骨在制膏药技术上有独到的经验及效果。

（1）膏药的配制：是将原药浸于植物油中（多用芝麻油），通过加热熬炼，待药黑枯后捞出，过滤后将油继续熬炼至滴水成珠后，再加入炒制后的黄丹，继续搅拌均匀，使丹变黑，即可收膏入水浸泡，揉和成团，置于阴凉或地窖处，以去火毒备用。膏药中，油与丹之比，一般是根据气候不同而增减，以往每斤（500g）油是按"秋七、夏八、冬四两（16两）"计算。其软硬度以富有黏性，烊化后能粘固于患处，贴之即粘，揭之则落者为佳。膏药的摊制，是将已熬成的膏药，置于小锅中用文火加热烊化后，对具有挥发不耐高热的药物（乳香、没药、樟脑、冰片、丁香、肉桂等），应先研为细粉，加入搅拌，再摊于棉布或牛皮纸上，制成膏药备用，摊制应留边，以免污染衣物。对一些贵重、芳香开窍类药物（麝香、牛黄、珍珠、展筋丹等，或其他需特殊增加的药物），可在临用时撒在膏药上。

（2）膏药的运用和注意事项：用时将摊好的膏药烘烤变软后揭开，需另加药者可即撒于膏药上，即时贴于患处。若患处毫毛较多者最好去除，以免揭取时粘着疼痛。若贴膏药处出现皮疹发痒时（尤其夏季），应揭下，擦以酒精或撒以二妙散，待疹消后再贴或停用；新鲜创伤有皮肤破损者不能用；因膏药内含有铅丹，拍X线片时应揭去，并用松节油擦净后再拍，以免影响片子的清晰度而妨碍诊断。

（3）膏药的种类：膏药的种类很多，按其治疗性成分，有以治疗创伤为主的接骨止痛膏、活血止痛膏；有以治疗伤科杂证为主的狗皮膏、伤湿止痛膏、麝香壮骨膏等；有用于陈伤气血凝滞，筋膜粘连的化坚膏；有用于治疗溃疡为主的太乙膏、密陀僧膏等。但一般膏药多为复方组成，故其治疗多非单一用途，如接骨止痛膏、活血止痛膏，既可用于创伤，也可用于伤科杂证。

3. 散药

又称掺药，是将原药碾成极细的粉末类药物。

（1）散药的制法：散药根据其用途，对制作细度也有不同要求。如用作吹鼻取嚏和伤部水泡等的散药，只要制成细粉即可；若用于肉芽创伤或点眼用的散药，需研成极细粉，甚至需水飞制作方可。制成后收贮瓶内备用。

（2）用法和注意事项：散药根据需要可直接撒于疮面，或撒于膏药上烘热后贴于患处。散剂用于肉芽创面者，只需弹撒微薄少许，有"上药如撒尘"之说；对于白降丹等专主腐蚀类药物，只能用于腐肉坏死组织，绝不能用作正常肉芽组织；凡有脓液的创面，应先清洁脓液后再撒散药；对止血类散药，应先擦去渗血，随即撒上药粉，并以敷料加压包扎为宜。

（3）散药的种类：散药的种类很多，按其性能分，有止血收口类、拔毒祛腐类、生肌长肉类、渗湿解毒类等。临证可根据病情辨证选用。

（二）涂擦类药

涂擦药始见于《黄帝内经》，如《素问·血气形志论》云："经络不通，病生于不仁，治之于按摩醪药。"醪药是用来配合按摩而涂擦的药酒。涂擦药可直接涂擦于患处，或在施行理筋手法时配合应用。常用的涂擦类药，有酒剂、水剂和油剂，下面分别予以介绍。

1. 酒剂

即外用的药酒或药水。

（1）制法：是用药与高度数的白酒和优质醋浸泡而成，一般酒醋之比为 8 ∶ 2，也可单用酒精浸泡。一周内每日需搅拌或摇混震荡一次，此后每周一次。浸泡 3 ～ 4 周后，滤渣收贮备用。

（2）用法与注意事项：一般是直接涂擦于患部，或涂擦后加以手法按摩活筋，皮肤有破损者不宜应用。

（3）外用药酒种类很多，根据其性能可分为活血止痛类、活血接骨类、舒筋活络类、追风祛寒类等，临床可根据病情辨证选用。

2. 水剂

即外用的药水。

（1）制法：先将药加水煎煮两遍滤渣后，再煎，然后加入适量防腐剂，收贮备用。因水剂易腐败变质，不宜久贮。

（2）用法和注意事项：一般是直接涂于患处，皮肤有破损者不宜运用。

（3）外用水剂种类很多，根据其性能可分为清热解毒类、活血消肿止痛类、舒筋活络类、温经祛寒类等，临床可根据病情辨证选用。

3. 油膏与油剂

油膏和油剂是两种不同的外用药物剂型。

（1）制法：油膏是用芝麻油将药物熬炼黑枯捞出过滤后，加入黄蜡收膏备用。油剂是用芝麻油将药物熬炼黑枯后，去渣过滤收贮备用，或将药物依法提取、精炼，收贮备用。

（2）用法与注意事项：可直接涂抹于患处，也可配合手法按摩运用，既可发挥药物效用，又有润滑作用。也可由患者自己在患处涂擦作自我按摩用，但有皮肤破损者不宜应用。

（3）伤科油膏、油剂类药物种类很多，按其性能可分为活血散瘀类、拔毒生肌类、温筋通络类、舒筋活络类等，临床可根据病情选用。

（三）熏洗湿敷法

有热敷熏洗法和湿敷冲洗法等方法。分别予以介绍。

1. 热敷熏洗法

早在唐代《仙授理伤续断秘方》中就有记述，古称淋拓、淋渫、淋洗和淋浴。清代《医宗金鉴·正骨心法要旨》对本法非常推崇，创制了不少有效方剂，至今还在临床上广泛运用。

（1）用法与注意事项：这是将药物置锅或盆中加火浸泡煮沸后，直接熏洗患处的方法，即先用热气熏蒸患处，待水温稍降后，再用药水浸洗患处。冬季可在患肢加盖棉被，以保持温度。每日熏洗两次，每次半至一小时。多用于四肢损伤后期关节僵硬，或并发风寒湿邪侵袭。皮肤有破损者不宜应用。

（2）热敷熏洗类药：按其性能有活血舒筋类、通筋活络疏利关节类、温经活血祛风散寒类，临床可根据病情辨证选用。

2. 湿敷冲洗法

古称渍渍、洗伤。《外科精义》中有"其在四肢者，渍渍之；其在腰背者，淋射之；其在下部者，浴渍之"的记载，至今不但仍广泛用于伤科临床，且广泛流传而成为民间的自疗方法。

（1）用法：是用纱布蘸药水洗或湿敷患处。现多把药物制成水溶液，用于新鲜伤口的冲洗和某种有效药物溶液，用作慢性疮面的冲洗和慢性窦道的灌洗或用作连续滴注冲洗。

（2）湿敷冲洗类药：依其性能有活血通经类、舒筋活络类、清热解毒类等，临床可根据病情辨证选用。

（四）热熨类药

热熨是热疗的方法。《普济方·折伤门》中就有"凡伤折者，有轻重浅深久新之异，治法亦有服食淋熨贴熠之殊"的记载。热熨法适于腰脊躯干部不易外洗的伤病。其方法很多，主要有下列数种，分别予以介绍。

1. 坎离砂

又称风寒砂，适于风寒湿痹或陈伤夹风寒湿者。

（1）制法：是用铁砂加热后与醋水煎成的药汁，搅拌后制成。

（2）用法：将已制成的铁砂，加醋少许搅拌后装入布袋扎口，待数分钟后，自然发热，直接热熨于患处。

2. 熨药

俗称熠药，是根据病情选用相应药物，装入布袋扎好袋口放入蒸锅内，蒸汽加热后，熨于患处。有通筋活络、舒筋止痛作用，适用于各种风寒湿痹疼痛。

3. 民间流传的热熨治疗方法

如用粗盐、黄砂、吴茱萸热炒后装入布袋热熨患处，还有用米糠、麸皮、葱、姜、醋炒麸子等，装入布袋热熨。以上这些方法简便有效，适于各种风寒筋骨痹疼、腹疼、尿潴留等。

二、创伤药物外治法

骨伤科的药物外治法和内治法一样被历代伤科学家所重视，且有不少精辟论述和有效方剂。平乐郭氏正骨经过历代传人的实践，对骨伤科的药物外治法，积累了丰富的经验，把药物外治法也概括为初、中、后三期辨证用药原则，提出初伤瘀血阻滞，肿胀疼痛，治之以"消"，即散瘀消肿止痛；中期瘀血泛注消而未尽，肿减而未除，治之宜"散"，即活血散结、散瘀和营；后期骨愈未坚，筋肉消瘦，关节僵凝，治之宜"温"，即温经利节。所谓初、中、后三期，也和内治法一样，既寓有时间概念，又不唯时间，而主要是以临床症状为辨证根据。

1. 初期

伤病初期，瘀血阻滞，肿胀疼痛。此期邪实正盛，不易热汤淋洗，因创伤脉络受损，血离经道而外溢而瘀滞，热可助血行而增加肿胀。亦不宜冷水淋洗，因血遇冷则凝，恐冷热相搏，寒凝经络而留瘀。

一般损伤初期肿胀疼痛者，宜外敷蚊蛤膏，或用黄半膏、地龙膏、祛瘀消肿膏、散瘀止痛膏、消肿膏、消肿化瘀膏等；若肿胀严重起水泡者，可抽吸或穿破水泡后，外敷三妙散或平乐外用接骨丹；若肿痛发红、焮热灼手者，有瘀血化热之势，当用清热解毒的黄金散或四黄膏；若肿甚僵硬，趺阳或寸口脉搏不清，即有骨筋膜室综合征之虞者，可用芷黄速效消肿膏醋调外敷，干则即换，直至硬度变软，肿胀减轻；若有皮肤破损、污染者，可用公英荆防煎或黄柏黄芩液冲洗；对皮肤表浅破损渗血者，冲洗去污后，可散敷桃花散、云南白药、花蕊石散、如圣金刀散、金枪铁扇散等加压后包扎；若为骨伤肿势已减，正复后可用外用接骨丹，鸡蛋清调敷后固定；若为惊纹性骨折，可外贴接骨止痛膏；若为筋伤，可按摩展筋丹或涂擦展筋酊、外贴活血止痛膏；若为关节脱位整复后可外贴活血止痛膏。

2. 中期

损伤中期瘀血泛注去而未尽，肿胀消而未除，局部筋肉僵凝，瘀斑青黄尚存，动则仍疼，功能障碍仍显者，可用展筋丹按摩或涂擦展筋酊；醋调消肿活血散外敷；或以苏木兼温洗，以散未尽之瘀血，疏经络而止疼痛。

3. 后期

病程日久，骨折已愈，唯筋肉消瘦，气血停滞，关节僵凝，或挟风寒湿邪侵袭，外治当温经活血、通经利节、舒筋活络，或温阳散寒、祛风除湿。

若为筋肉损伤日久不愈，气血郁滞，筋肉僵凝、挛缩者，仍可按摩展筋丹或以展筋酊涂擦，并外洗温经活血、舒筋利节之苏木煎或活血伸筋汤；若为骨折愈合，筋肉消瘦，关节僵凝，除按摩展筋丹或涂擦展筋酊外，可外洗温经活络、舒筋利节之舒筋活血散、透骨草煎等。

若损伤严重，卧床日久活动不便者，可用红花樟脑酒，定时于骶尾等处按摩以预防褥疮；若损伤日久，挟风寒湿邪侵袭，肢节麻木、困疼，遇风寒加重者，可用温经通络的海桐皮汤熏洗，或用温经活血、祛寒的温经活血酒热敷，或用葱姜醋炒麸子热敷，或用坎离砂热熨，也可用醋调四生散外敷，或可外贴万灵膏。若损伤皮肉破损，疮口红肿，僵硬不消者，可用洪宝丹热茶调敷；若伤口久不愈合，脓液较多、肉芽紫红者，为有热毒，可用清热敛疮之生肌散（《张氏医通》方）；伤口肉芽新鲜、脓液不多者，可撒展筋丹、生肌长皮散、珍珠粉，外敷生肌玉红膏；若伤口腐肉不去，新肉不生者，可撒展筋丹、拔毒生肌散，或去腐拔毒的七三丹、八二丹，或用红升丹、白降丹等。红升丹、白降丹药性峻猛，特别是白降丹专主腐蚀，只可短时用于腐肉不去，绝不能用于正常肉芽组织，且常加热石膏调配成九一丹等应用，以减轻其腐蚀性。

三、骨病药物外治法

骨病的药物外治也和内治法一样，是骨伤科的内、外兼治，局部与整体并重治疗原则的重要组成部分，骨病常用的药物外治法，有清热解毒法、温经解凝法、温阳散结法、拔毒生肌法等，临证依据病情辨证选用。

1. 清热解毒法

利用苦寒清热类药物，即"热者寒之"的治法。适于附骨疽，肿痛发红、焮热灼手，热毒壅聚之症。常用的有如意金黄膏、四黄膏、速效消肿膏，或活血解毒、祛逐水湿的骨炎膏等。

2. 温经解凝法

利用辛温散寒、活血、温化痰湿类药物，以治疗寒痰凝结之漫肿不红、不热之流注阴疽症，可用《外科正宗》之回阳玉龙膏热酒调敷，或外贴温化湿痰之万灵膏或阳和解凝膏。

3. 温阳散结法

利用辛热温阳类药物，以治疗顽痰瘀聚，漫肿坚硬，青筋努起之石痈证，可用加味四生散、蜂蜜或醋调外敷。

4. 拔毒生肌法

利用拔毒祛腐、清热解毒、生肌敛口类药物外敷或外撒，或外洗，或以药捻、药锭插入窦道，以治疗附骨疽、流注、流痰等溃疡久不愈合者，临床可根据伤口情况选用。若疮面脓液不多，肉芽新鲜者，可撒生肌长皮散，并以生肌玉红膏纱布覆盖；若疮面脓液较多，肉芽暗褐者，为有热毒蕴郁，可用三黄公英煎冲洗疮面后，撒以生肌散、拔毒生肌散，或外敷骨炎膏。若溃疡久不愈合，形成窦道，内有死骨胬肉突出于窦道，脓出不畅者，可用三品一条枪等药锭、药捻插入窦道，外敷骨炎膏。若死骨已去，疮口不愈，脓少而清稀者，可撒展筋丹、生肌长皮散，外敷橡皮膏，或蜂蜜、白糖纱布以增加局部营养，生肌长肉。

四、伤科杂证药物外治法

伤科杂证的药物外治历史悠久，早在《黄帝内经》就有用药酒涂擦的记载，历代医家不乏精湛论述，且创制了不少有效方药，有些至今仍被广泛采用，若与内治等法配合运用，将可增强疗效、缩短疗程。伤科杂证的药物外治法很多，常用的有温经散寒法、活络通痹法、清热消散法等，临证可根据病情辨证选用。

1. 温经散寒法

利用辛热祛寒类药物，以治疗寒邪郁滞，痹阻经络，疼痛遇冷加重的寒痹证，可外敷温阳散寒、通痹止痛的姜葱醋炒麸子、回阳玉龙膏；也可用温经散寒、祛风止痛的坎离砂热熨；也可用温经散寒、除风活络的温经祛寒散，酒醋炒热外敷；还可用温经祛寒、散瘀止疼的温经散寒酒，用纱布垫蘸药酒外敷或加电灯烤热敷。

2. 活络通痹法

利采用辛温、活血、通经类和祛风除湿、舒筋活络类药物外用，以治疗风湿性疾病或陈伤复感风、寒、湿邪引起的疼痛、麻木、四肢关节拘挛等症。常用的熏洗类药，有温经活络、祛风止疼的二乌红花煎；清热燥湿、活血通经，治疗四肢关节肿胀积液，用以外洗的利湿消肿煎。敷贴类的有祛风散寒、活络宣痹的活血散、三色敷药；温经通络、祛风止疼的加减温经通络膏；温经活血、祛风止疼的消肿止痛膏。热敷类的有葱、姜、醋炒麸子热敷法；温经活血酒，以纱布蘸药酒灯烤热敷法等。

3. 清热消散法

利采用苦寒清热、燥湿祛风类药外用，以治疗四肢关节肿疼、发热的湿热痹证。常用的外敷类药有苦寒清热、燥湿消肿的如意金黄散；清热燥湿、活血舒筋的解毒祛湿膏；清热散瘀、消肿止疼的活血解毒膏。洗渍类的有清热解毒、活血祛风、燥湿的清热利湿饮；溻渍类的有黄前速效消肿散水调敷溻等。

五、郭维淮骨伤外治用药经验

郭维淮在骨伤外用药的临床运用上独具匠心，所用外洗药是平乐郭氏正骨家传经验方的精华，组方简练，用方独到，效果良好。现介绍如下：

1. 经验方

方1：防风10g，荆芥1g，苏木15g，红花10g，花椒15g，艾叶30g，钩藤10g，羌活10g，伸筋草30g。适用于气血不和，肢体消瘦，肌肉萎缩，关节僵硬，畏寒疼痛，肢体凉痛麻木者。

方2：苏木15g，红花10g，丹参15g，乳香10g，黄柏15g，大力草30g，五加皮10g，羌活10g。适用于瘀血未尽，瘀滞经络，瘀热邪毒之局部肿硬，肤色紫暗，肤温偏高，动则疼痛的表实之证。

方3：苏木15g，红花10g，花椒15g，艾叶30g，大戟15g，甘遂15g，甘草15g，防风10g，伸筋草30g。适用于肝肾亏损，湿邪侵袭，郁滞经络关节，肢节肿胀，酸困胀痛，沉重无力，肤色无异常改变的患者。

2. 煎洗方法

将中药 1 剂，米醋 500mL 放入搪瓷盆内，加入大半盆冷水，放置火上煎沸 2 ～ 3 滚，离火放温。将患肢放于药液处，用毛巾蘸药液淋洗湿敷、浸洗，洗 15 ～ 20 分钟。每剂用 2 ～ 3 天，每日早晚各洗 1 次。每次洗时均带药渣，煎滚放温洗之。药液温度以患处舒适为度，忌熏蒸，洗后不出汗无药斑为宜。温洗后配合主动不负重功能锻炼。

3. 典型病例

刘某，女，17 岁，农民。不慎跌伤右肘部，当时肿痛，活动障碍。当地卫生院拍片诊为右肱骨内上髁撕脱骨折，给予肘半伸直石膏固定 46 天。现肢体消瘦，肘关节僵硬、疼痛，遇冷时疼痛明显加重，时而麻木。伤后 64 天来诊。郭老诊为伤后气血停滞，经络受阻，复感寒邪。给予方 1，水煎温洗以活血舒筋、温通经络。嘱加强主动功能锻炼。7 天后复诊，患肢疼痛明显减轻，活动度较前好转。继续外洗（方 1），10 剂水煎温洗，配合功能锻炼。1 个月后复诊右上肢肌肉萎缩及弹性明显好转，肘关节伸展近正常，肘屈达 95°，继续加强主动功能锻炼，外洗上方 10 剂。1 个月后再次复诊，患肢麻木消失，肌肉恢复，关节活动度正常。

4. 讨论

郭氏外洗药是损伤后期有效而不可缺少的重要治疗方法。郭老认为，损伤者必伤气血。初伤瘀血凝结，邪实正盛，热汤淋洗，可助其邪，病情加重；冷水淋洗，热冷相激，导致寒滞经络，助邪更盛，故禁用之。郭老强调温洗，防止熏蒸，是用其药力而不是用其热力。温则通，温洗可使血液流通，皮肤毛孔舒张有利于药物有效成分的渗透进入机体发挥其药理作用。外洗药能通过皮肤直接进入病灶，减轻胃部负担，特别是创伤后期病人对内服药有惧怕心理，所以外洗药是治疗骨伤后期疾患的理想途径。

外洗药中加米醋 500mL，是郭老的又一特点。米醋味酸、性温入肝经，具有活血化瘀、消毒止痛、散水气、杀毒邪、软坚之功，尤其骨关节肌肉肿胀、筋脉粘连者用米醋佐之，疗效显著。

第四章　平乐正骨传统制剂与方药概论

第一节　平乐正骨用药简析

平乐正骨在药物治疗上以整体观为指导，将创伤分为初、中、后三期，根据这三期不同的特点，辨证施以不同药物，内治外治相结合，取得了很好的疗效。

一、初期

一般指伤后 7 天内，初损血瘀气滞，形气俱伤，肿痛兼作，瘀不去则新不生，新不生则骨不长。损伤初期多为健康人突遭暴力伤害，属瘀血实证，治宜攻破。若为出血过多或亡血，治宜补而兼行。此外，还要根据患者年龄、体质、损伤部位、轻重而辨证选用以下治疗方法：攻下逐瘀、利水逐瘀、凉血逐瘀、行气止痛。

1.攻下逐瘀法

攻下逐瘀法属于"下"法，是在活血化瘀药物基础上加泻下药。正如《素问·缪刺论》云："人有所坠堕，恶血留内，腹中胀渴，不得先后，先饮利药。"通过泻下可以使机体整体脱水，使损伤局部减轻肿胀和疼痛，并使存于肠内的宿便排出，可以有效地预防病人因受伤而长期卧床所致腹胀便秘和食欲减低，以及由此而引起的诸如血压升高等其他病证。可以说，该法起到了一举多得的作用，充分体现了平乐正骨整体观的治疗思想。常用方剂为活血疏肝汤，该方为平乐正骨家传治疗骨伤初期瘀血证的有效方剂。

活血疏肝汤：当归 15g，柴胡 10g，黄芩 10g，赤芍 10g，红花 10g，桃仁 10g，枳壳 10g，陈皮 10g，厚朴 10g，槟榔 10g，大黄 15g，甘草 5g。水煎服。

该方中理气泻下的有厚朴、枳壳、槟榔、桃仁、陈皮、柴胡六味药，而活血化瘀的有当归、赤芍、红花、桃仁四味药，既泻下又活血的为大黄。因此，本方重点是泻下通便、通畅胃肠，活血化瘀是其次。

应用下法的注意事项：若体弱虚寒之人，服下药而不下，须加热药；若体虚夹实，大便不通，宜补而行之；若服下药而不下，粪结直肠者，可以用导法治之；若伤重患者昏愦不醒，虽有瘀血，均不可下，恐因泻而亡阴也。

2. 利水逐瘀法

机体受伤骨折后，出现水肿，尤其是在小腿部、足踝部、足跟部的闭合伤，常常肿胀严重，按之顶指，甚者起大量张力性水泡，因此，在活血化瘀药中加入大剂利水药，使整个机体脱水，可以使受伤部明显消肿。常用方剂为加味血肿解。

加味血肿解：当归 15g，赤芍 10g，红花 10g，枳壳 10g，黄芩 10g，木通 12g，猪苓 15g，大黄 12g，香附 9g，甘草 6g。水煎服。

注意：该方中木通一味，切不可用关木通，其有很强的肾毒性。同时，本方中大黄泻下配合木通利水，能达到很好的脱水效果。

3. 凉血祛瘀法

机体外伤难免皮破血流，甚则骨折端穿破皮肤外露，这样就可能使毒邪感染机体，导致一系列炎症反应。故在活血化瘀的基础上加清热凉血解毒药物，以清泄实热。代表方为加味解毒饮。

加味解毒饮：当归 15g，赤芍 12g，菊花 12g，柴胡 10g，黄芩 10g，红花 15g，甘草 6g，蒲公英 30g，紫花地丁 30g。水煎服。

临床中若遇受伤局部肿胀严重时，常将血肿解与解毒饮联合起来应用，这是因为肿胀严重时出现张力性水泡，水泡破裂后容易招致感染。将两方合用，既可以活血利水消肿，又能预防感染。

4. 行气止痛法

临床中常见一些病人由于猛转身或弯腰拾物，或在深呼吸或咳嗽时，导致胸胁部或腰髋部突然疼痛，其症甚急，呼吸咳嗽均疼痛，但局部不肿，外无压痛，重者腰部不能直起，其痛时轻时重，甚至转移。这种情况一般通过理气即可达到止痛的效果。常用方剂为：实证用复元通气散，气虚用调中益气汤加延胡索。

复元通气散：木香 10g，小茴香 9g，青皮 9g，炮山甲 10g，陈皮 12g，白芷 15g，甘草 10g，漏芦 10g，贝母 10g。等分为末，每次 6g，黄酒调服。

调中益气汤：黄芪 15g，陈皮 6g，木香 5g，人参 5g，炙甘草 6g，苍术 10g，柴胡 3g。水煎服。

伤病初期，邪实正盛，外治以消，即散瘀消肿止痛。可用消定膏：炒大黄、木耳炭、无名异、儿茶、紫荆皮各等份，共为细末，蜜调患处，3～4 天换一次。若肿胀严重起水泡者，可抽吸或穿破，外敷平乐正骨外用接骨丹：当归 120g，川芎 60g，续断 120g，土鳖虫 15g，龙骨 45g，儿茶 45g，乳香 60g，没药 60g，三七 15g，川牛膝 60g，木瓜 60g，自然铜 15g。配法：共为细末，火炒以平其性。外用法：以蛋清拌糊敷伤患处。

二、中期

中期是个过渡期，一般指损伤后的 7～30 天。其特点为：经初期治疗后，肿痛减而未尽，瘀血尚有存留，新骨未长。若继续用攻下，恐伤正气，故应用"和"法，选用调和气血、通经活络、祛瘀生新、接骨续筋之和法。接骨续筋成为该期的主要治疗目的，然后根据兼证不同，采用不同的治疗方法。常用的方法有活血接骨法、通经活络法、调气活血法、疏肝和胃法。

1. 活血接骨法

本法为接骨续筋类药，佐以活血祛瘀药，以达祛瘀生新、接骨续筋之目的。常用方为三七接骨丸。

三七接骨丸：三七45g，没药30g，牛膝30g，续断30g，杜仲30g，麝香3g，乳香30g，土鳖虫20g，地龙20g。共为细末。内服法：每次6g，蜜或水丸，每日2次，温水送服。外用法：适量蛋清拌糊敷患处。

2. 通经活络法

损伤经初期治疗后，肿痛已减，但尚余局部呈青黄色瘀斑，乃瘀血留滞于筋肉腠理之间，气血瘀滞经络不畅或虽有外伤，但损伤较轻，肿痛不甚。代表方为活血灵。

活血灵：红花10g，当归15g，续断15g，威灵仙15g，一日1剂，水煎服。

3. 调气活血法

适用于创伤经过初期通下逐瘀之后，大便虽通，尚有腹胀，瘀滞减而疼痛未尽，选用调中活血汤。

调中活血汤：当归10g，赤芍10g，乌药10g，枳壳10g，川芎10g，香附10g，陈皮8g，生地黄10g，何首乌10g，柴胡10g，羌活10g，独活10g，甘草5g。一日1剂，水煎服。

4. 疏肝和胃法

损伤经初期治疗后，胁肋胀闷、腹胀纳呆，或初伤胸胁满闷、呼吸隐痛，此乃气滞血瘀，肝失调达，从而影响脾胃运化。代表方为柴胡疏肝散。

柴胡疏肝散：柴胡12g，白芍15g，枳壳10g，川芎10g，香附12g，陈皮10g，甘草6g。一日1剂，水煎服。

伤之中期，肿仍不消，此为血滞不和，用消肿活血散熏洗；若合并寒湿，肿而发凉，用薏米煎熏洗；若肿已消，关节强直，宜用活血舒筋散熏洗。

消肿活血散：苏木15g，红花15g，羌活10g，丹参15g，威灵仙10g，乳香9g，没药9g。水煎洗。

薏米煎：薏苡仁30g，丹参30g，防己15g，木瓜15g，牛膝15g，乳香9g，没药9g。水煎洗。

活血舒筋散：大力草30g，凤仙花20g，艾叶10g，卷柏15g，羌活12g，独活12g，木瓜12g，牛膝12g。水煎洗。

三、后期

创伤后期多为气血亏损，营卫不和，并且最易感受内因、外因而发病，故用药应以和营卫、补气血、健脾固肾、通利关节为主，结合其他情况辨证施治。

1. 久不愈合

伤之后期，骨折久不愈合，宜补肝肾、强筋骨，可服平乐正骨传统药物特制接骨丸。

2. 骨折后期，肿胀不消

骨折后期，伤处肿胀不消，多为气虚证，如不及时处理，可影响骨折愈合。可服益气养荣汤加减，实证可用逍遥散加减。方用：人参 10g，黄芪 10g，当归 15g，川芎 10g，熟地黄 10g，白芍 10g，香附 6g，贝母 9g，茯苓 9g，陈皮 9g，白术 10g，柴胡 3g，甘草 5g，桔梗 5g。水煎服。

3. 下肢骨折愈后顽固性肿胀不消

虚肿者，以手指点按，凹陷不起，或肢体呈扁平状（多因长期卧床压迫所致），稍活动肿即加重，一般上午轻、下午重，宜先服加味补中益气汤，继服十全大补汤加减。实肿者，肢体肿胀，按之发硬如皮革，不凹陷，宜服逍遥散加减，或何首乌散加减。伴有肢体酸困无力，肌肉消瘦者，为脾肾大亏，宜服健步虎潜丸。

加味补中益气汤：即补中益气汤加狗脊 15g，五加皮 12g，黄芪 12g，骨碎补 10g，续断 10g，毛栗子 10 个。水煎服。

何首乌散：何首乌、当归、赤芍、白芷、乌药、枳壳各 12g，防风、甘草、川芎、陈皮、香附、紫苏、羌活、独活、肉桂、薄荷、生地黄各 10g。水煎服。

健步虎潜丸：龟甲胶、鹿角胶、制首乌、牛膝、杜仲、锁阳、威灵仙、黄柏、人参、羌活、白芍、白术各 30g，熟地黄 60g，制附子 45g。共为细末，炼蜜为丸，每服 6g。

4. 关节僵凝

骨折后期，关节僵凝，分为气虚血瘀而凝和血虚气滞而凝。前者除服活解及通利关节药外，须兼补气行血。若瘀血已去，而肢体关节肿僵不消，多为血虚气滞而凝，除服活解及通利关节药外，还需兼补血行气。宜服和营养卫汤加柴胡 30g。上肢加威灵仙、钩藤各 10g；下肢加牛膝、木瓜、秦艽、大力草各 30g。

和营养卫汤：人参、黄芪、当归、白芍、白术各 30g，防风、茯苓、桂枝、陈皮、甘草各 15g。水煎服。

应注意关节僵凝，气血凝滞，若只活解气血、通利关节，关节虽通，但气血不足，而必复滞凝；或只重补气血，则愈补愈滞，故应通中兼补，辨证而治。配合适当的功能锻炼，方可取得良好效果。

5. 筋骨消瘦

伤之后期，筋肉消瘦、发软麻木寒凉，均为气血已衰，应以益气养血为大法，配合海桐皮汤熏洗，或用葱姜醋炒麸子方热敷。

海桐皮汤：海桐皮 15g，透骨草 15g，乳香 15g，没药 15g，当归 12g，花椒 10g，川芎 10g，红花 10g，白芷 15g，威灵仙 10g，防风 15g，甘草 10g。水煎熏洗。

葱姜醋炒麸子方：葱白 200g，生姜 200g，麸子 2000g，醋半斤，将葱白、生姜切碎，用醋将麸子拌湿，放锅中炒热，用两布袋装，热敷患处，冷即再炒，两个互换。

第二节　平乐正骨传统制剂的分类

平乐正骨现已形成传统药物 35 个品种，包括家传方、经验方、协定方，这 35 个品种均注册成为医院制剂。

1. 骨伤早期治疗药物

三七接骨丸、祛瘀通便胶囊。

2. 骨伤中期治疗药物

养血止痛丸、地龙接骨丸。

3. 骨伤后期治疗药物

加味益气丸、特制接骨丸、益生接骨颗粒。

4. 外用药物

活血接骨止痛膏（大号、中号、小号）、舒筋活血祛痛膏、平乐展筋丹（七珠展筋散）、平乐展筋酊。

5. 周围神经治疗药物

筋肌复生胶囊、黄芪生络复康丸。

6. 创伤截瘫治疗药物

愈瘫胶囊。

7. 骨髓炎治疗药物

骨炎膏、骨炎托毒丸、骨炎补髓丸。

8. 骨关节病治疗药物

养血止痛丸，或早期用桃仁膝康丸、中期用羌归膝舒丸、后期用地黄膝乐丸。

9. 颈椎病、颈椎骨质增生治疗药物

养血止痛丸、颈痛消丸。

10. 椎间盘突出、椎管狭窄、腰椎骨质增生治疗药物

养血止痛丸、椎间盘丸、芪仲腰舒丸。

11. 股骨头缺血性坏死治疗药物

养血止痛丸、加味益气丸、复骨胶囊、股骨头坏死愈胶囊。

12. 骨质疏松治疗药物

驻春胶囊。

13. 骨肿瘤辅助治疗药物

化岩胶囊。

14. 风湿、类风湿关节炎、强直性脊柱炎治疗药物

顽痹清丸、顽痹通丸、顽痹康丸、顽痹乐丸。

15. 小儿创伤治疗药物

小儿清热解毒颗粒、小儿活血止痛颗粒、小儿接骨颗粒。

另外，平乐郭氏正骨传统药物"筋骨痛消丸"已经成功注册为国内上市药品，实现产品销售收入 5 亿元，产生了巨大的经济和社会效益。

第三节　平乐正骨传统制剂与方药介绍

一、平乐正骨常用传统制剂

1. 内治药物

三七接骨丸

【主要成分】三七、乳香、土鳖虫、牡丹皮。

【性状】本品为樱桃红色糖衣水丸；除去糖衣后，显浅黄色，味微苦，微腥。

【功能主治】祛瘀活血，消肿止痛，续筋接骨。用于新鲜骨折，剧烈疼痛，肿胀不消等症。

【方解】方中用三七以活血化瘀、消肿定痛，善治瘀血诸证，为骨伤科要药为君药。乳香行气活血止痛；土鳖虫能活血疗伤、续筋接骨共为臣药。佐以牡丹皮活血化瘀。诸药相合，祛瘀活血、消肿止痛、续筋接骨。

【用法用量】口服，一次 1 袋，一日 2～3 次，温开水送服，儿童酌减服用。

【注意事项】孕妇忌用。

【规格】每袋装 6g。

【贮藏】密闭，置阴凉干燥处。

【包装】每盒 10 袋，复合膜袋装。

加味益气丸

【主要成分】黄芪、党参、当归、山药、陈皮、升麻、柴胡、防己。

【性状】本品为浅棕色至棕色浓缩丸，味微苦、辛。

【功能主治】补气升阳，滋养肝肾，通利关节。用于损伤后期，气血亏耗，肝肾不足所致的身倦乏力、面色萎黄、腰膝酸软、下肢浮肿等症。

【方解】方中重用黄芪、党参大补脾肺之气，以促气血生化之源。配以当归益气生血；助之山药、陈皮以促生养之机；脾升则健，故以升麻、柴胡、防己祛风湿止痛、利水消肿。诸药相合，共治损伤后期气血亏耗，肝肾不足所致的身倦乏力，面色萎黄，腰膝酸软，下肢浮肿或疮疡溃后，久不愈合等症。

【用法用量】口服，一次 1 袋，一日 2～3 次，温开水送服。

【注意事项】孕妇忌用。

【规格】每袋装 6g。

【贮藏】密闭，置阴凉干燥处。

【包装】每盒 10 袋，复合膜袋装。

特制接骨丸

【主要成分】红参、黄芪、骨碎补、白术、山药、杜仲、枸杞子、鹿茸、茯苓、续断。

【性状】本品为黑棕色大蜜丸；气香，味微苦。

【功能主治】理气血，壮元阳，益肝肾，填精髓，强筋骨。用于骨折中后期迟延愈合或不愈合。

【方解】方中以红参、黄芪、骨碎补为君药，红参大补元气，补脾益肺、生津；黄芪补气升阳、益卫固表；骨碎补活血续伤、补肾强骨。以白术、山药、杜仲、枸杞子、鹿茸、茯苓、续断共为臣药，白术补气健脾、燥湿利水、止汗；山药益气养阴、补脾肺肾；杜仲、枸杞子、续断补肝肾、强筋骨、疗伤续折；鹿茸壮肾阳、益精血、强筋骨；茯苓利水渗湿、健脾安神。诸药合用，共治骨折中后期迟延愈合或不愈合等症。

【用法用量】一日 2～3 次，一次 1～2 丸，温开水送服。或在医生指导下服用。

【注意事项】孕妇忌用。

【规格】每丸重 9g。

【贮藏】密闭，防潮。

【包装】每盒 20 丸，蜡纸包装。

养血止痛丸

【主要成分】黄芪、当归、白芍、丹参、鸡血藤、生地黄、香附、乌药。

【性状】本品为棕褐色的浓缩丸；气微香，味微苦。

【功能主治】益气养血，行气止痛，温经通络。适用于损伤后期，气血虚瘀滞，症见肌肉消瘦发硬，活动不利，关节疼痛，肿胀，活动受限等。

【方解】方中用黄芪、当归、白芍、丹参益气养血为君药；血瘀则气滞，故以鸡血藤、生地黄、香附、乌药以活血行气消滞为臣药。合而成方，可使气虚得补，血虚得养，瘀滞以行，则损伤诸症可除。

【用法用量】口服，一次 1 袋，一日 2 次或遵医嘱，温开水送服。

【注意事项】孕妇忌用。

【规格】每袋装 6g。

【包装】每盒 10 袋，复合膜袋装。

小儿活血止痛颗粒

【主要成分】丹参、香附、红花、泽兰。

【性状】本品为浅黄色颗粒；味甜。

【功能主治】活血化瘀，理气止痛。用于儿童创伤早期肿胀疼痛。

【方解】方中以丹参味苦、微寒，活血化瘀、凉血解毒为君药，《重庆堂随笔》"丹参、降而行血，血热而滞者宜之"。香附辛散行气，疏肝止痛，《本草正义》"香附辛味甚烈，香气颇浓，皆以气用事，故专治气结为病"；红花活血通经，祛瘀止痛，两味共为臣药。佐以泽兰活血祛瘀，利水消肿。诸药相合，共奏活血化瘀、理气止痛之功效，用于儿童创伤早期肿胀疼痛的治疗。

【用法用量】5 岁以下，一日 2 次，一次 1/2 包。5 岁以上，一日 2 次，一次 1 包，温开水冲服。

【注意事项】高热患者，有出血者慎用。

【规格】每瓶装 9g。

【贮藏】密闭，置阴凉干燥处。

【包装】每盒 10 袋，复合膜袋装。

小儿接骨颗粒

【主要成分】骨碎补、丹参、续断、枸杞子、红花、生地黄、三七。

【性状】本品为浅黄色颗粒；味甜。

【功能主治】补肝肾，强筋骨，促进骨折愈合。用于骨折早、中期跌打损伤等症。

【方解】方中重用骨碎补以行血脉、续筋骨、疗伤止痛，与归心、肝经的丹参共为君药，活血化瘀通经力量较强。臣以续断能补肝肾、强筋骨，味兼苦辛，有行血脉、消肿止痛之效；枸杞子补肝肾、益精血；红花为活血化瘀之要药；生地黄甘寒质润，苦寒清热，入营分、血分，为清热凉血、养阴生津之要药；三七化瘀止血。诸药相合，补肝肾，强筋骨，促进骨折愈合。

【用法用量】5 岁以下，一日 2 次，一次 1 包。5 岁以上，一日 3 次，一次 1 包。10 岁以上，一日 3 次，一次 2 包，温开水冲服。

【规格】每袋装 9g。

【贮藏】密闭，置阴凉干燥处。

【包装】每盒 10 袋，复合膜袋装。

小儿清热解毒颗粒

【主要成分】金银花、连翘、金钱草、蒲公英、白茅根、白花蛇舌草、羚羊角（代）。

【性状】本品为浅黄色颗粒；味甜。

【功能主治】清热解毒，活血。用于小儿创伤肢体肿胀发热，伤口感染或有水泡。

【方解】方中用金银花、连翘为君，既有辛凉透表、清热解毒的作用，又有芳香辟秽的功效。金钱草清肝胆之火，又能除下焦湿热；蒲公英苦寒，清热利湿；白茅根能清肺胃膀胱之热而凉血止血；白花蛇舌草苦寒，有较强的清热解毒作用；羚羊角粉入心、肝二经，气血两清，有清热泻火解毒之效，以上共为臣药。诸药相合，清热解毒、活血，共治小儿创伤肢体肿胀发热，伤口感染或有水泡。

【用法用量】5 岁以下，一日 2 次，一次 1 包。5 岁以上，一日 3 次，一次 1 包。10 岁以上，一日 3 次，一次 2 包，温开水冲服。

【规格】每袋装 9g。

【贮藏】密闭，置阴凉干燥处。

【包装】每盒 10 袋，复合膜袋装。

驻春胶囊

【主要成分】淫羊藿、蛇床子、补骨脂、肉苁蓉、枸杞子、丹参、香附、木瓜、枳壳、延胡索。

【性状】本品为胶囊剂，内容物为棕黄色的粉末；气淡，味微苦。

【功能主治】补益肝肾，健脾坚骨。用于骨质疏松引起的腰背腿痛、酸沉无力，骨质退化引起的退行性骨关节炎。

【方解】本方以淫羊藿、蛇床子、肉苁蓉、补肾脂、枸杞子共为君药，补肾气、益精血；丹参、香附、木瓜、枳壳、延胡索疏肝柔肝、活血通络止痛。诸药合用，共治骨质疏松引起的腰背腿痛、酸软无力，骨质退化引起的退行性骨关节炎。

【用法用量】口服，一次 5 粒，一日 2～3 次，温开水送服。

【注意事项】孕妇慎用。

【规格】每粒装 0.3g。

【贮藏】密闭，防潮。

【包装】每瓶 60 粒，塑料瓶装。

化岩胶囊

【主要成分】补骨脂、黄芪、薏苡仁、白芍、郁金、木瓜。

【性状】本品为胶囊剂，其内容物为棕黄色粉末；气微香，味微苦。

【功能主治】补肾健脾，软坚散结，豁痰破瘀。用于恶性骨肿瘤，如骨肉瘤、骨转移癌等。

【方解】本方以补骨脂为君药，补肾强骨，治其本。以黄芪、薏苡仁为臣药，健脾利湿，治痰之源。佐以白芍、郁金、木瓜补肝、疏肝。诸药相合，共奏补肾健脾益肝、软坚散结、豁痰破瘀之功，治疗恶性骨肿瘤等。

【用法用量】一日 2～3 次，一次 5 粒，温开水送服。

【注意事项】腹泻患者慎用或遵医嘱。

【规格】每粒装 0.3g。

【贮藏】密闭，防潮。

【包装】每瓶 60 粒，塑料瓶装。

颈痛消丸

【主要成分】独活、羌活、葛根、桂枝、姜黄。

【性状】本品为黄褐色浓缩丸；味微苦，辛。

【功能主治】养血，散寒，除湿，止痛。适用于颈椎病，颈椎骨质增生，肩周炎及颈肩部各种软组织病变等症。

【方解】方中独活祛风湿，止痹痛，《本草求真》有"独活，辛苦微温，其性稍缓，凡因风干足少阴，伏而不出，发为头痛，则能善搜而治矣"；羌活，辛、苦、温，散风寒，利湿浊，《用药法象》有"治风寒湿痹，酸痛不仁，颈项难伸"，二药合用，祛风散邪，胜湿止痛而共为君药。葛根解肌升阳，《别录》有"疗伤寒中风头痛，解肌发表，出汗，开腠理"；桂枝发汗解肌，温通经脉，助阳化气；姜黄辛温，活血行气，善除寒凝肩臂之疼痛，三药合用，温经通络、祛邪止痛，还可引药上行，以治颈肩之疾而共为臣药。全方共奏养血散寒、除湿止痛之功。

【用法用量】口服，一次 1 袋，一日 2～3 次，温开水送服。

【注意事项】孕妇慎用。

【规格】每袋装 6g。

【贮藏】密闭，防潮。

【包装】每盒 10 袋，复合膜装。

芪仲腰舒丸

【主要成分】黄芪、杜仲、桂枝、续断、白芍。

【性状】本品为深褐色浓缩丸；味微苦，辛。

【功能主治】温经散寒，补肾养血止痛。适用于腰痛，腰椎骨质增生。腰肌劳损，腰及下肢冷痹，麻木，困痛等症。

【方解】方中黄芪甘温，纯阳益气，固在表之卫气，能补诸虚，益元气，壮脾胃，活气血；杜仲补肝肾，强筋骨，疗肝肾亏虚，下元虚冷，《本经》有"杜仲主腰脊痛，补中，益精气，强筋骨"，《本草求真》有"凡下焦之虚，非杜仲不补；下焦之湿，非杜仲不利；足胫之酸，非杜仲不去；腰膝之痛，非杜仲不除……补肝益肾，诚为要药"，黄芪走阳、杜仲入阴，二者共为甘温，合用可补气祛寒、强筋健体，共为君药。桂枝散风寒温经通痹，续断补肝肾、强健筋骨，二者合用可补虚散邪，强腰健骨而共为臣药。佐以白芍养血和营，与当归相合补益营血，与桂枝为伍调和营卫。全方共奏温经散寒、补肾养血止痛之功。

【用法用量】口服，一次 1 袋，一日 2 ~ 3 次，温开水送服。

【注意事项】孕妇慎用。

【规格】每袋装 6g。

【贮藏】密闭，防潮。

【包装】每盒 10 袋，复合膜袋装。

筋肌复生胶囊

【主要成分】黄芪、党参、丹参、当归、桃仁、红花、川芎。

【性状】本品为硬胶囊剂，其内容物为浅黄色粉末；味微苦。

【功能主治】益气活血，通络补肾。适用于筋伤肌痿，肝肾亏虚，提高机体免疫力，促使神经再生，亦用于早中晚期周围神经损伤及由此导致的肌肉萎缩。

【方解】本方黄芪、党参为君药，补气健脾，党参补元气，益血生津，安神增智，为内伤气虚第一要药；黄芪补气之力虽不如党参，但温升之力强，二药合用可增强疗效，且黄芪、党参均入脾经，《素问·痿论》曰："脾主身之肌肉。"说明脾与肌肉关系密切。脾化生精气血以养肌肉，肉病日久，下内传及脾。金·李东垣在《脾胃论·脾胃胜衰论》中说："脾胃俱旺，则能食而肥。脾虚则肌肉削……"丹参、当归、桃仁、红花、川芎均为活血补血之品，又有行气之功，多入心肝二经，诸药合用，均为臣药。诸药合用以发挥益气健脾、活血通络、补肝肾之功。

【用法用量】口服，一次 5 粒，一日 2 ~ 3 次，温开水送服。

【注意事项】孕妇慎用。

【规格】每粒装 0.35g。

【贮藏】密闭，防潮。

【包装】每瓶 60 粒，塑料瓶装。

顽痹通丸

【主要成分】桂枝、独活、羌活、青风藤、防风、白术、苍术、细辛、海风藤。

【性状】本品为褐黄色浓缩丸；气微香，味微苦、辛。

【功能主治】祛风散寒，除湿通络，用于风寒湿闭阻经络所致的风湿性关节炎、类风湿关节炎、强直性脊柱炎、骨性关节炎、幼年慢性关节炎、纤维肌痛综合征等，表现为关节、肌肉疼痛，得温则减，遇冷加重，或伴见肿胀、僵硬、重着、麻木、屈伸不利者。

【方解】方中桂枝辛甘温，温通经脉、助阳化气，《珍珠囊》言其"主伤风头痛，开腠理，解表发汗，去皮肤风湿"；独活辛苦微温，祛风湿、止痹痛，《别录》言其"治诸风，百节痛风无（问）久新者"；羌活辛苦温，祛风散寒，胜湿止痛，《用药法象》言其"治风寒湿痹，酸痛不仁"；青风藤辛苦平，祛风湿、通经络，以上诸药共为君药，祛风散寒除湿通痹以治其本。防风辛甘微温，散风、胜湿、止痛，《本草汇言》言其"主诸风周身不遂，骨节酸痛，四肢挛急，痿痹痫痉等症"；白术苦甘温，补气健脾，燥湿利水，《本草汇言》言其"白术，乃扶植脾胃，散湿除痹"；苍术辛苦温，燥湿健脾，祛风湿，《本经》言其"主风寒湿痹，死肌痉疸"；细辛辛温、祛风湿，止痛；海风藤辛苦微温，祛风除湿、通经活络，以上药物共为臣药，以助君药祛风散寒除湿止痛。综观全方，其配伍特点是祛风湿药与散寒止痛药合用，活血通络药与养血和营药相伍，共同达到治疗目的。

【用法用量】口服，一日 2～3 次，一次 1 袋，温开水送服或遵医嘱。

【不良反应】少数病人可出现心慌、多汗，若出现此种情况，可适当减少药物用量。

【禁忌证】孕妇及阴虚火旺者忌用。

【规格】每袋装 6g。

【贮藏】密闭，置阴凉干燥处。

【包装】每盒 10 袋，复合膜袋装。

顽痹清丸

【主要成分】忍冬藤、络石藤、桑枝、薏苡仁、土茯苓、黄芩。

【性状】本品为棕褐色浓缩丸；气微香，味微苦。

【功能主治】清热除湿，祛风通络，用于风湿热闭阻经络所致的风湿性关节炎、类风湿性关节炎、强直性脊柱炎、骨性关节炎、牛皮癣性关节炎、痛风性关节炎及幼年慢性关节炎等症，症见关节、肌肉灼热，红肿、痛不可触，屈伸不利或关节肿大，僵硬变形，伴有口渴、心烦、皮肤斑疹者。

【方解】本方以清热除湿、祛风通络为治则。忍冬藤祛风热、通络、止痛；络石藤苦、微寒，祛风通络、凉血消肿，《本草纲目》有"络石，气味平和，其功主筋骨关节风热痛肿"；桑枝苦平，祛风通络、利关节，《本草撮要》有"桑枝，功专祛风湿拘挛"。薏苡仁甘淡，利水渗湿、健脾、除痹，《本经》"主筋急拘挛，不可屈伸，风湿痹"。土茯苓甘、淡、平，解毒除湿、通利关节，《本草纲目》言其"健脾胃，强筋骨，去风湿，利关节"；黄芩苦寒，清热燥湿、泻火解毒，以上药物共为君药，清热解毒、利湿通络宣痹。诸药相合，共治风湿热闭阻经络所致的风湿性关节炎、类风湿性关节炎、强直性脊柱炎、骨性关节炎、牛皮癣性关节炎、痛风性关节炎及幼年慢性关节炎等症。

【用法用量】口服，一日2～3次，一次1袋，温开水送服或遵医嘱。

【注意事项】孕妇慎用及脾胃虚寒者慎用，若有腹泻者，可减少用量，食欲减退者，在饭后1小时服用。

【规格】每袋装6g。

【贮藏】密闭，置阴凉干燥处。

【包装】每盒10袋，复合膜袋装。

顽痹乐丸

【主要成分】补骨脂、续断、熟地黄、淫羊藿、鹿角霜、杜仲、牛膝、狗脊。

【性状】本品为棕色至棕褐色的浓缩丸；味苦，微咸。

【功能主治】补肾祛寒，活血通络，用于命门不足，精髓亏虚，风寒湿邪入中或痹证日久，肾阳不足所致的类风湿性关节炎及幼年性慢性关节炎、强直性脊柱炎、骨性关节炎、牛皮癣性关节炎等症。症见关节、肌肉疼痛、肿胀、僵硬、麻木或关节变形，肌肉消瘦，屈伸不利伴见形寒怕冷、腰膝酸软、精神不振、面色苍白者。

【方解】本方以补肾祛寒、活血通络为治则。补骨脂辛苦温，补肾助阳，《开宝本草》有"补骨脂治五劳七伤、风虚冷"；续断甘辛微温，补肝肾、强筋骨，《本草汇言》有"续断，补续血脉之药也。大抵所断之血脉非此不续，所伤之筋骨非此不养；所滞之关节非此不利……久服常服，能益气力，有补伤生血之效，补而不滞，行而不泄"；熟地黄甘、微温，补血滋阴、益精填髓；淫羊藿辛甘温，温肾壮阳、强筋骨、祛风湿；鹿角霜咸涩温，温肾助阳；桑寄生祛风湿，益肝肾、强筋骨；杜仲甘温，补肝肾、强筋骨，《本草汇言》有"凡下焦之虚，非杜仲不补；下焦之湿，非杜仲不利……腰膝之痛，非杜仲不除。……补肝益肾，诚为要药"；牛膝苦甘酸平，活血通经、补肝肾、强筋骨、利水通淋、引火（血）下行；狗脊苦甘温，祛风湿、补肝肾、强腰膝。以上药物共为君药，温补肾阳、祛风湿、强壮筋骨。诸药相合共治因命门不足，精髓亏虚，风寒湿邪入侵的类风湿关节炎、强直性脊柱炎、骨性关节炎、牛皮癣性关节炎、幼年慢性关节炎或上述疾病日久伤及肾阳等症。

【用法用量】口服，一日 2～3 次，一次 1 袋，温开水送服或遵医嘱。

【禁忌证】阴虚阳亢者禁用。

【注意事项】孕妇慎用。

【规格】每袋装 6g。

【贮藏】密闭，置阴凉干燥处。

【包装】每盒 10 袋，复合膜袋装。

顽痹康丸

【主要成分】熟地黄、白芍、牛膝、桑寄生、鹿角胶、知母、杜仲、续断、骨碎补。

【性状】本品为棕褐色的浓缩丸；味苦。

【功能主治】滋补肝肾，祛风除，清退虚热。用于阴精亏虚，风湿之邪入侵的类风湿性关节炎、强直性脊柱炎、骨性关节炎、幼年慢性关节炎或上述疾病日久，伤及肝肾之阴，表现关节、肌肉疼痛、肿胀、僵硬、麻木，或关节变形，肌肉消瘦，屈伸不利，五心烦热，低热，盗汗，腰膝酸软等症。

【方解】方中熟地黄甘微温，入肝肾，补血滋阴、益精填髓，《珍珠囊》言其"主补血气、滋肾水、益真阴"；白芍苦酸甘，养血调经、平肝止痛；牛膝苦甘酸，平补肝、强筋骨，《本经》言其"主寒湿痿痹，四肢拘挛，膝痛不可屈伸"；桑寄生苦甘平，祛风湿、益肝肾、强筋骨，《日华子本草》言其"助筋骨，益血脉"；鹿角胶甘咸温，温补肝肾、强筋骨；知母滋阴润燥；杜仲甘温，补肝肾、强筋骨，《本草汇言》言其"凡下焦之虚，非杜仲不补；下焦之湿，非杜仲不利；足胫之酸，非杜仲不去；腰膝之痛，非杜仲不除。……补肝益肾，诚为要药"；续断苦甘辛微温，补肝肾、强筋骨，《本草汇言》有"续断，补续血脉之药也……所滞之关节非此不利"；骨碎补苦温，活血、补肾、强骨，以上药物共为君药，滋补肝肾、强筋健骨。其配伍特点是滋补肝肾与祛风湿药合用，滋阴与清退虚热药相伍，诸药合用共治因阴精亏虚，风湿之邪入侵引起的类风湿关节炎、强直性脊柱炎、骨性关节炎、幼年慢性关节炎及上述疾病日久，伤及肝肾之阴等症。

【用法用量】口服，一日 2～3 次，一次 1 袋，温开水送服或遵医嘱。

【注意事项】脾胃虚寒者禁用，若出现腹痛、腹泻症状，可减少药物用量或用姜、枣煮水同时服下。

【规格】每袋装 6g。

【贮藏】密闭，防潮。

【包装】每盒 10 袋，复合膜袋。

桃仁膝康丸

【主要成分】桃仁、红花、当归、熟地黄、川芎、白芍、独活、防风。

【性状】本品为棕褐色的浓缩丸；味苦，微辛。

【功能主治】活血止痛，祛风湿，补肝肾。适用于骨关节病早期关节疼痛，屈伸不利，膝部疼痛，下楼梯更甚，或久蹲不易站立等症。

【方解】方中桃仁、红花活血祛瘀；当归补血养肝、和血调经；熟地黄甘温味厚而质柔润，长于滋阴养血，共为君药。辅以川芎活血行气、调畅气血；白芍养血柔肝和营；独活辛苦微温，长于祛下焦风寒湿邪、蠲痹止痛；防风祛风胜湿。综合全方，活血止痛、祛风扶正，标本兼顾，可使血气足而风湿除，肝肾强而痹证愈。

【用法用量】口服，一次 1 袋，一日 2～3 次，温开水送服。

【注意事项】孕妇慎用。

【规格】每袋装 6g。

【贮藏】密闭，防潮。

【包装】每盒 10 袋，复合膜袋装。

羌归膝舒丸

【主要成分】羌活、独活、牛膝、麻黄、乳香（制）、没药（制）、血竭、红花、当归、赤芍。

【性状】本品为棕褐色浓缩丸；味苦，微辛。

【功能主治】舒筋活络，疏肝健脾。适用于骨关节病中期，关节屈伸受限，膝部疼痛，以内侧为甚，行走跛行等症。

【方解】方中羌活、独活、牛膝祛风散寒除湿、舒筋活络；麻黄能加强其开通经络、透达关节的作用，共为君药。乳香、没药、血竭、红花、当归、赤芍为臣，以活血止痛，瘀血祛而经络通，寒凝除而筋骨舒。综合全方，舒筋活络，疏肝健脾，共治骨关节病中期各种症状。

【用法用量】口服，一次 1 袋，一日 2～3 次，温开水送服。

【注意事项】孕妇慎用。

【规格】每袋 6g。

【贮藏】密闭，防潮。

【包装】每盒 10 袋，复合膜装。

地黄膝乐丸

【主要成分】生地黄、山茱萸、当归、乳香（制）、没药（制）、血竭、鸡血藤。

【性状】本品为棕褐色的浓缩丸；味苦，微辛。

【功能主治】滋阴补肾，活血止痛。适用于骨关节病后期，关节疼痛，屈伸不利，行走跛行，膝内翻严重，呈"O"型腿者。

【方解】方中以生地黄滋阴养血；山茱萸补养肝肾，并能涩精共为君药。当归、乳香、没药、血竭、鸡血藤活血祛瘀为臣药。本方既补肝肾，活血通络止痛之力亦强，取其标本兼顾之功，使筋骨强，痹痛祛。

【用法与用量】口服，一次1袋，一日2～3次，温开水送服。

【注意事项】孕妇慎用。

【规格】每袋装6g。

【贮藏】密闭，防潮。

【包装】每盒10袋，复合膜袋装。

骨炎托毒丸

【主要成分】黄芪、熟地黄、党参、当归、金银花、蒲公英、土茯苓、白芷、皂角刺。

【性状】本品为棕色浓缩丸；味微苦。

【功能主治】补益气血，清热利湿，托毒消肿。用于慢性骨髓炎中后期，肢体肿胀疼痛，窦道排脓不畅，淋漓不尽，久不愈合，面色苍白或萎黄，四肢倦怠等症。

【方解】方中黄芪味甘微温，补中益气；熟地黄甘温味厚而质柔润，长于滋阴养血，二者相配益气养血，共为君药。党参协黄芪益气；当归既助熟地黄补血，又能活血消肿止痛；金银花、蒲公英清热解毒、消肿散结；土茯苓解毒利湿；白芷、皂角刺消肿排脓，共为臣药。诸药共用共奏补益气血、清热利湿、托毒消肿之功。

【用法用量】口服，一次1袋，一日2～3次，温开水送服。

【注意事项】孕妇忌用。

【规格】每袋6g。

【贮藏】密闭，置阴凉干燥处。

【包装】每盒10袋，复合膜袋装。

骨炎补髓丸

【主要成分】熟地黄、淫羊藿、续断、杜仲、骨碎补、黄芪、党参、当归、肉桂、芥子、土茯苓。

【性状】本品为棕色浓缩丸；味微苦、辛。

【功能主治】益气托毒，温通化滞，补肾接骨。用于慢性骨髓炎中后期，肢体隐痛不适，窦道时愈时发，肾虚骨萎，骨质缺损，骨不愈合等症。

【方解】方中熟地黄滋阴养血、填精益髓；配以淫羊藿温肾壮阳、益精壮骨，两者合用温补肾阳、填精益髓，以治其本，共为君药。续断、杜仲、骨碎补，滋补肝肾、强筋壮骨；黄芪补气升阳，党参益气养血，当归补血活血、消肿止痛，三者合用气血双补；肉桂温补命门之火以散寒；芥子温通经脉以化滞；土茯苓解毒利湿，共为臣药。综观全方，其配伍特点是补肾精与温肾阳药合用，温通化滞与益气养血药相伍，补髓以充骨，补肾以续骨。适用于慢性骨髓炎后期，肢体隐痛不适，窦道时愈时发，肾虚骨萎，骨质缺损，骨不愈合等症。

【用法用量】口服，一次1袋，一日2～3次，温开水送服。

【注意事项】有高热症状的患者及孕妇应慎用，或在医师指导下服用。

【规格】每袋装6g。

【贮藏】密闭，置阴凉干燥处。

【包装】每盒10袋，复合膜袋装。

复骨胶囊

【主要成分】大黄（酒炒）、延胡索、香附、柴胡、黄芪、赤芍、乳香、没药等。

【性状】本品为胶囊剂，内容物为棕黄色细颗粒或粉末；味微苦。

【功能主治】活血行气，补气健脾，通络止痛。用于筋脉瘀滞型股骨头缺血性坏死。

【方解】方中延胡索，活血行气止痛，其功效既能入血分以活血祛瘀，又能入气分以行气散滞，凡气滞血瘀者，皆可用之；大黄酒制，功效重在活血化瘀，二者相配活血、行气、止痛，其为君药。香附辛散行气，疏肝止痛；柴胡入肝疏肝解郁，条达肝气，二药相配，一者增加疏肝行气之功，二者助君药行气活血，气行则血行，增强君药活血化瘀之功，共为臣药。赤芍活血化瘀止痛，桃仁活血化瘀通经，乳香、没药活血化瘀、止痛，姜黄活血行气，五味活血化瘀药物助君臣药活血行气；秦艽、威灵仙通经活络，润燥相济；全蝎主入肝经，性善走窜，通络止痛之功甚强；白术补气健脾，茯苓健脾，黄芪味甘微温入脾经，为补益脾气之良药，三者相配补气健脾；桂枝味辛发散，温通经络，温通血脉，增强秦艽、威灵仙、全蝎通络止痛之功及活血化瘀的作用，以上十二味共为佐药，诸药相配活血化瘀、补气健脾、通络止痛。

【用法用量】口服，一次5粒，一日3次，温开水送服。

【注意事项】脾胃虚弱者慎用。

【规格】每粒装0.3g。

【贮藏】密闭，防潮。

【包装】每瓶 60 粒，塑料瓶装。

椎间盘丸

【主要成分】黄芪、桂枝、白芍、细辛、当归。

【性状】本品为褐色浓缩丸；气微香，味微苦。

【功能主治】温通经脉，养血散寒止痛。适用于椎间盘突出、椎管狭窄、骨质增生等所致的腰腿痛，颈肩臂痛，冷感，麻木等神经症状。

【方解】方中黄芪为君，甘温益气，补在表之卫气。桂枝散风寒而温经通痹，与黄芪配伍，益气温阳、和血通经，桂枝得黄芪益气而振奋卫阳，黄芪得桂枝固表而不致留邪；白芍养血和营而通血痹，与桂枝合用，调营卫而和表里，共为臣药。佐以细辛辛温发散，祛寒止痛入肾经，能搜伏风使之外出；当归养血活血、散寒止痛。诸药共用则奏温通经脉、养血散寒、理气止痛之功。

【用法用量】口服，一次 1 袋，一日 2 ～ 3 次，温开水送服。

【注意事项】孕妇慎用。

【规格】每袋装 6g。

【贮藏】密闭，防潮。

【包装】每盒 10 袋，复合膜袋装。

祛瘀通便胶囊

【主要成分】当归、赤芍、红花、桃仁、大黄、芒硝。

【性状】本品为硬胶囊剂，其内容物为浅黄色粉末；味微甜，苦。

【功能主治】活血祛瘀，行气通便。适用于创伤截瘫早期，伤处肿疼，腹部胀满，二便不通，下肢萎软等症。

【方解】方中当归、赤芍、红花活血祛瘀、通络止痛为君药。桃仁、大黄、芒硝通便润下为臣药。诸药相合，活血祛瘀、行气通便，共治创伤截瘫早期病症。

【用法用量】口服，一次 5 粒，一日 2 ～ 3 次，温开水送服。

【注意事项】孕妇慎用。

【规格】每粒装 0.3g。

【贮藏】密闭，防潮。

【包装】每瓶 60 粒，塑料瓶装。

愈瘫胶囊

【主要成分】黄芪、当归、丹参、生地黄、全蝎、僵蚕、茜草、川牛膝、木瓜、桑寄生。

【性状】本品为硬胶囊剂，其内容物为棕黄色粉末；味苦微腥。

【功能主治】补益气血，滋养肝肾，解痉通络。适用于创伤截瘫中期，恢复期出现的瘫痪等症。

【方解】方中用黄芪、当归补益气血，丹参活血化瘀，生地黄养阴为君药。配伍全蝎、僵蚕搜风通络止痛；茜草善通血脉、利关节；川牛膝善补肝肾强筋骨；木瓜、桑寄生能祛风湿强筋骨，以上诸药共为臣药。诸药相合，补益气血、滋养肝肾、解痉通络，共治创伤截瘫中期、恢复期出现的瘫痪等症。

【用法用量】口服，一次 5 粒，一日 2～3 次，温开水送服。

【注意事项】孕妇慎用。

【规格】每粒装 0.35g。

【贮藏】密闭，防潮。

【包装】每瓶 60 粒，塑料瓶装。

股骨头坏死愈胶囊

【主要成分】杜仲、续断、补骨脂、黄芪、当归、鸡血藤、丹参、水蛭、乳香、没药、土鳖虫。

【性状】本品为胶囊剂，内容物为棕黄色粉末；气淡，味微苦。

【功能主治】补益肝肾，益气活血，温通经络。用于肝肾两虚，气虚血瘀型股骨头缺血性坏死。

【方解】方中杜仲、续断、补骨脂入肝肾，补肝益肾、强筋骨；黄芪甘温，补气，善治气虚诸证，四者补益肝肾、补气共为君药。当归、鸡血藤补血活血，丹参活血化瘀，水蛭破血逐瘀，乳香、没药活血行气止痛，土鳖虫活血、接骨，以上共为臣药，以助主药治疗主证。全方共奏补益肝肾、益气活血、温通经络之功，配伍精当，组方合理，用之有效，共治肝肾两虚，股骨头缺血性坏死。

【用法用量】口服，一次 5 粒，一日 2～3 次，温开水送服。

【注意事项】脾胃虚弱者慎用。

【规格】每粒装 0.35g。

【贮藏】密闭，防潮。

【包装】每瓶 60 粒，塑料瓶装。

黄芪生络复康丸

【主要成分】黄芪、淫羊藿、当归、丹参、赤芍、红花、桃仁、川芎、地龙。

【性状】本品为棕黄色浓缩丸；微苦。

【功能主治】补气益肾生髓，活血化瘀生络，用于不完全性周围神经损伤，周围神经变性。

【方解】中医认为折损必先伤气"肢体伤于外，则气血伤于内"，治伤应先固气，治气必以补气，加之神经损伤病程都比较长，久病则气虚。故方中重用黄芪大补元气为君药。中医认为"肾藏精、精生髓"，髓有骨髓、脊髓和脑髓。而外周围神经是脊髓向外周的延伸，即"髓通于脑"。诸髓皆为肾中精气所化生，肾不生则髓不能满，故补肾能益精生髓。淫羊藿补骨壮阳生"精"，"精"生髓增多增快，促进神经纤维的生长，故用淫羊藿为臣药，通过对淫羊藿神经节培养实验研究证明，它能使神经纤维生长速度加快，密度提高，并能使神经细胞内 DNA、RNA 合成量增多，这就使神经生长有了物质基础。另外，神经损伤必伴有肢体较重的损伤，使局部组织破坏，出血水肿、瘀血阻络、经脉阻滞、气血运行不畅或阻滞不通，则筋骨肌肉失其濡养，以致肢体麻木不用而为瘫症，因此，本方佐以当归、丹参、赤芍、红花、桃仁、川芎、地龙活血、化瘀、生络。诸药共用补气益肾生髓、活血化瘀生络。

【用法用量】一日 2～3 次，一次 1 袋，温开水送服。

【禁忌证】孕妇禁用。

【注意事项】有出血倾向者慎用，或遵医嘱。

【规格】每袋装 6g。

【贮藏】密闭，置阴凉干燥处。

【包装】每盒 10 袋，复合膜袋装。

益生接骨颗粒

【主要成分】淫羊藿、丹参、党参、白术、茯苓。

【性状】本品为浅黄色颗粒剂；味略苦。

【功能与主治】壮筋骨，益气血。用于治疗老年骨折及因肾虚、气血虚所致的骨折延迟愈合。

【方解】方中淫羊藿辛、甘、温，入肝肾经，具补肾壮阳作用，治腰膝无力、风湿痹痛，为治疗老年骨折之君药。丹参，味苦，性温，入心肝经，具活血祛瘀、安神宁心、止痛功能。《本草汇言》有"丹参，善治血分，去滞生新，调经顺脉之药也。……补血生血，功过归、地。调血敛血、力堪芍药，逐瘀生新，性倍芎䓖"，故《明理论》有"丹参一物，而有四物之功"之说；党参，甘、平，入手、足太阴经气分，《本草正义》有"党参力能补脾养胃，润肺生津，健运中气……故凡古今成方之所用人参，无不可以潞党参当之"，丹参活血化瘀、去滞生新，党参补中益气、生津和胃，共为臣药。佐以白术健脾补气，茯苓渗湿泄热。全方配伍得当，切中病机。

【用法与用量】一日 3 次，一次 9g。

【注意事项】糖尿病患者禁服用。

【规格】每袋装 9g。

【贮藏】密闭，置阴凉干燥处。

【包装】每盒 10 袋，复合膜袋装。

2. 外治药物

展筋丹（七珠展筋散）

【主要成分】血竭、乳香、没药、三七、人工牛黄、人工麝香。

【性状】本品为棕红色的极细粉末；气香特异，味辛、苦。

【功能主治】活血消肿止痛，舒筋活络，通利关节，生肌长肉。用于慢性劳损所致关节强直、屈伸不利、肌肉酸痛，以及腰腿痛、肩周炎等症。

【方解】方中重用血竭为君药，活血疗伤、止血生肌。乳香、没药、三七助君药活血行气止痛、消肿生肌、化瘀止血、活血定痛，共为臣药。佐以人工牛黄息风止痉、清热解毒；人工麝香活血通经、止痛。诸药相合共奏活血消肿止痛、舒筋活络、通利关节、生肌长肉之功效。

【用法用量】外涂于患处，按揉至发热，一日 3 ～ 4 次，每次少许，10 天为一疗程。

【注意事项】孕妇忌用。

【规格】每瓶装 1g。

【贮藏】密闭，防潮。

【包装】每盒 1 瓶，玻璃瓶或瓷瓶。

平乐展筋酊

【主要成分】血竭、人工麝香、红花、三七、乳香、没药。

【性状】本品为棕红色的液体，气微香。

【功能主治】活血祛瘀、舒筋止痛，用于跌打损伤、肿胀不消、劳伤宿疾等。

【方解】方中用伤科要药血竭入血分而散瘀止痛，人工麝香辛香，开通走窜，可行血中之滞瘀为君药。红花能活血祛瘀消肿，通畅血脉，消肿止痛；三七活血化瘀而消肿定痛；乳香、没药共治跌打损伤、瘀滞肿痛，为臣药。诸药相合，活血祛瘀，舒筋止痛，共治跌打损伤，肿胀不消，劳伤宿疾等症。

【用法与用量】外用，一日 2 次，涂擦患处，按摩至发热，劳伤宿疾先行涂药热敷 30 分钟，然后按摩。

【注意事项】皮肤破损者及黏膜处禁用。

【规格】每瓶装 20mL。

【贮藏】密闭，置阴凉干燥处。

【包装】每盒 1 瓶，塑料瓶装。

活血接骨止痛膏

【主要成分】当归、大黄、独活、羌活、乳香、没药、三七、木瓜、木鳖子、续断、自然铜。

【性状】本品为黑膏药，表面乌黑光亮，老嫩适中，具特殊气味。

【功能主治】活血祛瘀，消肿止痛，接骨续筋，祛风除湿。用于创伤骨折、软组织损伤、劳损性腰腿痛、颈肩痛等各种痛症。

【方解】基质方中以当归、大黄为君药，当归补血活血、止痛，大黄解毒、活血化瘀；独活、羌活为臣药，独活、羌活散寒祛风湿、止痹痛。接骨丹方以乳香、没药、三七为君药。乳香、没药活血行气、消肿止痛；三七化瘀止血、活血定痛。以木瓜、木鳖子、续断、自然铜为臣药，木瓜舒筋活络；木鳖子散结消肿、攻毒疗疮；续断强筋骨、疗伤续断；自然铜散瘀止痛，接骨疗伤。诸药合用，达到活血祛瘀、消肿止痛、接骨续筋、祛风除湿的目的。

【用法用量】外用，在火上微烤，徐徐加热，待膏药软化展开后，贴患处，每贴5～7天，皮肤应洗干净。

【注意事项】若贴后皮肤起红疹，立即揭掉，用温水洗净皮肤，不可再贴，孕妇慎用。

【规格】大号：50g×1贴／盒。中号：33g×1贴／盒。小号：25g×1贴／盒。

【贮藏】密闭，置阴凉干燥处。

【包装】每盒1贴，纸盒包装。

舒筋活血祛痛膏

【主要成分】当归、血竭、乳香、没药、红花、三七、大黄、赤芍、木鳖子。

【性状】本品为红褐色的片状橡胶膏；涂布均匀，表面发亮，气芳香。

【功能主治】活血祛瘀，消肿止痛，接骨续筋，祛风除湿。适用于创伤骨折、软组织损伤、劳损性腰腿痛等症。

【方解】方中当归、血竭活血化瘀、消肿止痛，为君药。制乳香、制没药并用，疏通经络，且行破血散瘀、行气活血之功；红花活血通络、祛瘀止痛；三七有活血祛瘀、消肿止痛之功效，尤长于止痛；大黄破瘀血、泻热毒；赤芍行瘀止血、凉血消肿、除血痹、破坚积，有"性专下气，止痛不减当归"之说；木鳖子通行经络、散血热，折伤者血亦瘀而发热。上述诸味皆为入血分之品，能协助君药行活血散瘀、通经活络、消肿止痛之功，共为臣药。诸药合用，达到活血化瘀、通经活络、消肿止痛、通利关节的目的。

【用法用量】外用，揭去防粘层，贴于患处或相应穴位，每贴贴1天。

【注意事项】用前洗净患处，破损皮肤勿用，过敏体质及孕妇慎用。

【规格】每贴 7cm×10cm。

【贮藏】密封，置阴凉干燥处。

【包装】每盒 8 贴，纸盒装。

骨炎膏

【主要成分】当归、土茯苓、紫草、红花、白芷、商陆、天花粉、白头翁。

【性状】本品为棕色软膏。

【功能主治】清热解毒，拔毒生肌。用于骨髓炎症。

【方解】方中用外科常用的当归既能活血消肿止痛，又能补血生肌为君药。土茯苓、紫草清热解毒；红花活血祛瘀、通畅血脉，消肿止痛；白芷、商陆消肿排脓止痛；天花粉、白头翁清热解毒为臣药。诸药相合，清热解毒、拔毒生肌，共治骨髓炎症。

【用法用量】外用，将患处清洗干净，涂以适量并以干净纱布覆盖。

【注意事项】用前洗净患处，破损皮肤勿用，过敏体质及孕妇慎用。

【规格】150g/ 盒。

【贮藏】密闭。

【包装】每筒 150g，塑料瓶装。

二、平乐正骨经验医方

1. 大将逐瘀汤

【药物组成】大黄 15g，生姜 15g，槟榔 12g。

【功效】攻下散瘀。

【主治病证】重症闪扭腰伤，疼痛不能转侧，大便秘结，体质健壮者。

【方解】方中大黄泻下逐瘀，以散郁滞之瘀热；槟榔行气利水，助大黄泻下逐瘀之功，使瘀热胀满，从前后分消；生姜辛温，与大黄一寒一温、一升一降，使气机条达通顺，又不致苦寒太过。三药合用，邪去正复，气血平和，则诸症悉平。

2. 益气养荣汤

【药物组成】熟地黄 30g，桂枝 6g，黄芪 30g，当归 10g，川芎 6g，党参 15g，白芍 15g，茯苓 15g，白术 10g，威灵仙 10g，柴胡 10g，牡丹皮 6g，羌活 10g，甘草 3g。

【功效】补益肝肾，通经止痛。

【主治病证】肩凝症气虚型。

【方解】熟地黄补精养血，桂枝温经通络为主药。黄芪、党参补中益气、生津养血；当归补血活血，川芎行气活血，与当归配伍增强活血散瘀止痛之功；柴胡和解表里、疏肝开阳；白芍养血敛阴、柔肝止痛为辅。佐以茯苓健脾安神；羌活解表散寒、祛风胜湿；白术健脾和中、燥湿利水；牡丹皮活血散瘀。甘草益气补脾、调和诸药。

3. 蠲痹解凝汤

【药物组成】姜黄 15g，防风 10g，葛根 12g，羌活 10g，桂枝 6g，威灵仙 10g，川芎 6g，钩藤 10g，蔓荆子 10g，当归 10g，白芍 15g，甘草 3g。

【功效】温经通络，除风散寒。

【主治病证】肩凝症风寒湿型。

【方解】方中姜黄散风寒、行气血、通经止痛；防风祛风解表胜湿、止痛解痉为主药。配以羌活祛风胜湿、散寒止痛；桂枝温经通络；白芍养血敛阴与桂枝配伍调和营卫；葛根发表解肌；蔓荆子祛风止痛；威灵仙祛风湿通经络、止痹痛；当归、川芎活血散瘀、行气止痛；钩藤息风止痛。甘草益气补脾、调和诸药。

4. 舒筋汤

【药物组成】当归 10g，姜黄 15g，红花 5g，桃仁 6g，莪术 6g，赤芍 15g，牡丹皮 12g，羌活 10g，白术 10g，海桐皮 12g，沉香 1g。

【功效】活血散瘀，通经活络。

【主治病证】肩凝症损伤型。

【方解】当归养血脉以营经，姜黄除痹气以引入手臂，红花、桃仁、莪术活血化瘀，赤芍、牡丹皮泻血滞止痛，羌活开经气以疏邪，海桐皮舒筋活络，白术健脾土以运动四肢，沉香行气止痛、降逆调中。诸药相和，使血气运行，则寒邪外散而筋脉得养。

5. 舒肝活络汤

【药物组成】姜黄 12g，香附 15g，党参 15g，当归 10g，乌药 6g，白芍 15g，柴胡 10g，郁金 10g，川芎 6g，枳壳 10g，沉香 1g，甘草 3g。

【功效】疏肝理气，活血止痛。

【主治病证】肩凝症气滞型。

【方解】方中姜黄行气血、通经止痛，香附疏肝理气为主药；党参补中益气、生津养血；当归补血活血；川芎行气活血；香附与当归、川芎、白芍、柴胡配伍疏肝行滞、调和气血；乌药行气止痛、温肾散寒；郁金活血止痛、行气解郁；枳壳理气消积；沉香行气止痛、降逆调中。甘草益气补脾、调和诸药。

6. 土元接骨丸

【药物组成】土鳖虫 10g，续断 15g，白术 12g，自然铜（煅）15g。

【功效】滋肾健脾，活血接骨。

【主治病证】骨折中后期，肿痛已消，骨折尚未愈合者。

【方解】方中土鳖虫专入肝经，善剔经络，活血化瘀功力较峻，且能续筋接骨，广泛用于跌打损伤、骨折筋伤等伤损病证。自然铜尤长于接骨续筋，其促进骨折愈合作用已被实验和临床所证实，为临床常用的接骨续损佳品。《跌损秘方》云："自然铜乃接骨要药，惟敷药不用，汤饮必须用之。"二药相合，相须配伍，续筋接骨之力倍增。续断甘温助阳，辛以散瘀，兼有补益肝肾、强健壮骨、通利血脉之功。白术具有补脾益胃、燥湿和中等功效。全方共奏滋肾健脾、活血接骨之功。

7. 八珍汤

【药物组成】党参、白术、茯苓、当归、熟地黄、白芍各 10g，炙甘草 5g，川芎 6g，大枣 2 个，生姜 3 片。

【功效】补益气血。

【主治病证】损伤中后期，气血虚弱者。

【方解】方中人参与熟地黄相配，益气养血，共为君药。白术、茯苓健脾渗湿，助人参益气补脾；当归、白芍养血和营，助熟地黄滋养心肝，均为臣药。川芎为佐，活血行气，使地、归、芍补而不滞。炙甘草为使，益气和中、调和诸药。

8. 十全大补汤（《医学发明》）

【药物组成】炙黄芪 10g，党参 10g，白术 12g，茯苓 12g，当归 10g，熟地黄 12g，白芍 12g，川芎 6g，炙甘草 5g，肉桂 0.6g。

【功效】气血双补。

【主治病证】损伤后期，气血两虚。

【方解】本方是由四君子汤合四物汤再加黄芪、肉桂所组成。方中四君补气，四物补血，更与补气之黄芪和少佐温煦之肉桂组合，则补益气血之功更著。惟药性偏温，以气血两亏而偏于虚寒者为宜。

9. 人参养荣汤（《太平惠民和剂局方》）

【药物组成】黄芪、党参、白术、甘草、当归、白芍、陈皮、生姜、大枣各 10g，熟地黄 7g，肉桂 1g，远志 5g。

【功效】补益气血，养心宁神。

【主治病证】损伤后期，或疮疡日久气血虚弱，或虚损劳热者。

【方解】熟地黄、当归、白芍为养血之品。党参、黄芪、白术、甘草、陈皮为补气之品，血不足而补其气，此阳生则阴长之义。远志能通肾气上达于心。肉桂能导诸药入营生血。五脏交养互益，故能通治诸病，而其要则归于养荣也。

10. 八仙逍遥汤（《医宗金鉴》）

【药物组成】防风、荆芥各 3g，川芎 3g，甘草 3g，当归 6g，苍术 10g，牡丹皮 10g，花椒 10g，苦参 15g，黄柏 6g。

【功效】祛风散寒，活血通络。

【主治病证】损伤后期，瘀滞疼痛，或风寒湿邪侵注，筋骨疼痛。

【方解】方用防风、荆芥、花椒散风祛寒，合以当归、川芎等活血化瘀，为其配伍特点。临床应用以跌打损伤、软组织瘀肿及劳伤风湿诸痛等症，为其辨证要点。

11. 九味羌活汤（《此事难知》引张元素方）

【药物组成】羌活 10g，防风 10g，苍术 10g，细辛 2g，川芎 6g，白芷 6g，生地黄 6g，黄芩 6g，甘草 6g。

【功效】发汗胜湿，兼清里热。

【主治病证】外感风寒湿邪，恶寒发热，头痛项强，肢体酸楚疼痛，口苦而渴。风湿性关节炎，腰腿痛初起邪在表兼有里热者，可用本方加减治之。

【方解】方中羌活辛苦性温，散表寒、祛风湿、利关节、止痹痛，为治太阳风寒湿邪在表之要药，故为君药。防风辛甘性温，为风药中之润剂，祛风除湿、散寒止痛；苍术辛苦而温，功可发汗祛湿，为祛太阴寒湿的主要药物，两药相合，协助羌活祛风散寒、除湿止痛，是为臣药。细辛、白芷、川芎祛风散寒、宣痹止痛，其中细辛善治少阴头痛、白芷擅解阳明头痛、川芎长于止少阳厥阴头痛，此三味与羌活、苍术合用，为本方"分经论治"的基本结构；生地黄、黄芩清泄里热，并防诸辛温燥烈之品伤津，以上五药俱为佐药。甘草调和诸药为使。九味配伍，既能统治风寒湿邪，又能兼顾协调表里，共成发汗祛湿，兼清里热之剂。

12. 小活络丹（《太平惠民和剂局方》）

【药物组成】制川乌、制天南星、地龙各 9g，乳香、没药各 3g，制草乌 9g。

【功效】活血通经，祛寒。

【主治病证】损伤后期瘀阻经络，复感寒湿，肢节疼痛，伸屈不利，麻木，经久不愈。

【方解】方中制川乌、制草乌辛热峻烈，善祛风散寒，除湿通痹，止痛力宏，故用以为君。天南星辛温燥烈，祛风散寒，燥湿化痰，能除经络之风湿顽痰而通络，为臣药。乳香、没药行气活血止痛，以化经络中之瘀血；地龙善行走窜，功专通经活络，共为佐药。诸药合用，相辅相成，使经络之风寒湿得除，痰瘀得去，则经络通畅而诸症自解，故以"活络"名之。

13. 三痹汤（《妇人大全良方》）

【药物组成】川续断、防风、桂心、细辛、人参、茯苓、当归、白芍、黄芪、牛膝、甘草各 5g，秦艽、生地黄、川芎、独活各 9g，生姜 5g，杜仲 5g。

【功效】补益气血，祛风胜湿。

【主治病证】气血凝滞，手足拘挛偏于气虚者。

【方解】痹证，由风、寒、湿三气杂至，留滞于经络、肌肉、筋骨之间而成。《素问·痹论》有"风、寒、湿三气杂至，合而为痹也，其风胜者为行痹，寒气胜者为痛痹，湿气胜者为着痹也"，统称"三痹"。本方为《备急千金要方》独活寄生汤化裁而来，集祛风除湿、散寒止痛、补气和血、益肾滋阴诸药于一剂，专治风、寒、湿三气袭虚所致之行、痛、着痹，故称"三痹汤"。

14. 大防风汤（《外科正宗》）

【药物组成】党参 10g，白芍 10g，熟地黄 12g，防风、羌活、牛膝、附子、当归、杜仲、黄芪、川芎、甘草各 6g，生姜 3 片。

【功效】益气养血，温经活络，祛风胜湿。

【主治病证】腰伤后期，或慢性风湿关节炎病久气血虚弱者。

【方解】《医学正传》：此方用归、芎、芍药、熟地以补血，用参、芪、白术、甘草以补气，用羌活、防风散风湿以利关节，用牛膝、杜仲以补腰膝，用附子以行参、芪之气而走周身脉络。盖治气血两虚、夹风湿而成痿痹不能行者之圣药也，观其治痢后风可见矣。然可以治不足之痿弱，而不可以治有余之风痹也。

15. 三妙散

【药物组成】苍术、黄柏、牛膝各等份。

【功效】燥湿清热，消肿止痛。

【主治病证】用于湿热下注引起的湿热痹证、湿疹痒痛、脚气肿痛、湿热带下等症。

【方解】《成方便读》：邪之所凑，其气必虚，若肝肾不虚，湿热决不流入筋骨。牛膝补肝肾、强筋骨，领苍术、黄柏入下焦而祛湿热也。

16. 活血镇痛汤

【药物组成】当归、白芍、生地黄、连翘、枸杞子、骨碎补、续断各 9g，川芎、制乳香、制没药、三七各 4.5g，桃仁、防风各 6g，茯神 12g，炙甘草 3g。

【功效】活血舒筋，化瘀止痛，补肾壮骨。

【主治病证】骨折脱位初期，瘀血作痛。

【方解】本方是由桃仁四物汤化裁而成。方中生地黄凉血散瘀，并用防风、连翘祛风清热；以桃仁、乳香、没药、三七活血化瘀、舒筋止痛；因骨断筋绝，故用枸杞子、续断、骨碎补补益肝肾、续筋骨；加上茯神宁心安神；甘草调和诸药。诸药合用，共奏活血舒筋、化瘀止痛、补肾壮骨之功。

17. 跌打养营汤

【药物组成】西洋参 3g，黄芪、白芍、续断、补骨脂、骨碎补、木瓜各 9g，当归 6g，川芎、三七各 4.5g，熟地黄、枸杞子、山药各 15g，砂仁、甘草各 3g。

【功效】大补气血，健脾益肾。

【主治】骨折中、后期，能促进骨痂生长。

【方解】本方是由四物汤加味而成。方中四物汤，是调血养血之良方。加西洋参、黄芪、山药、甘草补气扶正；砂仁醒脾调胃、行气宽中；三七、木瓜舒筋活络；续断、枸杞子、骨碎补、补骨脂补肝肾、壮继筋骨，以促进骨痂生长。综观全方具有大补气血、健脾益肾之功，故用之颇效。

18. 三黄公英煎

【药物组成】黄芩 30g，黄连 10g，黄柏 15g，蒲公英 50g。

【功效】清热解毒。

【主治病证】疮疡毒热内蕴，脓液较多，肉芽黯褐。

【方解】方中以大苦大寒的黄连泻心火，兼泻中焦之火；以黄芩清上焦之火，以黄柏泻下焦之火，加上蒲公英清热解毒、消痈散结。全方共奏清热解毒之效。

19. 二乌红花饮

【药物组成】川乌、草乌、红花、独活、苍术各 15g，透骨草 30g，伸筋草 30g。醋水煎熏洗。

【功效】祛风散寒，舒筋活络。

【主治病证】风湿痹痛，或损伤后期复感风寒湿邪，肢节麻木，拘挛疼痛。

【方解】方中红花活血化瘀，通络；二乌、独活、苍术祛风散寒，通络止痛；佐以透骨草、伸筋草通络止痛。

20. 十补丸（《济生方》）

【药物组成】生地黄、山药、山茱萸、泽泻、茯苓、牡丹皮、桂枝、附子、鹿茸、五味子。

【功效】温阳补肾。

【主治病证】肾阳虚弱，足膝冷肿、软弱，小便不利或清长而频，腰膝疼痛。

【方解】生地黄重能补阴，且色黄而得土之正气，故走心脾；山药甘咸，补脾而入肾，以化源也；山茱萸益肝，且精欲固而畏脱，其味酸涩更可固精髓，以助肾家闭藏之职；泽泻、茯苓淡渗下趋，精华可入于肾；桂枝甘辛，补命门之真火；附子能使阴从阳长，借鹿茸精血有情之品，助草木而峻补，令无情而变有情；五味子酸以敛之，咸以降之，以防辛温之药乘势僭越于上，且可敛肺金而滋水生津液而强阴，专纳气藏原。

21. 小金丹（《外科证治全生集》）

【药物组成】草乌、当归、麝香、地龙、五灵脂、乳香、没药、白胶香、木鳖子、糯米。

【功效】活血通经，祛寒止痛。

【主治病证】阴寒流注，结毒疼痛。

【方解】方中用草乌逐寒湿、通经络、开顽痰；当归、麝香、地龙温经养血、开通经络；五灵脂、乳香、没药活血祛瘀、消肿定痛；白胶香调气血、消痈疽；木鳖子祛皮里膜外凝结之痰毒，消结肿、恶疮；糯米以养胃气，酒服以助药势，使诸药速达病所。全方共奏化痰祛湿、祛瘀通络之功。

22. 小蓟饮（《济生方》）

【药物组成】小蓟 10g，生地黄 25g，滑石 15g，炒蒲黄 6g，通草 6g，淡竹叶、当归、栀子各 10g，藕节 12g，甘草 6g。

【功效】凉血，止血，利水通淋。

【主治病证】下腹部挫伤，瘀血结聚下焦，少腹疼痛，小便不利而有血尿者。

【方解】方中小蓟甘凉入血分，功擅清热凉血止血，又可利尿通淋，尤宜于尿血、血淋之症，是为君药。生地黄甘苦性寒，凉血止血，养阴清热；蒲黄、藕节助君药凉血止血，并能消瘀，共为臣药。君臣相配，使血止而不留瘀。热在下焦，宜因势利导，故以滑石、竹叶、通草清热利水通淋；栀子清泄三焦之火，导热从下而出；当归养血和血，引血归经，尚有防诸药寒凉滞血之功，合而为佐。使以甘草缓急止痛，和中调药。诸药合用，共成凉血止血为主、利水通淋为辅之方。

23. 大黄茅根汤

【药物组成】大黄、白茅根。

【功效】清热泄下，利水。

【主治病证】热结下焦，小便不通。

【方解】大黄有推陈致新、去陈垢而安五脏之功，且有"将军"之威力。白茅根味甘性寒，善清肺、胃之热，因它有利水作用，故能导热下行。它的特点是：味甘而不泥膈，性寒而不碍胃，利水而不伤阴，尤以热证而有阴津不足现象者，最为适用。

24. 二味参苏饮（《正体类要》）

【药物组成】人参、苏木。

【功效】益气祛瘀。

【主治病证】创伤出血较多或老人创伤后气虚而有瘀血者。

【方解】方中人参甘温益气，健脾养胃；苏木气寒，味甘咸，无毒，可升可降，为血家之要药。二者相伍，共奏益气祛瘀之功。

25. 加味独参汤

【药物组成】人参 15g，苏木 12g，陈皮 10g，三七 5g。文火浓煎，频服。

【功效】益气化瘀。

【主治病证】损伤较重，面色苍白，烦躁冷汗等虚脱征象，即独参汤加紫苏木、陈皮、三七，使补而不留瘀。

【方解】方中人参甘温，补中益气，培补后天之气，气旺而阳复。苏木气寒，味甘咸，无毒，可升可降，为血家之要药。陈皮味辛苦、性温，具有通气的健脾、燥湿化痰、解腻留香、降逆止呕的功效。三七又名田七，金不换，是驰名中外的名贵药材。李时珍誉之为"金不换"。并称"人参补气第一，三七补血第一，味同而功亦等，故称人参三七，为中药之最珍贵者"。

26. 生脉散（《内外伤辨感论》）

【药物组成】人参 10g，麦冬 15g，五味子 5g。

【功效】益气生津。

【主治病证】损伤较重，烦躁大渴，脉细数；或暑热伤津，烦渴身热，脉数。

【方解】方中人参甘温，益元气、补肺气、生津液，是为君药。麦冬甘寒，养阴清热、润肺生津，用以为臣。人参、麦冬合用，则益气养阴之功益彰。五味子酸温，敛肺止汗、生津止渴，为佐药。三药合用，一补一润一敛，益气养阴，生津止渴，敛阴止汗，使气复津生，汗止阴存，气充脉复，故名"生脉"。

27. 破瘀愈伤散

【药物组成】泽兰、血竭、儿茶、紫荆皮、赤芍、白芷、楠香、乳香、无名异、三七。

【功效】活血散瘀，理气祛寒。

【主治病证】筋伤局部肿痛者。

【方解】方中泽兰、血竭、乳香、赤芍、三七、紫荆皮活血祛瘀、舒筋止痛；儿茶、无名异定痛生肌；楠香理气舒筋消肿；白芷散寒止痛。全方共奏活血散瘀、理气祛寒之功。

28. 跌打生肌膏

【药物组成】西红花、血竭、象皮粉、黄丹、乳香、没药、儿茶、樟脑。

【功效】生肌长肉，加速愈合。

【主治病证】创伤后创面未愈者。

【方解】方中乳香、没药、红花活血祛瘀、舒筋止痛；血竭、儿茶、黄丹、象皮粉清热解毒、敛疮生肌；樟脑除湿辟秽、香窜止痛。故本膏具有生肌长肉，促进创面愈合之功。

29. 仙复汤

【药物组成】当归、柴胡、天花粉、穿山甲、桃仁、红花、防风、乳香、没药、赤芍、贝母、白芷、陈皮、甘草。

【功效】活血散瘀，软坚消肿。

【主治病证】骨折后瘀结肿胀。

【方解】方用当归、桃仁、红花、乳香、没药、赤芍活血散瘀；柴胡、陈皮疏肝理气；防风、白芷疏风散邪；天花粉、山甲、贝母软坚散结消肿，以助活血化瘀之力，组合成方，有活血散瘀、软坚消肿之效。

30. 活血止痛汤

【药物组成】当归、桃仁、牛膝、络石藤、丹参、苏木、土鳖虫各 9g，红花、川芎、乳香、没药、陈皮、枳壳各 4.5g。

【功效】活血化瘀，消肿止痛。

【主治病证】骨折初期瘀血内结，疼痛肿胀。

【方解】根据"坚者削之""留者攻之"的治疗原则，方以当归、桃仁、丹参、苏木、红花、土鳖虫、乳香、没药、川芎等共奏活血化瘀之效；然血随气行，故在活血化瘀药中佐以理气之药，如陈皮、枳壳等调达气机，有气行则血行之意，既照顾到调气疏肝之特点，又能增强活血化瘀之功。本方适用于跌打损伤、筋断骨折导致的瘀血阻滞、疼痛肿胀等症。

31. 胡归山甲汤

【药物组成】柴胡、当归、延胡索各 12g，炮山甲、天花粉、赤芍、郁金各 9g，金银花 15g，丹参 30g。

【功效】疏肝理气、活血化瘀。

【主治病证】非化脓性肋软骨炎。

【方解】方中柴胡、郁金、延胡索疏肝理气；当归、丹参养血活血；天花粉、赤芍、金银花凉血解毒、消肿散瘀；穿山甲疏通肝络。诸药合用共奏疏肝理气、活血祛瘀之功。

32. 活血疏肝汤

【药物组成】当归 15g，柴胡 10g，黄芩 10g，赤芍 10g，红花 10g，桃仁 10g，枳壳 10g，陈皮 10g，厚朴 10g，槟榔 10g，大黄 15g，甘草 5g。

【功效】活血疏肝。

【主治病证】骨伤初期瘀血证。

【方解】方中理气泻下的有厚朴、枳壳、槟榔、桃仁、陈皮、柴胡六味药，而活血化瘀的有当归、赤芍、红花、桃仁四味药，既泻下又活血的为大黄，因此本方重点是泻下通便、通畅胃肠，活血化瘀是其次。

33. 补肾壮骨汤

【药物组成】杜仲、枸杞子、骨碎补、芡实、续断、补骨脂各 9g，狗脊 9g。

【功效】补肾壮骨，舒筋止痛。

【主治病证】腰部筋伤，肾气虚弱。

【方解】方中以杜仲、续断、狗脊、骨碎补，补骨脂壮阳补肾、强筋壮骨；枸杞子滋阴补肾，壮腰固精；芡实收敛缩溺，固肾涩精。诸药合用，共奏补肾壮骨、舒筋止痛之功，故用之效佳。

34. 壮骨舒筋汤

【药物组成】杜仲、怀牛膝、当归、党参、枸杞子、续断、木通、木瓜、穿山龙各 9g，川芎 5g，熟地黄 15g，泽兰、防风、白芷、厚朴各 6g，西红花 1.5g。

【功效】活血祛瘀，强筋壮骨，益气活血，温经通络。

【主治病证】腰部慢性筋伤，瘀阻作痛。

【方解】方中川芎、红花、泽兰可活血通经、祛瘀止痛；枸杞子、杜仲、续断补肝肾、强筋骨；慢性筋伤，气血耗损，故用党参补中益气；当归、熟地黄补血和血；久病则风湿侵袭，故以穿山龙、木瓜、川厚朴祛风胜湿、舒筋活络；白芷、防风辛温升阳、祛风胜湿；更加牛膝、木通引药下行，瘀阻停湿自然下降，遂行气正常，阳气上升，顽疾可除。

35. 活血化瘀汤

【药物组成】黄芪 30g，桑寄生 20g，丹参 15g，红花 12g，三棱、莪术、乳香、没药各 9g，蒲公英 30g，板蓝根 20g。

【功效】活血化瘀，清热解毒。

【主治】非化脓性肋软骨炎。

【方解】方中丹参养血活血；红花活血化瘀；三棱、莪术破瘀散结；乳香、没药化瘀止痛；黄芪益气；桑寄生补肝肾、强筋骨；辅以蒲公英、板蓝根清热解毒，既有利于消炎，又可防治感染。

36. 健肾荣脑汤

【药物组成】蒲黄、紫河车、龙眼肉、当归、赤芍、白芍、远志、石菖蒲各 9g，桑椹 15g，丹参、熟地黄、郁金各 12g，太子参 10g，茯苓 6g。

【功效】补气血，填精髓，宁心神，通脉络。

【主治病证】颅脑损伤后遗症。

【方解】方中紫河车甘咸而温，血肉有情之品，大补气血，填精益髓，故以为主药；合当归、熟地黄、白芍三味补血养血之力尤甚；太子参、茯苓健脾益气，取阳生阴长之意，生津之功更著；龙眼肉、桑椹养血健脾；丹参、远志养血宁心；石菖蒲、郁金行气解郁开脑窍；赤芍、蒲黄活血化瘀通脉络。此方是以阴阳气血双补，气血生长则能化精，精足则脑髓充，活血通络则瘀去，瘀去则新血生，脑络通则神自明。

37. 活血行气散

【药物组成】郁金、香附、枳壳、乳香、没药、丹参、延胡索、瓜蒌皮、桔梗、半夏各 9g，金橘叶 6g。

【功效】行气活血，消肿止痛。

【主治】胸胁脘腹损伤。

【方解】方中香附、枳壳、瓜蒌皮、金橘叶行气止痛；丹参、乳香、没药、郁金、延胡索活血祛瘀，且延胡索、郁金兼行气活血双重作用；肺主宣发肃降，治节一身之气，故佐以桔梗、半夏宣肺气、通血脉。诸药合用，共奏行气活血、消肿止痛之功。

38. 颅内消瘀汤

【药物组成】麝香（研末冲服）0.06g，川芎、血竭（研末冲服）各 6g，丹参 15g，赤芍、桃仁、红花、乳香、没药、三棱、莪术、香附、土鳖虫各 9g。

【功效】通窍活血，消瘀止痛。

【主治】外伤性颅内血肿。

【方解】方中以麝香通窍活血；以赤芍、川芎活血化瘀；以桃仁、红花、三棱、莪术、土鳖虫破血消瘀；以乳香、没药、血竭活血止痛，并佐以香附行气。诸药合用，共奏通窍活血、消瘀止痛之功。

39. 消肿通络汤

【药物组成】金银花 30g，连翘、当归、赤芍、牛膝各 9g，赤小豆、鸡血藤、车前子各 30g，防己 15g。

【功效】清热消肿，活血通络。

【主治】急性创伤性关节炎。

【方解】方中金银花、连翘清热解毒；赤小豆、当归、鸡血藤、车前子行水消肿、活血通络；赤芍凉血活血；防己利水消肿、祛风止痛；牛膝引药下行。

40. 化瘀通痹汤

【药物组成】当归 18g，丹参 30g，鸡血藤 21g，制乳香、制没药各 9g，香附、延胡索各 12g，透骨草 30g。

【功效】活血化瘀，行气通络。

【主治病证】血痹证。

【方解】方中乳香活血，没药散瘀，相得益彰，为治本要药；延胡索行血中气滞，气中血滞；香附理气解郁，为血中之气药，气行则血行，加强活血祛瘀之功；当归、丹参、鸡血藤，活血养血，祛病而不伤正；透骨草祛风除湿，通络以治标。诸药合用，共同达到活血化瘀、行气通络之目的。故活血勿忘行气，通络勿忘益气，气血同调，方收全功。

41. 通脉活血汤

【药物组成】当归 9g，黄芪、丹参、鹿角片（另包）各 18g，泽兰叶、赤芍、杜仲、地龙、苏木各 9g，金毛狗脊 12g。

【功效】通督活血，补益肝肾。

【主治病证】退行性腰椎管狭窄症，及急、慢性腰腿疼痛。

【方解】方中当归、黄芪补气生血；丹参去瘀生新，行而不破；赤芍祛瘀止痛，常与当归、黄芪相伍行瘀血滞，发散内外之风气；地龙走血分，能通血脉、利关节、消瘀滞、疗痹痛。以上诸药均有活血通经、消肿止痛之功效。鹿角益肾，行血消肿；杜仲温肾助阳，益精补髓，强筋壮骨；狗脊补肾壮腰，祛风定痛，此三味皆有填补奇经，壮腰益肾之力。综观全方，可收补益肝肾、通督活血之效。

42. 活血养骨汤

【药物组成】当归、延胡索、陈皮、郁金、透骨草、白芷、肉桂、骨碎补、续断各10g，狗脊15g，独活15g，怀牛膝6g。

【功效】活血理气，散寒除湿，温通筋脉，强筋壮骨。

【主治病证】股骨头骨骺无菌性坏死症。

【方解】方用当归、延胡索、乳香、没药，活血祛瘀镇痛；陈皮、郁金，开郁行气；骨碎补、续断、肉桂、狗脊、透骨草温阳益肾、强筋壮骨；独活、白芷散寒湿、消肿痛。诸药合用，可收补肝肾、益气血、散寒湿、温筋脉、强筋骨之效。

43. 补肾克刺汤

【药物组成】淫羊藿、杜仲、木瓜、独活各15g，巴戟天、川芎、鹿角胶（兑服）各10g，续断、黄芪、狗脊各20g，当归、骨碎补各12g，薏苡仁30g，甘草3g。另用蜈蚣4条，炮穿山甲、全蝎、地龙各3g，共研细末兑服。

【功效】补肾壮督强筋骨，祛风散寒，除湿通络，除痰化瘀。

【主治病证】腰椎骨质增生。

【方解】方用巴戟天、淫羊藿、鹿角胶、杜仲、狗脊、骨碎补补肾壮督强筋骨；当归、白芍、生地养血敛阴止痛；黄芪益气；薏苡仁渗湿除痹；独活、木瓜祛风除湿止痛；炮山甲、牛膝、川芎活血祛瘀；全蝎、地龙、蜈蚣搜风通络镇痛；炙甘草调和诸药。诸药合用，共奏补肾壮督强筋骨、祛风散寒、除湿通络、除痰化瘀之功。

44. 活络通痹汤

【药物组成】独活、续断、制川乌、制草乌、熟地黄各15g，桑寄生、丹参、黄芪各30g，细辛5g，牛膝、地龙、乌药、炙甘草各10g，土鳖虫6g。

【功效】温经活络，养血通痹，祛风止痛。

【主治病证】肥大性脊柱炎。

【方解】方中独活、桑寄生、川续断补肝肾、舒筋络、祛风湿；丹参、乌药理气活血、祛瘀通络；黄芪、熟地黄、炙甘草补气养血、扶正祛邪；牛膝、地龙、土鳖虫搜风活络、通痹止痛；制川乌、制草乌、细辛温阳散寒、通络止痛。诸药合用，可改善血液循环，缓解腰椎压迫，达到"通则不痛"之目的。

45. 通窍祛瘀汤

【药物组成】当归、赤芍、钩藤各9g，川芎、石菖蒲各4.5g，桃仁、朱砂、琥珀、防风各6g，蝉蜕、甘草、沉香各3g，麝香（研末冲服）0.1g。

【功效】疏风养血，通窍活络。

【主治病证】重伤昏迷，人事不省。

【方解】重伤之后，因耗竭气血，或气血内郁，则血不养心，神不守舍，清肃失司，人事不省。方用当归、川芎、赤芍、桃仁活血祛瘀；麝香、石菖蒲活血散结；沉香使逆气下降，收纳正气；琥珀、朱砂镇心安神；蝉蜕、防风、钩藤散风胜湿、息风止痉；佐以甘草通行十二经络，故起疏风养血、通窍活络之作用。

46. 理气化瘀汤

【药物组成】柴胡15g，郁金、桃仁、红花、大黄、莪术、茯苓、炮甲珠（先煎）各10g，延胡索、甘草各6g，车前子（包煎）12g。

【功效】理气止痛，活血化瘀。

【主治病证】胸壁挫伤。

【方解】方用柴胡、郁金、延胡索疏肝解郁、理气止痛；以桃仁、红花、莪术、炮甲珠活血化瘀、软坚消瘀；大黄攻下逐瘀；茯苓、车前子利水渗湿，导瘀从二便而出，通畅气机；甘草调和诸药。诸药合用，共奏理气止痛、活血化瘀之功。

47. 牛蒡子汤

【药物组成】牛蒡子、白僵蚕、白蒺藜、独活、秦艽、半夏、白芷、桑枝。

【功效】宣达气血，开破痰结，疏肝宣肺，导其壅滞。

【主治病证】周身四肢、颈肩腰骶麻痹疼痛，牵强掣痛，或早期筋膜损伤、筋结、筋块或骨骱宿伤，关节不利，或兼身热，或见形寒，苔白而腻者。

【方解】方中牛蒡子辛寒滑利，通行十二经络，宣肺利气，豁痰消肿；白僵蚕辛平宣化，消痰散结而和气血，为厥阴肝经之药；二味合用，宣滞破结，善搜经络顽痰浊邪，是为主药。助以秦艽之辛寒，独活之辛温，和血舒筋，通达周身，透阳明之湿热，理少阴之伏风。更伍用白芷之辛温，芳香通窍，活血破瘀，化湿排脓而生新；半夏之辛温，燥湿化痰、消痞散肿而和胃。复使以白蒺藜之辛温疏肝风、行气血且散瘀结；桑枝养筋通络、祛风湿而利关节。全方以辛取胜，宣达气血，开破痰结，疏肝宣肺，导其壅滞；寒温兼用，温而不燥，寒而不凝，泄风逐湿之力尤捷。

48. 骨痹汤

【药物组成】白芍30g，生甘草、木瓜各10g，威灵仙15g。

【功效】滋补肝肾，祛邪止痛。

【主治病证】骨质增生，包括颈椎骨质增生、腰椎骨质增生、足跟骨质增生等引起的疼痛、麻木等症。

【方解】本方是由芍药甘草汤加味而成。方中白芍、甘草酸甘化阴以缓筋急，药性守而不走；加入木瓜性味之酸温，威灵仙药性之辛温，加强了柔筋缓急止痛作用，同时取其温通走窜的功效以达到祛寒、除湿、通络的目的。全方敛而不守，行而不燥，阴阳兼顾。

49. 益肾坚骨汤

【药物组成】黄芪30g，补骨脂15g，骨碎补、枸杞子、生地黄、当归、白芍、菟丝子、狗脊、续断、川芎、葛根各12g，鸡血藤30g。

【功效】益肾养血，和络止痛。

【主治病证】颈椎、胸椎、腰椎骨质增生，上肢麻痛，脊柱活动欠利者。

【方解】方中黄芪为益气之要药，能扩张血管改善血行；补骨脂补肾壮阳；骨碎补补肾续伤；菟丝子补肝肾、益精髓；狗脊补肝肾、强腰脊；续断补肝肾，强筋骨而镇痛；枸杞子滋阴补血兼能益气温阳。以上诸药共奏益气补肾之功。生地黄滋阴降火；当归补血活血，可修复创伤；白芍柔肝止痛、养血敛阴；川芎活血化瘀、搜风止痛；鸡血藤行血补血、通经活络，为疗腰腿疼痛，肢体麻木之品；上药共奏养血和络之效。葛根解肌止痛。诸药合伍为用，益肾养血、和络止痛。

50. 除痹逐瘀汤

【药物组成】当归15g，川芎12g，红花9g，刘寄奴15g，姜黄12g，路路通30g，羌活9g，白芷12g，威灵仙12g，桑枝30g，胆南星9g，白芥子9g。

【功效】活血化瘀，行气通络，除湿涤痰。

【主治病证】颈椎骨质增生（颈椎病）。

【方解】本方共分三组药物。第一组为活血化瘀药：当归甘补辛散，苦泄温通，既能补血，又能活血，有推陈出新之功；川芎辛温香窜，能上行巅顶，下达血海，旁通四肢，外至皮毛，为活血行气之良药；姜黄辛苦而温，外散风寒，内行气血，有活血通络、行气止痛、祛风疗痹之效，以其辛散横行，对上肢之疼痛尤为专长；红花辛散，通经活血，祛瘀止痛；刘寄奴破血通经、消瘀止痛，为破血行瘀之要药；路路通既能行气又能通络，与刘寄奴相伍有通行十二经，驱除经络瘀滞之效。第二组为祛风湿通经络药：羌活气味雄烈，散风之力胜于防风，长于祛风湿，又可通利关节而止痛；白芷气味芳香，偏重于止痛开窍；威灵仙辛散善行，能通十二经，既可祛在表之风又可化在里之湿，通经达络，可导可宣，为治痹证之要药，对筋骨酸痛、肌肉麻木，皆有一定作用；桑枝苦平，善于祛风湿、通经络、通利四肢关节，对风湿痹痛、四肢麻木拘挛皆有良好的效果。第三组为燥湿祛痰药：胆南星苦温辛烈，走窜燥湿作用很强，对中风痰壅眩晕或风痰引起的麻痹、口眼㖞斜，破伤风引起的项强口噤等皆有一定的作用；白芥子辛温气锐，性善走散，能搜胸膈经络之痰、善行皮里膜外之痰，对风痰气滞或痰阻经络、肢体疼痛之症皆可取效。

51. 少腹逐瘀汤（《医林改错》）

【药物组成】小茴香、干姜、延胡索、川芎、肉桂各3g，五灵脂6g，当归9g，赤芍6g，蒲黄6g，没药6g。

【功效】温经活血，行气止痛。

【主治病证】骨盆骨折，少腹瘀血疼痛；妇女少腹疼痛，瘀血，积块，或经期腰酸，少腹胀痛。

【方解】方中当归、川芎、赤芍活血散瘀，养血调经；小茴香、干姜、肉桂散寒通阳、温暖冲任；蒲黄、五灵脂、延胡索、没药活血祛瘀、散结定痛。诸药相配，共成化瘀散结、温阳散寒、调经止痛之功。

52. 内服接骨丹

【药物组成】三七 9g，土鳖虫 9g，乳香 5g，没药 5g，自然铜（煅）15g，煅龙骨 15g，麝香 0.3g。

【功效】活血祛瘀，接骨止痛。

【主治病证】骨折初期，肿胀疼痛者。

【方解】方中用三七、自然铜活血化瘀、消肿定痛，善治瘀血诸证，为骨伤科要药为君药。乳香、没药血止痛，土鳖虫能活血疗伤，续筋接骨共为臣药。佐以龙骨收敛固涩；麝香辛香，开通走窜，可行血中之瘀滞，开经络之壅遏，以通经散结止痛。诸药相合，祛瘀活血，消肿止痛，续筋接骨，用于新鲜骨折，剧烈疼痛，肿胀不消。

53. 龙胆泻肝汤（《医宗金鉴》）

【药物组成】龙胆 10g，黄芩 6g，栀子 6g，泽泻 6g，木通 6g，柴胡 6g，车前子 3g，生地黄 6g，当归 15g，甘草 10g。

【功效】泻肝胆实火，利下焦湿热。

【主治病证】损伤后夜梦惊悸或肝经瘀血化热，实火上攻或湿热下注，而见头痛目赤，胁痛口苦，耳聋耳肿，或阴肿，阴痒，筋痿阴汗，小便淋浊，妇女湿热带下等。

【方解】方用龙胆大苦大寒，上泻肝胆实火，下清下焦湿热，为本方泻火除湿两擅其功的君药。黄芩、栀子具有苦寒泻火之功，在本方配伍龙胆，为臣药。泽泻、木通、车前子清热利湿，使湿热从水道排除。肝主藏血，肝经有热，本易耗伤阴血，加用苦寒燥湿，再耗其阴，故用生地黄、当归滋阴养血，以使标本兼顾。方用柴胡，是为引诸药入肝胆而设，甘草有调和诸药之效。综观全方，是泻中有补，利中有滋，以使火降热清，湿浊分清，循经所发诸证乃克相应而愈。

54. 圣愈汤（《正体类要》）

【药物组成】生地黄、熟地黄各 15g，当归、川芎、黄芪各 10g，党参 12g。

【功效】益气养阴，清热除烦。

【主治病证】创伤出血较多，或创伤化脓，外溢脓血较多，以致烦躁不安，或晡热烦渴等。

【方解】本方所治之证，属于气血两虚。方中党参、黄芪补气，当归、生熟地黄、川芎补血滋阴。配合成方，有补气养血之功。气旺则血自生，血旺则气有所附。

55. 五味消毒饮（《医宗金鉴》）

【药物组成】金银花 20g，野菊花、蒲公英、紫花地丁、紫背天葵各 15g。

【功效】清热解毒。

【主治病证】开放性损伤，伤口感染，或附骨疽初起，红肿热痛者。

【方解】方中金银花清热解毒、消散痈肿；紫花地丁、蒲公英、野菊花、紫背天葵子清热解毒、凉血消肿散结；少加酒以通血脉，有利于痈肿疔毒之消散。配合成方，共奏清热解毒、散结消肿之功。

56. 仙方活命饮（《校注妇人良方》）

【药物组成】金银花 20g，当归、赤芍、防风、白芷、浙贝母、天花粉、穿山甲、皂角刺各 10g，陈皮、乳香、没药、甘草各 6g。

【功效】清热解毒，活血止痛，消肿溃坚。

【主治病证】开放性损伤感染，红肿热痛或疮疡肿毒初起，红肿焮热疼痛，身热微寒，舌红苔黄，脉数实者。

【方解】方中金银花性味甘寒，最善清热解毒疗疮，前人称之为"疮疡圣药"，故重用为君。然单用清热解毒，则气滞血瘀难消，肿结不散，又以当归、赤芍、乳香、没药、陈皮行气活血通络、消肿止痛，共为臣药。疮疡初起，其邪多羁留于肌肤腠理之间，更用辛散的白芷、防风相配，通滞而散其结，使热毒从外透解；气机阻滞每可导致液聚成痰，故配用贝母、天花粉清热化痰散结，可使脓未成即消；穿山甲、皂角刺通行经络、透脓溃坚，可使脓成即溃，均为佐药。甘草清热解毒，并调和诸药；煎药加酒者，借其通瘀而行周身，助药力直达病所，共为使药。诸药合用，共奏清热解毒、消肿溃坚、活血止痛之功。

57. 代刀散（《外科证治全生集》）

【药物组成】黄芪 20g，皂刺 10g，乳香 10g，甘草 6g。

【功效】益气托里，透脓。

【主治病证】疮疡脓腐不易溃破者。

【方解】方中皂角刺溃脓消肿；黄芪补气托疮；乳香散瘀止痛；甘草清热解毒。诸药配伍，可使成脓之痈疮早日溃破，脓出而愈。"代刀"是言痈肿成脓，每须用刀切开排脓方能治愈。本方其效可代刀针，故名"代刀散"。

58. 左归饮（《景岳全书》）

【药物组成】熟地黄 15g，山药、山茱萸、枸杞子、茯苓各 10g，炙甘草 6g。

【功效】滋阴补肾。

【主治病证】损伤日久或骨病肾阴亏损腰膝酸软，头晕目眩，虚热盗汗等。

【方解】方中重用熟地黄为主，甘温滋肾以填真阴；辅以山茱萸、枸杞子养肝血，合主药以加强滋肾阴而养肝血之效；佐以茯苓、炙甘草益气健脾，山药益阴健脾滋肾。合而有滋肾养肝益脾之效。

59. 四君子汤（《太平惠民和剂局方》）

【药物组成】党参 10g，白术 12g，茯苓 12g，甘草 6g。

【功效】益气健脾。

【主治病证】损伤后期，或痈疽日久或骨病行手术，化、放疗后胃纳不振，懒言少食等。

【方解】方中党参为君，甘温益气，健脾养胃。臣以苦温之白术，健脾燥湿，加强益气助运之力。佐以甘淡茯苓，健脾渗湿，苓、术相配，则健脾祛湿之功益著。使以炙甘草，益气和中，调和诸药。四药配伍，共奏益气健脾之功。

60. 乌头汤（《金匮要略》）

【药物组成】麻黄、白芍、黄芪、甘草各 9g，川乌 1g。

【功效】温经，祛寒，益气。

【主治病证】肢节疼痛，遇寒则重的寒痹证，或伤后寒湿邪侵，兼气虚者。

【方解】方中麻黄发汗宣痹；川乌祛寒解痛；白芍、甘草缓急舒筋；同时黄芪益气固卫，助麻黄、川乌以温经止痛，又可防麻黄过于发散。诸药配伍能使寒湿之邪微汗而解，病邪去而下气不伤。

61. 消炎退肿汤

【药物组成】连翘、木瓜、地骨皮、砂仁、牛膝、乳香、泽泻、当归、川芎、白芍、生地黄、甘草。

【功效】消炎退肿。

【主治病证】骨折后皮肤红肿者。

【方解】本方在四物汤的基础上，用地骨皮除蒸退热、凉血止血；牛膝引血下行，降上炎之火；连翘轻清上浮，治上焦诸热；泽泻利水渗湿热；再加上砂仁、木瓜、乳香、甘草行气和中、舒筋活络，遂成消炎退肿之良方。

62. 化瘀通络洗剂

【药物组成】骨碎补、桃仁、红花、川芎、续断、苏木、当归、桑枝、桑寄生、伸筋草、威灵仙。

【功效】活血舒筋，化瘀通络。

【主治病证】上肢骨折、脱位后期，筋络挛缩酸痛者。

【方解】方中桃仁、红花、当归、川芎、苏木活血化瘀；桑枝、威灵仙、伸筋草祛风除湿、舒筋通络；桑寄生、续断、骨碎补强筋壮骨；同时，川芎、桑枝等药性升浮，主上行而向外，因而本方适用于上肢熏洗。

63. 黄芪桂枝青藤汤

【药物组成】黄芪 30g，桂枝 15g，白芍 30g，青风藤 30g，鸡血藤 15g，炙甘草 6g，生姜 5 片，大枣 5 枚。

【功效】益气养血，通阳蠲痹。

【主治病证】风寒湿痹阻，气血亏虚的虚痹。

【方解】此为黄芪桂枝五物汤加味。方中重用黄芪，益气升阳固表为主药。桂枝辛散温通助卫阳、温经散寒；白芍味酸补血敛营、柔筋止痛；青风藤祛风除湿，专攻痹邪；三者助芪扶正且调营卫，祛邪止痛，共为辅药。鸡血藤活血养血、通络止痛，有治风先治血，血行风自灭之间，且制芪、芍之滞；姜、枣调和营卫；炙甘草调和诸药，共为佐使。上药相伍，共奏益气养血、通阳蠲痹之功。

64. 加味术附汤（《杂病源流犀烛》）

【药物组成】白术 6g，生姜 6g，附子、甘草、赤茯苓各 5g，大枣 2 枚。

【功效】温阳祛寒，健脾利湿。

【主治病证】寒湿痹阻腰痛。

【方解】本方为《伤寒论》治湿寒阻遏，脾阳不振的自汗、骨节疼痛的术附汤加味而成，增强了宣散湿邪的作用。

65. 风伤伸筋汤

【药物组成】羌活、独活、秦艽、木瓜、五加皮、桑寄生、续断、牛膝、当归、白芍、桃仁、乳香、没药、生地黄、地骨皮、茯苓、甘草。

【功效】祛风除湿，化瘀舒筋。

【主治病证】软组织损伤后期，风湿性关节炎。

【方解】方中用羌活、独活、秦艽、木瓜、五加皮疏通经络，升发阳气而祛风邪。桑寄生益气血而祛风湿，配伍续断、牛膝强筋健骨而固肝肾。当归、白芍、桃仁、乳香、没药活血祛瘀、消肿止痛。生地黄、地骨皮清热凉血。茯苓、甘草健脾益气。故本方可祛邪扶正，祛风除湿，化瘀舒筋。

66. 生肌散（《张氏医通》）

【药物组成】石膏、轻粉、赤石脂、黄丹、龙骨、血竭、乳香、樟脑各等份。共研极细粉，撒于疮面。

【功效】清热解毒，生肌收口。

【主治病证】创面脓液较多，肉芽黯红，伤口不敛。

【方解】本方石膏可清凉防腐，生肌敛疮。药理实验表明，石膏局部涂敷，可减少分泌物渗出，防止感染，促进愈合；轻粉外用有明显杀菌作用；赤石脂善收湿排脓，敛疮长肉。三者为主，可使余毒得解，脓尽腐脱，肌肉生长，则疮口愈合。又黄丹是疡科常用的解毒生肌定痛药，与轻粉合用，解毒去腐生新之力尤著。龙骨与石膏、赤石脂相伍，生肌敛疮之力倍增。血竭可散瘀定痛，生肌长肉。乳香是活血定痛追毒之良药，与血竭相合，使血行流畅，则疼痛可止，血活肉长，则疮口可敛。至于樟脑，性走而不守，能杀虫防腐，通窍止痛。

67. 生肌玉红膏（《外科正宗》）

【药物组成】当归 60g，轻粉 12g，白芷 15g，血竭 12g，白蜡 60g，紫草 6g，甘草 30g，芝麻油 500mL。

【功效】活血祛腐，润肤生肌。

【主治病证】诸伤溃疡，脓腐不脱，新肌难生者。

【方解】方中以当归、血竭、白蜡活血养血、祛腐生肌、敛疮止痛；轻粉、紫草、甘草清热解毒、凉血祛腐；白芷辛温通窍、溃脓止痛；芝麻油滋润肌肤、调和诸药。诸药合用，共奏活血祛腐、解毒生肌之功。

68. 四黄白芷膏

【药物组成】黄连 10g，黄柏、大黄、黄芩各 30g，白芷 15g。共为细末，醋或香油或蜂蜜调敷患处。

【功效】清热解毒，消肿止痛。

【主治病证】创伤红肿热痛。

【方解】大黄、黄芩、黄柏、黄连有清热解毒、消肿止痛、活血去瘀之功，白芷活血止痛排痈。全方共奏清热解毒、消肿止痛之功。

69. 艾苏煎

【药物组成】艾叶 30g，苏木 20g，透骨草 30g。醋、水各半煎，熏洗浸泡。

【功效】温经活血，通络。

【主治病证】足跟痛，不红不肿。

【方解】艾叶气香味辛，温可散寒，能温煦气血，透达经络，逐寒湿；苏木具有行血去瘀、消肿止痛的功效；透骨草具有祛风胜湿、活血止痛的功效。全方配伍，共奏温经通络活血之功。

70. 加减阳和汤

【药物组成】熟地黄、鹿角胶、炮干姜、肉桂、麻黄、白芥子、白芍、当归、黄芪、党参、防风、全蝎、伸筋草、甘草。

【功效】培补脾肾之阳，温经通络除痰。

【主治病证】脊髓损伤，弛缓性瘫痪。

【方解】方中重用熟地黄滋补阴血、填精益髓，配以血肉有情之鹿角胶，补肾助阳、强壮筋骨，两者合用，养血助阳，以治其本。寒凝湿滞，非温通而不足以化，故方用炮干姜、肉桂温热之品；麻黄达卫散寒，协同姜、桂，能使气血宣通，配熟地黄、鹿角胶则补而不滞；白芥子祛皮里膜外之痰；白芍养血敛阴止痛；当归补血活血止痛；黄芪、党参补气以生血，气行则血行；防风祛风胜湿止痛；全蝎通络止痛；伸筋草祛风湿，舒筋止痛；甘草调和诸药。

71. 加味参苓白术散

【药物组成】党参、白术、黄芪、茯苓、山药各 12g，白扁豆、薏苡仁各 15g，砂仁、桔梗各 6g，桂枝 5g，肉豆蔻 4g，粳米适量。

【功效】健脾益气，利湿通淋。

【主治病证】弛缓性瘫痪，尿路感染，尿液混浊，大便溏泄，眼睑浮肿等。

【方解】参苓白术散兼治脾胃，而以胃为主，其功但止土虚无邪之泄泻而已。此方则通宣三焦，提上焦，涩下焦，而以醒中焦为要者也。方中以四君两补脾胃；加白扁豆、薏苡仁以补肺胃之体；炮姜以补脾肾之用；桔梗从上焦开提清气；砂仁、肉豆蔻从下焦固涩浊气，二物皆芳香，能涩滑脱，而又能通下焦之郁滞，兼醒脾胃；引以粳米芳香悦土，以胃所喜为补也。

72. 止痉散

【药物组成】全蝎、蜈蚣各等份。为粉，用黄酒或开水冲服。

【功效】镇痉止痛。

【主治病证】四肢抽搐，痉厥，顽固性头痛，痹痛。

【方解】方中全蝎祛风止痉，长于通络；蜈蚣辛温有毒，性善走窜，截风定搐，为祛风止痉要药。二者配伍，止痉之效更显。

73. 五苓散（《伤寒论》）

【药物组成】茯苓、猪苓、白术、泽泻、桂枝。

【功效】通阳化气，健脾利水。

【主治病证】水湿停聚，小便不利，脾虚腹泻，水肿。

【方解】方中重用泽泻为君，取其甘淡性寒，直达肾与膀胱，利水渗湿。臣以茯苓、猪苓之淡渗，增强利水渗湿之力。佐以白术健脾而运化水湿，转输精津，使水精四布，而不直驱于下；又佐以桂枝，一药二用，既外解太阳之表，又内助膀胱气化，桂枝能入膀胱温阳化气，故可助利小便之功。五药合用，利水渗湿，化气解表，使水行气化，表邪得解，脾气健运，则蓄水留饮诸症自除。

74. 五神汤（《洞天奥旨》）

【药物组成】茯苓、车前子、金银花、川牛膝、紫花地丁。

【功效】清热解毒，分利湿热。

【主治病证】肿痛初起，或损伤后并发下焦湿热，小便赤痛。

【方解】本方由五味清热解毒药组成，其效如神，故名五神汤。方中车前子、茯苓清热利湿，金银花、紫花地丁清热解毒，牛膝引药下行，共奏清热解毒、分利湿热之功。

75. 四妙永安汤（《验方新编》）

【药物组成】玄参、当归、金银花、甘草。

【功效】清热解毒，活血凉血。

【主治病证】脱疽局部红肿热痛。

【方解】金银花甘寒入心，善于清热解毒，故重用为主药。当归活血散瘀，玄参泻火解毒，甘草清解百毒，配金银花以加强清热解毒之力，用量亦不轻，共为辅佐。四药合用，既能清热解毒，又能活血散瘀，是治疗脱疽的良方。

76. 四物汤（《仙授理伤续断秘方》）

【药物组成】当归、川芎、熟地黄、白芍。

【功效】活血补血。若用生地黄、赤芍者则有活血凉血祛瘀之功。

【主治病证】妇女月经不调，损伤瘀血肿胀。

【方解】本方中熟地黄滋阴养血填精，白芍补血敛阴和营，当归补血活血调经，川芎活血行气开郁。四物相配，补中有通，滋阴不腻，温而不燥，阴阳调和，使营血恢复。

77. 血府逐瘀汤（《医林改错》）

【药物组成】当归 10g，生地黄 10g，桃仁 12g，红花、赤芍、牛膝各 9g，川芎、柴胡、枳壳、桔梗各 6g，甘草 3g。

【功效】活血舒肝，止痛。

【主治病证】跌打损伤，头痛、胸痛，经久不愈，痛如针刺，固定不移。

【方解】方中桃仁破血行滞而润燥，红花活血祛瘀以止痛，共为君药。赤芍、川芎助君药活血祛瘀；牛膝活血通经，祛瘀止痛，引血下行，共为臣药。生地黄、当归养血益阴，清热活血；桔梗、枳壳，一升一降，宽胸行气；柴胡疏肝解郁，升达清阳，与桔梗、枳壳同用，尤善理气行滞，使气行则血行，以上均为佐药。桔梗并能载药上行，兼有使药之用；甘草调和诸药，亦为使药。合而用之，使血活瘀化气行，则诸症可愈。

78. 当归补血汤（《内外伤辨惑论》）

【药物组成】黄芪 50g，当归 10g。

【功效】益气补血。

【主治病证】损伤失血较多，面色苍白，脉细而弱。

【方解】方中重用黄芪，其用量五倍于当归，其义有二：本方证为阴血亏虚，以致阳气欲浮越散亡，此时，恐一时滋阴补血固里不及，阳气外亡，故重用黄芪补气而专固肌表，即"有形之血不能速生，无形之气所当急固"之理，此其一；有形之血生于无形之气，故用黄芪大补脾肺之气，以资化源，使气旺血生，此其二。配以少量当归养血和营，则浮阳秘敛，阳生阴长，气旺血生，而虚热自退。至于妇人经期、产后血虚发热头痛，取其益气养血而退热。疮疡溃后，久不愈合，用本方补气养血，扶正托毒，有利于生肌收口。

79. 补中益气汤（《东垣全书》）

【药物组成】黄芪 15g，党参 15g，白术 12g，陈皮 3g，炙甘草 5g，当归 10g，升麻 5g，柴胡 5g。

【功效】补益中气。

【主治病证】伤后气血虚弱，中气不足。

【方解】方中黄芪补中益气，升阳固表为君；党参、白术、甘草甘温益气，补益脾胃为臣；陈皮调理气机，当归补血和营为佐；升麻、柴胡协同参、芪升举清阳为使。综合全方，一则补气健脾，使后天生化有源，脾胃气虚诸证自可痊愈；一则升提中气，恢复中焦升降之功能，使下脱、下垂之证自复其位。

80. 补阳还五汤（《医林改错》）

【药物组成】黄芪 120g，当归 6g，赤芍 5g，地龙、川芎、桃仁、红花各 3g。

【功效】益气活血，通经活络。

【主治病证】气虚血滞而致半身不遂，口眼㖞斜，以及头部、脑髓或脊椎督脉受损而致的截瘫后期。

【方解】方中重用黄芪补中益气为主；血瘀属肝，除风先活血，故配伍当归、川芎、桃仁、赤芍、红花入肝，行瘀活血、疏肝祛风；加入地龙活血而通经络。共成补气活血通络之剂。

81. 补肾益气壮骨丸

【药物组成】骨碎补、续断、杜仲、鹿茸、黄芪、党参、白术、茯苓、山药、熟地黄、枸杞子、土鳖虫、三七、自然铜、蜂蜜。

【功效】补肾壮骨，益气活血。

【主治病证】骨折后期，愈合迟缓。

【方解】方中骨碎补性温味苦，苦能泻能燥，温能避能散，入肾补肾，补中有行，行中有补，有活血、续伤止痛的功效；续断性味苦甘辛，归肝肾经，有补肝肾、强筋骨、行血脉、疗伤续折之功；杜仲甘温补益，既能补肾阳，又能益肾阴，强壮筋骨；鹿茸为血肉有情之品，生精补髓，养阴助阳，强壮筋骨；枸杞子滋养肝肾阴精，并可防止温热太过，以上诸药共为君药。辅以黄芪、党参、白术、茯苓、山药益气健脾，以助后天生化之源。佐以三七、自然铜、土鳖虫、活血祛瘀生新。蜂蜜调和诸药兼顾脾胃。全方具有补肾益气健脾、活血通络之功。

82. 阳和汤（《外科全生集》）

【药物组成】熟地黄 30g，麻黄 2g，白芥子 6g，炮姜 2g，肉桂 3g，鹿角胶 10g，甘草 3g。

【功效】温阳补血，宣滞散寒。

【主治病证】阴疽、流注、鹤膝风等漫肿无头，皮色不变，酸痛不热，脉沉细迟，阳虚寒凝者。

【方解】方中重用熟地黄滋补阴血，填精益髓；配以血肉有情之鹿角胶，补肾助阳，益精养血，两者合用，温阳养血，以治其本，共为君药。炮姜温中散寒，能入血分者，引领熟地黄、鹿角胶直入其地，以成其功；白芥子能祛皮里膜外之痰，少佐于麻黄、肉桂，宣通经络，与诸温和药配合，可以开腠里、散寒结，引阳气由里达表，通行周身。甘草生用为使，解毒而调诸药。综观全方，补血与温阳并用，化痰与通络相伍，益精气，扶阳气，化寒凝，通经络，温阳补血与治本，化痰通络以治标。用于阴疽，犹如离照当空，阴霾自散，故以"阳和"名之。

83. 当归鸡血藤汤

【药物组成】当归、鸡血藤各 15g，丹参 12g，延胡索 10g，白芍 10g，牛膝 10g，五灵脂 5g，威灵仙 10g。

【功效】活血化瘀，行气止痛。

【主治病证】伤后血虚，或肿瘤在放疗、化疗期间，白细胞及血小板减少者。

【方解】方中当归、丹参活血化瘀；白芍养血柔肝，缓中止痛；鸡血藤温经通络；牛膝逐瘀通经，引血下行；延胡索、五灵脂、威灵仙活血行气止痛、舒筋活络、祛风除湿。诸药合用，共奏活血化瘀、行气止痛之效。

84. 托里消毒散（《医宗金鉴》）

【药物组成】黄芪 20g，党参 15g，白术、茯苓、当归、白芍各 12g，金银花 15g，川芎、白芷各 10g，甘草 6g。

【功效】补益气血，托里解毒。

【主治病证】疮疡气血虚弱，脓毒不易外达者。

【方解】《删补名医方论》：参、芪、术、苓、草以益气分；归、芎、芍以滋血分；银花、白芷、连翘以解毒。

85. 防己黄芪汤（《金匮要略》）

【药物组成】防己 12g，黄芪 15g，白术 12g，甘草 5g，生姜 5 片，大枣 3 枚。

【功效】益气健脾，利湿退肿。

【主治病证】风湿，风水，脉浮身重，汗出恶风，小便不利，湿痹沉困、麻木，可加羌活、独活、防风以增加祛风之功。治疗卫气不固，风湿在表，肢体或周身沉困疼痛、麻木之风湿痹证。

【方解】方中以防己祛风行水；黄芪益气固表，且能行水消肿，两者配伍，祛风不伤表，固表不留邪，且又行水气，而共为君药。臣以白术补气健脾祛湿，与黄芪为伍则益气固表之力增，与防己相配则祛湿行水之功倍。使以甘草，培土和中，调和药性。煎加姜、枣为佐，解表行水，调和营卫。诸药相合，共奏益气祛风、健脾利水之效，使风邪得除，表气得固，脾气健旺，水湿运化，于是风水、风湿之表虚证悉得痊愈。

86. 补肾活血汤

【药物组成】刘寄奴 15g，苏木 10g，赤、白芍各 15g，桑椹 15g，熟地黄 15g，川芎 9g，黑芝麻 20g，胡桃肉 15g。

【功效】补肾益精，活血化瘀。

【主治病证】用于肾虚夹有瘀血而见足痿无力、腰脊酸软、肌肉消脱。

【方解】方中刘寄奴、苏木、赤芍、川芎为一组活血化瘀、行滞通经的药物，能使瘀去新生，又可防止补肾益精药物的黏腻滞碍；白芍、桑椹、熟地黄、黑芝麻、胡桃肉是一组补肾益精的药物，功于养血荣脉，填精补髓，与活血药同用，更能强筋壮骨。

87. 壮腰健肾汤

【药物组成】菟丝子、狗脊、女贞子、桑寄生、金樱子、鸡血藤、千斤拔、牛大力。

【功效】滋补肝肾，活血祛风。

【主治病证】肝肾不足，外感风邪，腰膝痿软痛连腿足。

【方解】方中以菟丝子、狗脊补肝肾、强筋骨、壮肾阳，治腰痛为主药，其中狗脊坚脊骨、通百脉，对脊骨痛尤为适宜。女贞子、桑寄生补肝肾、强筋骨，滋补肾阴；金樱子固精摄尿，使精关固而精髓内养以为其辅。肾虚则风湿之邪易于侵袭，血脉不利，故配鸡血藤养血活血、消瘀滞、舒筋通络；千斤拔、牛大力强筋骨、祛风湿以为佐使。诸药相伍，共奏补肾阳、滋肾阴、壮腰、养血通络、祛风湿之功，对腰痛之由于肾亏、风湿侵袭者极为合适。

88. 地龙膏

【药物组成】鲜地龙、白糖、冰片少许。将地龙放入容器内，加入白糖，待地龙干瘪后取出，加入冰片。用时涂敷患处。或将地龙捣成糊状后再加入白糖、冰片，外敷患处随干随换。

【功效】通经活络，消肿止痛。

【主治病证】创伤初起及一切肿胀。

【方解】方中以地龙为主药。地龙味微咸，性寒。具有清热、解毒、镇痉、利尿、平喘、活络等功效。

89. 红花樟脑酒

【药物组成】红花30g，樟脑10g，白酒或酒精1000mL，浸泡1～2周，滤渣备用。

【功效】活血通络。

【主治病证】卧床日久，涂擦按摩预防褥疮。

【方解】红花具有散走肌表的特长，诸药共同改善浅表组织的血运，以预防褥疮的发生。

90. 回阳玉龙膏（《外科正宗》）

【药物组成】草乌、干姜各90g，赤芍、白芷、南星各30g，肉桂15g。共为细末，热酒调敷患处。

【功效】温经活血止痛。

【主治病证】阴疽、寒湿流注、寒痹、鹤膝风等属阴证者。

【方解】方中的干姜、肉桂助脏腑阳气以祛寒；草乌、南星走窜发散、破恶气、驱风毒、活死肌、除骨痛、消结块；赤芍、白芍活血散滞、止痛生肌；陈酒为使，行药性、散气血。诸药合用，有回阳逐阴之功，为外科常用要方。

91. 养血通经汤

【药物组成】熟地黄 15g，丹参、桑枝、生麦芽、当归各 10g，鹿衔草 10g，骨碎补 15g，肉苁蓉 6g，生蒲黄 20g，鸡血藤 15g，蛇蜕 6g。

【功效】补肝益肾，养血通经，祛风止痛。

【主治病证】颈椎病。

【方解】方中用熟地、苁蓉补益肝肾以培其本；丹参、当归养血活血；鸡血藤、生蒲黄配以桑枝、麦芽活血通经，鹿衔草、骨碎补壮筋健骨；蛇蜕祛风止痛。全方以补为主，以通为用。

92. 舒筋通痹汤

【药物组成】羌活 10g，独活 10g，秦艽 10g，防风 10g，当归 10g，红花 10g，丹参 30g，桂枝 10g，灵仙 10g，延胡索 10g，香附 10g，全蝎 10g，蜈蚣 3 条，乌蛇 10g，三七（冲）3g，伸筋草 30g，透骨草 30g。

【功效】舒筋通络，活血化瘀，温经散寒，祛湿消肿，理气止痛。

【主治病证】风湿及类风湿性关节炎。

【方解】本方中羌活、独活、秦艽、防风、桂枝、灵仙、延胡索、香附、伸筋草、透骨草有祛风除湿、温经散寒、理气止痛之效；当归、红花、丹参、三七、全蝎、蜈蚣、乌蛇有活血化瘀、清热消肿、祛风解痉、通络止痛之功。诸药合用，互相协调，可达到祛风湿、通经络、利关节、消肿胀、壮筋骨、祛风寒、理气血、镇疼痛的良好效果。

93. 益气活血散风汤

【药物组成】黄芪、党参、丹参、白芍、生地、桃仁、红花、香附、地龙、葛根、穿山甲、土鳖虫、威灵仙。

【功效】益气活血，祛风通络。

【主治病证】神经根型颈椎病。

【方解】方中以黄芪、党参补气；桃仁、红花、丹参、川芎活血化瘀；并用除瘀攻坚通脉之土鳖虫、穿山甲、地龙；以香附理血中之气而止痛；白芍、生地柔肝缓急；加用威灵仙祛风湿、利关节以通经络；颈项强硬者加葛根。全方益气活血、祛风通络、舒筋止痛。

94. 搜风通络汤

【药物组成】葛根 20g，全蝎 10g，蜈蚣 2 条，乌蛇、赤芍、川芎、自然铜、穿山甲、木瓜各 15g，鹿衔草 20g，黑木耳 10g，甘草 6g。

【功效】搜风通络，活血祛风。

【主治病证】颈椎病。

【方解】颈椎病，属中医痹证（骨痹）范畴。叶天士云："治痹用搜风剔邪通络之品，如蜣螂、全蝎、地龙、山甲、蜂房之类。"故方用全蝎、蜈蚣、乌蛇配鹿衔草、穿山甲、木瓜以搜风、祛湿、通络；"治风先治血，血行风自灭"，故佐以川芎、赤芍、自然铜以活血祛风。所以用葛根者，取其引经、舒筋之效。

95. 白芍葛根汤

【药物组成】白芍 45g，葛根 20g，炙麻黄 3g，桂枝 9g，甘草 6g。

【功效】养血柔肝，润筋解肌，祛风止痛。

【主治病证】痹证型颈椎病。

【方解】痹证型颈椎病，中老年之人，肝肾不足，精血亏少，肝不养筋，筋虚邪侵，客于颈部而致颈部疼痛等症。故方用葛根解肌止痉、濡润筋脉，主治颈背强；麻黄、桂枝解肌和营、祛邪外出，且方中重用白芍，故为主药，既可养血柔肝，使筋有所生，肝有所养，又可通脉络、缓挛急、止疼痛。现代药理报道：白芍配甘草，能解除中枢性及末梢性肌肉痉挛，以及因痉挛引起的疼痛。且白芍味酸，麻桂辛温，一散一收，散而不伤阴，收而不留邪。本方有养血柔肝、润筋养阴之功而达祛邪治病之效，使本病得以治愈。

96. 活血顺气汤

【药物组成】当归 12g，郁金 10g，枳壳、柴胡各 6g，香附、丹参、川芎、木香各10g，红花 6g，茯苓 12g，丝瓜络 6g，降香 3g。

【功效】散瘀生新，顺气通络，疗伤止痛。

【主治病证】胸部挫伤、扭伤、瘀凝气滞、疼痛肿胀等症。亦可用于四肢扭挫伤。

【方解】方中当归活血补血，取用归尾，则长于散瘀生新；佐以丹参能促进损伤组织的修复与再生；川芎活血兼能行气，川芎嗪可扩张血管，改善局部血液循环。古谓："伤损一症，专从血论。"故本方以散瘀活血为主。但气为血帅，无形之气可统有形之血，伤血常兼气滞失宣，故配以木香、郁金、香附疏肝行气；红花、丝瓜络、降香顺气通络；白茯苓利湿化痰宁心。诸药合用，共奏理气活血、通络止痛之功，故对外伤瘀血之初病者确有良效。

97. 滋阴解痉汤

【药物组成】生地黄 21g，白芍 30g，女贞子 12g，地龙 9g，甘草 6g。

【功效】滋阴润燥，缓急止痛。

【主治病证】臀部软组织疼痛综合征。

【方解】方用生地、女贞子滋阴清热、养肝润燥；白芍柔肝敛阴，配甘草酸甘化阴、缓急止痛；地龙清热解痉通络。合之共奏滋阴润燥、缓急止痛之功。

98. 顺气宽胸汤

【药物组成】桔梗 9g，枳壳 6g，木香 3g，厚朴 5g，防风、苍术各 6g，白术 9g，白芷 4.5g，甘草 3g。

【功效】宣肺理气，宽胸镇痛。

【主治病证】胸部挫伤，呼吸不畅，气滞作痛。

【方解】方用桔梗、防风、白芷、枳壳、木香以宣通肺气、发表祛风、理气止痛；胸部受伤后，气滞则湿聚，而致胸胁满闷，故以川厚朴、苍术、白术、甘草除湿散满，川厚朴配枳壳宽胸镇痛。共奏宣肺理气、宽胸镇痛之功。

99. 附子汤（《伤寒论》）

【药物组成】附子、人参、茯苓、白术、白芍。

【功效】温阳祛寒，化湿止痛。

【主治病证】寒湿痹证，身体疼痛，骨节烦痛，肢冷恶寒，脉沉迟。

【方解】方中附子大辛大热，入心脾肾经，温肾壮阳，驱寒救逆。人参补中益气，培补后天之本，气旺而阳复生。茯苓健脾利湿渗水；白术燥湿健脾，健运中州；白芍养血和营。全方共奏温阳祛寒、化湿止痛之功。

100. 防己茯苓汤（《金匮要略》）

【药物组成】黄芪、防己、甘草、茯苓、桂枝。

【功效】益气通阳，利水退肿。

【主治病证】周身浮肿，皮肤肿胀。

【方解】方中既用防己、茯苓协力以逐水，又用桂枝、甘草加黄芪实表以和外，不使水气复留于皮中，此即治皮水的正法，故治表虚气冲，水居皮中不去，水气相搏，而四肢聂聂动者。

101. 杞菊地黄汤（《医级》）

【药物组成】熟地黄、山茱萸、山药、泽泻、茯苓、牡丹皮、枸杞子、菊花。

【功效】滋肾养肝。

【主治病证】肝肾阴虚而致的两眼昏花，视物不明，或两眼干涩，头目眩晕，迎风流泪等，或颅脑损伤后遗上述症状者。

【方解】由六味地黄丸加枸杞子、菊花而成。枸杞子甘平质润，入肺、肝、肾经，补肾益精、养肝明目；菊花辛、苦、甘，微寒，善清利头目，宣散肝经之热，平肝明目。八种药物配伍组合共同发挥滋阴、养肝、明目的作用，对肝肾阴虚同时伴有明显的头晕视物昏花等头、眼部疾患，尤为有效。

102. 参附汤（《世医得效方》）

【药物组成】人参 15g，制附子 10g。文火浓煎，频服。

【功效】益气，回阳，救逆。

【主治病证】损伤严重，气血将脱，四肢厥冷，冷汗气短，脉微细。

【方解】方中人参甘温大补元气；附子大辛大热，温壮元阳，二药相配，共奏回阳固脱之功。《删补名医方论》说："补后天之气，无如人参；补先天之气，无如附子，此参附汤之所由立也……二药相须，用之得当，则能瞬息化气于乌有之乡，顷刻生阳于命门之内，方之最神捷者也。"

103. 活血散瘀汤

【药物组成】川芎、当归、赤芍、苏木、牡丹皮、枳壳、瓜蒌仁、桃仁、槟榔、大黄。

【功效】活血散瘀。

【主治病证】跌打损伤后瘀血流注肠胃作痛，渐成内痈。

【方解】方中川芎、当归尾、赤芍、牡丹皮、苏木、桃仁活血祛瘀、通调血脉；枳壳、槟榔破气消积、疏通气道；大黄、瓜蒌仁攻逐瘀结、润肠通腑。且槟榔、枳壳亦助大黄攻逐；归、芎、苏、芍之破瘀，得利气之品，则祛瘀之功益著。

104. 独活寄生汤（《千金方》）

【药物组成】独活、防风、川芎、川牛膝各6g，秦艽、杜仲、当归、茯苓各12g，桑寄生18g，党参12g，熟地黄15g，白芍10g，细辛3g，肉桂2g，甘草3g。

【功效】补气血，滋肝肾，祛风湿，止痹痛。

【主治病证】腰脊损伤后期，气血虚弱，肝肾不足，风湿痹痛及腿足伸屈不利者。

【方解】方中独活辛苦微温，长于祛下焦风寒湿邪，蠲痹止痛，为君药。防风、秦艽祛风胜湿；肉桂温里祛寒，通利血脉；细辛辛温发散，祛寒止痛，均为臣药。佐以桑寄生、牛膝、杜仲补益肝肾，强壮筋骨；当归、白芍、熟地黄、川芎养血活血；人参、茯苓、甘草补气健脾、扶助正气，均为佐药。甘草调和诸药，又为使药。诸药相伍，使风寒湿邪俱除，气血充足，肝肾强健，痹痛得以缓解。

105. 金匮肾气汤（《金匮要略》）

【药物组成】熟地黄25g，山药12g，山茱萸12g，茯苓10g，牡丹皮10g，泽泻10g，附子10g，肉桂3g。

【功效】温阳补肾。

【主治病证】损伤日久，或骨病行手术、化疗、放疗后，腰酸肢冷畏寒等，肾阳亏损者。

【方解】方中有六味地黄丸（地黄、山药、山茱萸、泽泻、茯苓、牡丹皮），以滋肾水，又含附子、桂枝壮肾中之阳。用阴中求阳之法，以达到温补肾阳之目的，"阳得阴助而生化无穷"。

106. 香砂六君子汤（《正体类要》）

【药物组成】党参、白术、茯苓、甘草、陈皮、半夏、香附、砂仁。

【功效】益气健脾，和中养胃。

【主治病证】损伤后期，或痈疽、骨病日久，中气虚弱，湿留气滞，呕恶少食等症。

【方解】方由四君子汤加减而来。方中党参甘温益气、健脾养胃；白术苦温，健脾燥湿，加强益气助运之力；茯苓甘淡，健脾渗湿；炙甘草甘温，益气和中，调和诸药。配伍半夏、陈皮、木香、砂仁，功在益气和胃、行气温中。本方的配伍特点是补气药与行气药相配，使补气而不滞气，促进脾胃的运化。

107. 肾着汤（《金匮要略》）

【药物组成】干姜、白术、茯苓、甘草。

【功效】温阳健脾，利湿。

【主治病证】寒湿腰疼，冷重沉着，如带五千钱，可加小茴香、独活、黑狗脊，增加温肾祛风之功。

【方解】方中以干姜为君，取其辛热之性，温中祛寒。以茯苓为臣，淡渗利湿。两者配伍，一热一利，热以胜寒，利以渗湿，寒去湿消，则病本得除。佐以白术健脾燥湿，以助除湿之力。使以甘草调诸药而和脾胃。四药配合，共奏祛寒除湿之效，寒湿尽去，则冷重自愈。

108. 活血伸筋汤

【药物组成】伸筋草、川牛膝、狗脊、秦艽、当归、桑寄生、木瓜、白芍、续断、乳香、没药、杜仲、甘草。

【功效】温经活血，祛风舒筋，利节止痛。

【主治病证】损伤后期，筋肉拘挛，关节不利。

【方解】伸筋草对人体多种软组织损伤，以及外邪侵淫，有舒筋活血、祛风散寒止痛的作用。配合续断、杜仲、桑寄生、狗脊补肝肾、强筋骨、祛风湿，又可通行血脉。川牛膝、木瓜活血通经消肿，乳香、没药、当归活血祛瘀止痛，秦艽祛风化湿，白芍、甘草解痉。诸药合用，共奏温经活血、祛风舒筋、利节止痛等功效。

109. 瓜蒌薤白白酒汤

【药物组成】全瓜蒌、薤白、白酒。

【功效】通阳散结，豁痰下气。

【主治病证】胸部损伤气血郁结，阳气郁阻，胸胁骨痹等。

【方解】方中以瓜蒌实理气宽胸、涤痰散结为君；薤白温通滑利，通阳散结，行气止痛为臣，一祛痰结，一通胸阳，相辅相成，为治胸痹之要药。佐以辛散温通之白酒，行气活血，增强薤白行气通阳之功。

110. 参芪汤

【药物组成】人参、黄芪。

【功效】大补元气。

【主治病证】失血过多，冷汗脉虚大，元气欲脱者。

【方解】人参味甘微苦而性平，补气兼养阴，守而不走。黄芪味甘性温，补气兼扶阳，走而不守。两者相须配对，具有强大的补气助元作用。参、芪一守一走，阴阳兼顾，彻里彻外通补无泻。

111. 独参汤（《景岳全书》）

【药物组成】人参。

【功效】大补元气。

【主治病证】大量出血，有气随血脱之势者。

【方解】人参，大补元气，单味应用其功更为专一。据研究，人参之所以能救治休克和心力衰竭等危重之证，可能与其能兴奋大脑皮层，增加心肌收缩力和调整机体偏盛偏衰的病理反应有关。此方应用方便，功效明显，可治疗元气虚脱、肢冷汗出、脉微细欲绝等症。

112. 通窍活血汤（《医林改错》）

【药物组成】赤芍3g，川芎3g，桃仁、红花、生姜各9g，老葱3根，大枣7枚，麝香（冲）0.15g，黄酒250mL。

【功效】活血通窍。

【主治病证】头面部损伤，瘀血肿胀，头痛昏晕，或颅脑损伤。

【方解】方中赤芍、川芎行血活血，桃仁、红花活血通络，葱、姜通阳，麝香开窍，黄酒通络，佐以大枣缓和芳香辛窜药物之性。其中麝香味辛性温，功专开窍通闭、解毒活血，因而用为主药，与姜、葱、黄酒配伍更能通络开窍，通利气血运行的道路，从而使赤芍、川芎、桃仁、红花更能发挥其活血通络的作用。

113. 犀角地黄汤（《千金方》）

【药物组成】生地黄30g，白芍12g，牡丹皮10g，犀角（水牛角代，锉细末冲服）1g。

【功效】清热凉血，解毒。

【主治病证】损伤瘀血化热，热入营血，或迫血妄行，吐血、衄血、便血、皮发瘀斑、高热、神昏、谵语、烦躁等症。

【方解】方用苦咸寒之犀角（代）为君，归心肝经，清心肝而解热毒，且寒而不遏，直入血分而凉血。臣以生地黄甘苦性寒，入心肝肾经，清热凉血，养阴生津，一可复已失之阴血，二可助犀角（代）解血分之热，又能止血。白芍苦酸微寒，养血敛阴，且助生地黄凉血和营泄热，于热盛出血者尤宜；牡丹皮苦辛微寒，入心肝肾，清热凉血、活血散瘀，可收化斑之效，两味用为佐使。四药合用，共成清热解毒、凉血散瘀之剂。方中凉血与散血并用，一是因离经之血残留成瘀，二是因热与血结致瘀。本方药仅四味，配伍严谨，使热清血宁而无耗血动血之虑，凉血止血又无冰伏留瘀之弊。

114. 柴胡疏肝散（《景岳全书》）

【药物组成】柴胡 12g，白芍 15g，枳壳 10g，川芎 10g，香附 12g，甘草 6g，陈皮 10g。

【功效】疏肝理气，止痛。

【主治病证】胸胁损伤，呼吸牵掣疼痛。

【方解】方中以柴胡功善疏肝解郁，用以为君。香附理气疏肝而止痛，川芎活血行气以止痛，二药相合，助柴胡以解肝经之郁滞，并增行气活血止痛之效，共为臣药。陈皮、枳壳理气行滞，白芍、甘草养血柔肝，缓急止痛，均为佐药。甘草调和诸药，为使药。诸药相合，共奏疏肝行气、活血止痛之功。

115. 桃核承气汤（《伤寒论》）

【药物组成】桃核 12g，芒硝 6g，大黄 12g，桂枝 6g，炙甘草 6g。

【功效】攻下祛瘀。

【主治病证】跌打损伤，腹满胀痛，大便不通者。

【方解】方中桃仁与大黄并用为君，桃仁活血破瘀，大黄破瘀泻热，两者配伍，瘀热并治。桂枝通行血脉，助桃仁活血行瘀，配于寒凉破泄方中，亦可防止寒凉凝血之弊；芒硝泻热软坚，助大黄下瘀泄热，共为臣药。炙甘草护胃安中，缓诸药峻烈之性，以为佐使。诸药配合，共奏破血下瘀之功，服后微利，使蓄血去，瘀热清，诸症自平。

116. 桃红四物汤（《医宗金鉴》）

【药物组成】当归、川芎、熟地黄、白芍、桃仁、红花。

【功效】活血祛瘀。

【主治病证】跌打损伤，瘀血肿痛。

【方解】方中以强劲的破血之品桃仁、红花为主，力主活血化瘀；以甘温之熟地黄、当归滋阴补肝，养血调经；白芍养血和营，以增补血之力；川芎活血行气、调畅气血，以助活血之功。全方配伍得当，使瘀血祛、新血生、气机畅，化瘀生新是该方的显著特点。

117. 橘术四物汤

【药物组成】当归 6g，土鳖虫 6g，乳香 5g，没药 5g，丹参 15g，自然铜 12g，骨碎补 12g，泽兰 10g，延胡索 6g，苏木 10g，川续断 10g，桑枝 10g，桃仁 6g。

【功效】活血祛瘀，接骨止痛。

【主治病证】创伤骨折初、中期肿痛者。

【方解】以当归、土鳖虫、桃仁、泽兰、苏木、丹参、没药等活血化瘀、消肿止痛；另一方面用乳香、延胡索等血中之气药，活血祛瘀、理气止痛，而助动血行；更用骨碎补、续断、煅自然铜、桑枝等散瘀血、利关节、续伤断，从而使新血生长，筋脉通畅。

118. 清营汤（《温病条辨》）

【药物组成】犀角（代，磨粉）2g，丹参 12g，黄连 5g，生地黄 15g，麦冬 10g，玄参 10g，金银花 12g，连翘 10g，竹叶心 5g。

【功效】清营透热，养阴活血。

【主治病证】适于附骨疽或创伤感染后，邪入营血，身热夜甚，或高热不退，口渴，舌绛而干，或时有谵语，神昏，斑疹隐隐，脉细数。

【方解】方中犀角（代）清解营分之热毒，故为君药。生地黄凉血滋阴，麦冬清热养阴生津，玄参滋阴降火解毒，三药共用，既清热养阴，又助清营凉血解毒，共为臣药。温邪初入营分，故用金银花、连翘、竹叶心清热解毒，助营分之邪外达，此即"透热转气"的应用。黄连清心解毒，丹参清热凉血、活血散瘀，可热与血结。以上五味药为佐药。

119. 秦艽鳖甲散（《卫生宝鉴》）

【药物组成】柴胡 15g，地骨皮 15g，秦艽 10g，知母 10g，鳖甲 15g，当归 10g，青蒿 10g，乌梅 6g。

【功效】清热养阴，除蒸。

【主治病证】骨关节结核，骨蒸潮热，盗汗，脉细数等。

【方解】方中鳖甲、知母、当归滋阴养血，秦艽、柴胡、地骨皮、青蒿清热除蒸，乌梅敛阴止汗。诸药合用，既能滋阴养血以治本，又能退热除蒸以治标。

120. 清骨散（《证治准绳》）

【药物组成】青蒿 15g，鳖甲 12g，地骨皮 12g，秦艽 12g，知母 9g，银柴胡 6g，胡黄连 9g，甘草 3g。

【功效】养阴清热。

【主治病证】骨关节结核，骨蒸潮热，盗汗，脉细数等。

【方解】方中银柴胡善清虚劳骨蒸之热，而无苦舌之弊为主。胡黄连、知母、地骨皮入阴，退骨热以治骨蒸劳热。青蒿、秦艽清伏热，共为辅。鳖甲咸寒，滋阴潜阳，并引入阴以清热，为佐。少用甘草为使，调和诸药。

121. 透脓散（《外科正宗》）

【药物组成】黄芪 15g，穿山甲 9g，当归 12g，川芎 9g，皂刺 9g。

【功效】托里透脓。

【主治病证】痈疽腐而不溃者。

【方解】方中生黄芪益气托毒，鼓动血行，为疮家圣药，生用能益气托毒，炙用则能补元气而无托毒之力，且有助火益毒之弊，故本方黄芪必须生用、重用。当归和血补血，除积血内塞；川芎活血补血，养新血而破积宿血，畅血中之元气，二者常合用活血和营。穿山甲气腥而窜，无微不至，贯彻经络而搜风，并能治癥瘕积聚与周身麻痹。皂角刺搜风化痰引药上行，与穿山甲助黄芪消散穿透，直达病所，软坚溃脓，以达消散脉络中之积，祛除陈腐之气之功。

122. 理中丸（《伤寒论》）

【药物组成】人参、白术、干姜、甘草。

【功效】温中健脾，祛寒。

【主治病证】脾胃虚寒，腹痛，呕吐，便溏。

【方解】方中干姜为君，大辛大热，温脾阳，祛寒邪，扶阳抑阴。人参为臣，性味甘温，补气健脾。君臣相配，温中健脾。脾为湿土，虚则易生湿浊，故用甘温苦燥之白术为佐，健脾燥湿。甘草与诸药等量，寓意有三：一为合参、术以助益气健脾；二为缓急止痛；三为调和药性，是佐药而兼使药之用。纵观全方，温补并用，以温为主，温中阳、益脾气、助运化，故曰"理中"。

123. 黄芪桂枝五物汤（《金匮要略》）

【药物组成】黄芪、白芍、桂枝、生姜、大枣。

【功效】用于血痹引起的肌肤麻木不仁。也可用本方加减，治疗脊椎骨折、督脉损伤而引起的截瘫。软瘫者加川续断、骨碎补、丹参、五加皮、地龙；硬瘫者加全蝎、蜈蚣、僵蚕；小便失禁者，加益智仁、乌药、桑螵蛸；小便稠黄者加萆薢、金钱草、栀子、木通；大便秘结者，加肉苁蓉、火麻仁。

【主治病证】营卫虚弱之血痹。肌肤麻木不仁，或肢节疼痛，或汗出恶风，舌淡苔白，脉微涩而紧。

【方解】本方中黄芪益气实卫；桂枝温经通阳；白芍和营养血；黄芪、桂枝相伍补气通阳；生姜、大枣合用既可调营卫，又可健脾和中，重用生姜可助桂枝以散风寒通血脉。全方配伍起来，既可温养卫气营血以扶正，又可散风寒、通血脉，祛除邪气。

124. 羌活胜湿汤（《内外伤辨惑论》）

【药物组成】羌活 15g，独活 15g，川芎 10g，甘草 6g，蔓荆子 10g，藁本 15g，防风 15g。

【功效】除风胜湿。

【主治病证】风寒客表，腰背颈肩疼痛，不可转侧，头痛且重，或周身尽痛，恶寒微热，脉浮。

【方解】方中羌活、独活共为君药，二者皆为辛苦温燥之品，其辛散祛风，味苦燥湿，性温散寒，故皆可祛风除湿、通利关节。其中羌活善祛上部风湿，独活善祛下部风湿，两药相合，能散一身上下之风湿，通利关节而止痹痛。臣以防风、藁本，入太阳经，祛风胜湿，且善止头痛。佐以川芎活血行气、祛风止痛；蔓荆子祛风止痛。使以甘草调和诸药。

125. 复骨汤

【药物组成】金银花 20g，黄芪 30g，鹿角胶、川芎、重楼各 10g，当归 8g，熟地黄 20g，补骨脂 15g，白芷、炙甘草各 5g。

【功效】清热解毒，扶正和营。

【主治病证】慢性骨髓炎。

【方解】方中以金银花、重楼清热解毒、抗菌消炎；黄芪、当归、熟地黄、鹿角胶以补诸虚、填精髓、助阳固本，黄芪又为治疮要药；配当归、川芎以活血散瘀、和营通络。合用则具有清热解毒、扶正和营之功。

126. 骨痨汤

【药物组成】虎杖 16g，金银花、紫花地丁各 30g，赤芍 9g，牛膝、甘草各 6g，徐长卿 12g，当归 18g，皂角刺 15g。

【功效】清热解毒，活血破瘀，化痰散结。

【主治病证】慢性骨髓炎。

【方解】方中虎杖、金银花、紫花地丁清热解毒；徐长卿活络安神、祛风除湿；赤芍、牛膝、当归活血化瘀；皂角刺、甘草化痰散结。诸药合用，共奏清热解毒、活血破瘀、化痰散结之功。

127. 补益祛邪方

【药物组成】党参、生地各 20g，白术、连翘、枸杞子各 12g，茯苓、当归、女贞子、骨碎补、菟丝子、芍药各 15g，川芎、甘草各 10g，金银花、蒲公英、紫花地丁各 30g。

【功效】解毒祛瘀，补气健脾，益肾填精。

【主治病证】骨结核。

【方解】本方系由八珍汤加味而成。故方用党参、白术、茯苓健脾益气；黄芪鼓正气托毒排脓；当归、川芎补血活血化瘀；女贞子、枸杞子、骨碎补、芍药、菟丝子补益肝肾；又以金银花、蒲公英、紫花地丁、连翘清热解毒祛邪；甘草调和诸药。全方共奏扶正祛邪之功。

128. 薏苡仁汤（《类证治裁》）

【药物组成】薏苡仁 20g，苍术 10g，麻黄 8g，桂枝 8g，当归 8g，川芎 6g，羌活、独活、防风各 8g，川乌 6g，甘草 6g，生姜 3g。

【功效】健脾除湿，温经散寒，祛风活络。

【主治病证】肢体或周身酸楚疼痛，重着不移，阴雨加重，甚则腰膝冷重之湿痹证。

【方解】方中薏苡仁、苍术健脾除湿；羌活、独活祛风胜湿；川乌、麻黄、桂枝温经散寒除湿；当归、川芎养血活血；生姜、甘草健脾和中。

129. 麻杏苡甘汤（《金匮要略》）

【药物组成】麻黄、杏仁、薏苡仁、甘草。

【功效】解表除湿。

【主治病证】风湿在表，一身尽疼，发热日晡所剧。

【方解】方中麻黄疏风散邪、除湿温经；杏仁宣肺卫之表，充卫通阳；薏苡仁除湿祛风，兼能运脾化湿；甘草和诸药、建中州。四药合用有除风、祛湿、解表、通阳的作用。

130. 麻桂温经汤（《伤科补要》）

【药物组成】麻黄、桂枝、白芷、桃仁、红花、赤芍、细辛。

【功效】温经散寒，活血通络。

【主治病证】伤后瘀血留滞，复感风寒湿邪之痛痹证。可加羌活防风增祛风之功。

【方解】方中麻黄、桂枝、细辛、白芷温经散寒、通络止痛；桃仁、红花、赤芍活血散瘀、散结止痛。

131. 蠲痹汤（《百一选方》）

【药物组成】羌活、姜黄、防风、赤芍、黄芪、当归各9g，甘草3g，生姜3片。

【功效】益气活血，祛风胜湿。

【主治病证】颈项背痛，手足麻木，腿足沉重，身烦痛。

【方解】辛能散寒，风能胜湿，防风、羌活，除湿而疏风。气通则血活，血活则风散，黄芪、炙甘草补气而实卫。当归、赤芍活血而和营。姜黄理血中之气，能入手足而祛寒湿。

132. 健步虎潜丸（《伤科补要》）

【药物组成】当归、白芍、人参、羌活、白术、生姜各30g，何首乌、锁阳、牛膝、熟地黄、虎骨、鹿角胶、黑杜仲、威灵仙各60g，附子45g，黄连15g。

【功效】补肾养肝，温阳祛风。

【主治病证】肝肾不足，风邪外侵，腰膝酸软，步履艰难者。

【方解】方以白芍柔养血脏，使精血得养，当归补血养血，气血一体，补血必补气，故用人参使气血同补；以熟地黄滋阴填精，白术振脾化气，杜仲、续断连通气血筋骨。以附子、羌活去经络、经脉风寒湿气，怀牛膝强筋，虎骨壮骨。诸药合用，同收补肾健骨、宣痹止痛之功。

133. 新伤跌打汤

【药物组成】生地黄、桃仁、红花、当归、赤芍、姜黄、没药、血竭、香附、木香、苏木、泽兰、枳壳。

【功效】散瘀理伤，行气定痛。

【主治病证】新伤筋络作痛者。

【方解】本方由桃红四物汤增裁而成。桃仁、红花、当归、泽兰、苏木、血竭、姜黄、没药活血散瘀、通经止痛；木香、枳壳、香附行气止痛；由于新伤积瘀化热，故用生地黄、赤芍活血凉血、滋阴生津。

134. 葱姜醋炒麸子热敷方

【药物组成】大葱、生姜各120g，小麦麸子2000g，陈醋250mL。将葱、姜切碎与麸子搅拌加醋炒热后，分装两布袋，交替热敷患处。

【功效】温经散寒。

【主治病证】损伤后期，风寒侵袭，肢节麻木，疼痛。

【方解】大葱富含维生素C，有舒张小血管，促进血液循环的作用。生姜辛温，能散表邪，又能和胃止呕。将葱、姜切碎与麸子搅拌加醋炒热后，具有温经散寒之效。

135. 通经活络汤

【药物组成】黄芪30g，党参、白术、当归、桂枝、川乌、草乌、杜仲、木瓜、牛膝、全蝎、乳香、没药各10g，白芍15g，附子、甘草各6g。

【功效】益气活血，通经活络。

【主治病证】老人桡骨远端骨折，后期手指僵硬发亮，有时发热出汗。

【方解】方中用黄芪、党参、白术补气；当归、白芍补血；桂枝温经通络；附子大热，通行十二经；川乌、草乌散寒止痛；杜仲、木瓜强壮筋骨；牛膝下行止腰痛；全蝎祛风止痛；乳香、没药舒筋活络；甘草调和诸药。

136. 祛风通络汤

【药物组成】防风、羌活、独活、当归、桃仁、续断、白芍、川芎、三七、党参、沉香、川贝母、乳香、甘草。

【功效】祛风通络，散瘀和伤。

【主治病证】周身筋络受伤作痛。

【方解】方中羌活、独活、防风祛风通络；当归、川芎、白芍、桃仁、乳香、三七活血祛瘀；川贝母清热散结；沉香善降逆气，温中暖肾；续断补肝肾、续筋骨；党参、甘草补中益气，使散而不竭。

137. 葛根汤（《伤寒论》）

【药物组成】葛根、麻黄、桂枝、白芍、甘草、生姜、大枣。

【功效】发汗解肌。

【主治病证】外感风寒，发热恶寒，项背强痛。

【方解】本方是桂枝汤加入葛根、麻黄所组成。本方所治的恶寒发热，无汗，头项强痛等症，是表邪壅阻，阳明肌表有热，津液受劫所致；而干呕下利，是胃失和调。所以在桂枝汤中加入葛根，以解阳明肌表之热，生津液，治疗项背强痛，加麻黄协助桂枝、生姜发汗解表，麻桂同用，本来为发汗的峻药，可是在本方中，白芍酸敛，其辛散发汗的作用就要比原来缓和得多了，同时，白芍配甘草、姜、枣又能和里，止呕治下利。

138. 调中益气汤（《脾胃论》）

【药物组成】黄芪、党参、甘草、陈皮、升麻、柴胡、苍术、广木香。

【功效】益气升阳，燥湿健脾。

【主治病证】中气虚弱，湿困脾胃，倦怠乏力。

【方解】方中黄芪、党参扶元，补中气；苍术燥湿健脾阳；甘草缓中和胃；升麻、柴胡升九天之阳；陈皮、木香调中气以流湿郁。脾气壮则脾强，则清气上升，而营运有权，湿邪自化，恶寒无不自止。此调中升阳之剂，为湿伏阳陷恶寒之专方。

139. 葛根芩连汤（《伤寒论》）

【药物组成】葛根、黄芩、黄连、甘草。

【功效】解肌透表，清热止利。

【主治病证】湿热郁滞中焦之挟热利。

【方解】方中葛根辛甘而凉，入脾胃经，既能解表退热，又能升阳脾胃清阳之气而治下利，故为君药。黄连、黄芩清热燥湿、厚肠止利，故为臣药；甘草甘缓和中，调和诸药，为佐使药。

140. 黄连解毒汤（《外台秘要》）

【药物组成】黄连、黄芩、黄柏、栀子。

【功效】清化湿热，泻火解毒。

【主治病证】一切热毒，高热谵狂，发斑发黄，疔疮走黄。

【方解】方中以大苦大寒之黄连泻心火为君，因心主神明，火主于心，泻火必先泻心，心火宁则诸经之火自降，并且兼泻中焦之火。臣以黄芩清上焦之火。佐以黄柏泻下焦之火。使以栀子通泻三焦，导热下行，使火热从下而去。诸药合用，苦寒直折，火邪去而热毒解，诸症可愈。

141. 桂枝芍药知母汤（《金匮要略》）

【药物组成】桂枝、芍药、知母、甘草、麻黄、白术、防风、制附子、生姜。

【功效】温经和营，除风止痹。

【主治病证】风寒湿痹，肢节酸痛、肿大、灼热。

【方解】方用麻黄、桂枝、防风温散寒湿于表，芍药、知母和阴行痹于里，附子、白术助阳除湿于内，甘草、生姜调和脾胃于中。合而用之，表里兼顾，阴阳并调，气血同治，实为治风湿历节反复发作之良方。

142. 温胆汤

【药物组成】半夏、竹茹、枳实、陈皮、茯苓、甘草、生姜、大枣。

【功效】和胃降逆，理气化痰。

【主治病证】痰热内扰。

【方解】方中半夏辛温，燥湿化痰、和胃止呕，为君药。臣以竹茹，取其甘而微寒，清热化痰、除烦止呕，半夏与竹茹相伍，一温一凉，化痰和胃、止呕除烦之功备；陈皮辛苦温，理气行滞、燥湿化痰；枳实辛苦微寒，降气导滞、消痰除痞。陈皮与枳实相合，亦为一温一凉，而理气化痰之力增。佐以茯苓，健脾渗湿，以杜生痰之源；煎加生姜、大枣调和脾胃，且生姜兼制半夏毒性。以甘草为使，调和诸药。

143. 藤黄健骨汤

【药物组成】熟地黄、鹿衔草、骨碎补、肉苁蓉、淫羊藿、鸡血藤、莱菔子（炒）。

【功效】补肾，活血，止痛。

【主治病证】用于肥大性脊椎炎，颈椎病，跟骨刺，增生性关节炎，大骨节病。

【方解】方中淫羊藿其味辛甘，性温，入肝、肾经，补肾壮阳、祛风除湿；肉苁蓉味甘、咸，性温，归肾、大肠经，补肾阳、益精血、入肾生髓。二药共用补肾之元阳，辅助补阴之君药，共取阴中求阳，少火生气之功，阴阳并补。骨碎补其味苦，性温，归肾、肝经，补肾强骨、续伤止痛；鹿衔草味甘、苦而性温，归肝、肾经，祛风湿、强筋骨、止血、补骨镇痛。以上四味，辅助君药补益肝肾、强筋健骨，共为臣药。鸡血藤其性温，味苦、甘，既能补肾益精添髓，又通畅经络，行气活血，通则不痛，活血通络，补骨止痛为佐药。莱菔子健骨、消食、理气，其性平，味辛、甘。以防补而滋腻之弊，为使药。组方严谨，理法分明，以补肾为本，治骨为标，标本兼治。

144. 芎芷汤

【药物组成】川芎 6g，白芷 6g，菊花 9g，甘草 3g，细辛 2g，石膏 12g。

【功效】止痛，祛风，清热。

【主治病证】头部挫伤，肿痛伴有头晕者。

【方解】方中川芎辛温升散，上行头目，活血行气，能治足少阳胆经和足厥阴肝经之头痛；白芷发散寒湿，芳香通窍，可治足阳明胃经头痛；细辛辛温香窜，治足少阴肾经之头晕。三药配伍协同作用，功效倍增。再佐菊花疏风明目，石膏清热泻火，甘草和中益气，故本方具有止痛、祛风、清热之效。

145. 顺气宽胸汤

【药物组成】桔梗 9g，枳壳 6g，木香 3g，厚朴 4.5g，防风 6g，苍术 6g，白术 9g，白芷 5g，甘草 3g。

【功效】宽胸镇痛。

【主治病证】胸部挫伤，呼吸不顺，气滞作痛。

【方解】胸部受伤后，呼吸不顺，故给予祛风与理气药桔梗、防风、白芷、枳壳、木香，以宣通肺气、发表祛风、理气止痛。另外，胸部受伤后由于湿邪停聚，感到胸肋满闷，故以厚朴、苍术、白术、甘草除湿散满、宽胸镇痛。

146. 祛风散瘀汤

【药物组成】生地黄15g，红花3g，三七3g，桃仁6g，五加皮9g，白术9g，薄荷3g，防风5g，苏木6g。

【功效】活血散瘀，理气和伤。

【主治病证】肋部挫伤，气滞血瘀。

【方解】方中用桃仁、红花、苏木、生地黄、三七活血止血、散瘀止痛；防风、薄荷祛风胜湿，既发表风热之邪，又舒解气分之滞；白术、五加皮健脾祛湿、强筋壮骨。全方共奏活血散瘀、理气和伤、畅通呼吸之功。

147. 舒筋活血洗剂

【药物组成】牛膝、伸筋草、透骨草、当归、红花、骨碎补、秦艽、桑寄生、五加皮、木瓜。

【功效】活血通络，祛风舒筋。

【主治病证】下肢骨折、脱位后期，瘀血凝聚，筋结不伸。

【方解】方中当归、红花活血祛瘀；透骨草、伸筋草、五加皮、秦艽、木瓜祛风除湿、舒筋活络；桑寄生、骨碎补强筋续伤；牛膝通利关节，引药下行。故本洗剂适用于下肢骨折、脱位后期的熏洗。

148. 壮骨通络汤

【药物组成】杜仲、牛膝、川芎、熟地黄、当归、党参、枸杞子、续断、泽兰、木通、木瓜、红花、防风、白芷、穿山龙、厚朴。

【功效】活血祛瘀，强筋壮骨，温经通络。

【主治病证】腰部慢性筋伤，瘀阻作痛。

【方解】方中川芎、红花、泽兰可活血通经、祛瘀止痛；枸杞子、杜仲、续断补肝肾、强筋骨。慢性筋伤，气血耗损，用党参补中益气，当归、熟地黄补血和血。久病则风湿侵袭，用穿山龙、木瓜、厚朴祛风胜湿、舒筋活络；白芷、防风辛温升阳，是解表发汗的药物，可使湿气随汗而解，以风药胜湿。更添牛膝、木通引药下行，瘀阻停，气化正常，阳气上升，顽疾逐渐解除。

149. 理气化瘀汤

【药物组成】当归、赤芍、槟榔、延胡索、枳壳、青皮、陈皮、大黄、香附、泽兰、苏木、红花、郁金、甘草。

【功效】活血化瘀，消肿止痛。

【主治病证】气滞血瘀，经络作痛，局部有筋结者。

【方解】方中青皮、陈皮、枳壳、槟榔、香附行气理气，当归、赤芍、苏木、大黄、延胡索、红花、郁金、泽兰活血化瘀、消肿止痛。甘草通行十二经络，调和诸药。

150. 调气活血汤

【药物组成】赤芍、生地黄、当归、川芎、乳香、木香、肉桂。

【功效】温经和伤，调气活血。

【主治病证】损伤后期，气血虚弱。

【方解】本方是由四物汤化裁而来。当归养血和血，川芎行血中之气而活血，赤芍凉血活血，生地黄滋阴养血。当归、川芎是血中气药，生地黄、白芍是血中之血药，二者配伍，可使补而不滞，营血调和。再加上乳香活血祛瘀，木香行气止痛，肉桂温脾土、鼓舞气血生长，故本方有温经和伤、调气活血之作用。

151. 理气补血汤

【药物组成】制首乌、当归、白芍、川芎、续断、太子参、骨碎补、黄芪、炙甘草。

【功效】补益气血，壮骨舒筋。

【主治病证】气血两虚，肝肾不足，骨折愈合迟缓者。

【方解】骨折愈合靠气血之濡养，气血两虚，必致骨折愈合迟缓。另一方面，肝主筋，肾主骨，肝肾功能不足也影响骨折愈合。方中黄芪、太子参、炙甘草、当归、川芎、白芍、制首乌补气补血，续断、骨碎补补肝肾、壮筋骨，以达到气血双补、壮骨舒筋之目的。

152. 养营汤

【药物组成】党参、白术、茯苓、当归、白芍、熟地黄、山药、黄芪、枸杞子、杜仲、牡丹皮、何首乌、龙眼肉、酸枣仁、三七。

【功效】养血和营，理气散瘀，消肿定痛。

【主治病证】跌打损伤气血两虚者。

【方解】本方用党参、白术、茯苓、当归、白芍、熟地黄作为主药，治疗心脾肺三脏气虚及营血不足证。加上黄芪、山药、龙眼肉、何首乌、酸枣仁补益气血、养血宁神。筋骨损伤后血离经脉，瘀积未散，故加三七、牡丹皮止血散瘀、消肿定痛。由于"筋伤内动于肝，骨伤内动于肾"，因而用杜仲、枸杞子补肝肾、壮筋骨。全方共奏养血和营、理气散瘀、健筋壮骨、消肿定痛之功。

153. 补肾汤

【药物组成】党参、白术、茯苓、当归、熟地黄、枸杞子、续断、杜仲、狗脊、补骨脂、菟丝子。

【功效】补肾壮骨。

【主治病证】筋骨痿弱无力证。

【方解】方中用党参补中益气；当归、熟地黄补血和血；续断、枸杞子、杜仲、补骨脂、狗脊、菟丝子补肝肾，强筋骨；白术、茯苓滋养脾胃之阴，润土以养肺滋肾。全方配伍，共奏补肾壮骨之功。

154. 化瘀通淋汤

【药物组成】泽泻、防己、茯苓、当归、川芎、赤芍、牛膝、桃仁、续断、乳香、车前子、木通、炙甘草。

【功效】化瘀除湿。

【主治病证】腰腹部损伤，湿聚瘀阻，小便不利。

【方解】方中木通、泽泻、防己、茯苓、车前子泻三焦之火，清小肠，利小便，去湿热而滑窍；桃仁、乳香、川芎活血祛瘀；续断补肝肾、续筋骨；甘草泻火和中；牛膝引药下行；当归、赤芍滋养肝肾之阴，使气化宣行，小便自然通利。

155. 行气通淋汤

【药物组成】泽泻、木香、车前子、木通、钩藤、茯神、川贝母、连翘、白芍、黄芪、琥珀、续断、防己、砂仁、甘草。

【功效】行气解郁，化瘀通淋。

【主治病证】腹部损伤，小便不利者。

【方解】方中砂仁、木香可调理脾胃之气郁。木通、泽泻、防己、车前子可清热降火、利水解毒。川贝母清热散结、解痰郁。续断可疏通血脉、解血郁。诸郁蕴心，可导致心神不宁、躁动不安，故以琥珀、茯神安神宁心，钩藤、连翘清热止痉。倘若气血不足，气不宣行，黄芪、白芍、甘草能补气养血，使气血畅通无阻，以达到化瘀通淋之效。

156. 参茸大补汤

【药物组成】西洋参、鹿茸、生地黄、白芍、当归、川芎、杜仲、续断、肉桂、制首乌、补骨脂。

【功效】大补气血，强壮元阳。

【主治病证】元阳虚衰，筋骨痿软不仁者。

【方解】方中鹿茸、补骨脂、续断、杜仲补肝肾、强筋骨、壮元阳。肉桂温养肾阳，西洋参补气生津，随阳药入阳分。当归、制首乌、生地黄、川芎、白芍补血活血。全方共奏大补气血、强壮元阳之效。

157. 益气活血汤

【药物组成】升麻、柴胡、当归、川芎、赤芍、桂枝、红花、牡丹皮、桔梗、苏木、甘草。

【功效】理气定痛，活血破瘀。

【主治病证】气血两伤，胸闷不舒者。

【方解】方中当归、川芎、红花、苏木活血祛瘀、消肿止痛；赤芍、牡丹皮凉血散瘀；柴胡、桂枝、升麻、桔梗、甘草均能载药上行，升阳举陷，其中柴胡入胆经，疏肝理气，桂枝通阳化气，升麻升提阳气，桔梗升提肺气。总之，本方对胸闷不舒者疗效显著。

158. 活血散结汤

【药物组成】赤芍、熟地黄、当归、红花、泽兰、茜草、莪术、紫苏、三七、蒲黄、姜黄、甘草。

【功效】活血补血，散结和营。

【主治病证】挫伤，肿块未散者。

【方解】方中当归、熟地黄补血和营，红花、莪术、泽兰、赤芍、姜黄活血祛瘀，蒲黄、三七、茜草止血散瘀，紫苏、甘草行气宽中，促进肿块消散。全方共奏活血补血、散结和营之功。

159. 驱伤汤

【药物组成】当归 10g，赤芍 9g，泽兰 9g，沉香 3g，莪术 10g，红花 10g，三七 6g，桃仁 10g，甘草 5g。

【功效】活血祛瘀，通络止痛。

【主治病证】跌打损伤肿痛者。

【方解】方中桃仁、红花、当归、赤芍、泽兰、莪术、三七活血祛瘀、定痛散肿；沉香善降逆气，理气止痛；佐以甘草通行十二经络，解痉除挛。诸药配伍，共奏活血祛瘀、通络止痛之功。

160. 壮骨强筋汤

【药物组成】熟地黄、牛膝、川芎、当归、续断、桃仁、红花、补骨脂、骨碎补、自然铜、乳香、甘草。

【功效】补血活血，壮骨舒筋。

【主治病证】骨折筋伤的中后期。

【方解】方中当归、熟地黄补血和血；川芎、桃仁、红花、牛膝、乳香、自然铜活血祛瘀、舒筋止痛；续断、骨碎补、补骨脂补肝肾、壮筋骨；甘草通经强筋。诸药相合，共奏补血活血、舒筋壮骨之功。

第四节　平乐正骨传统制剂方法概论

平乐正骨传统制剂是在中医药理论指导下，以中药为原料加工制成具有一定规格，可直接用于防病、治病的药品。最具代表性的传统剂型有丸剂、散剂、膏剂、胶囊剂。二百多年来，平乐正骨传统制剂在医疗实践中，积累了丰富的经验，形成了独特的制剂技术。

1. 丸剂

丸剂是指药材细粉或药材提取物加适宜的黏合辅料制成的类球形制剂。因其黏合剂为水溶性的，服用后易崩解吸收，显效较快。

平乐正骨传统制备水丸一般采用手工泛制法。制备工艺分原料粉碎的准备、起模、成型、盖面、干燥、包衣、打光、质量检查、包装等工序。其目的主要是：①增加药物的稳定性；②减少药物的刺激性；③控制丸剂的溶散度；④改善外观，利于识别。

2. 散剂

散剂系指一种或数种药物经粉碎、混匀而制成的粉状药剂。散剂是古老的剂型之一，在中国最早的医药典籍《黄帝内经》中已有散剂的记载。

平乐正骨认为，因散剂体表面积较大，因而具有易分散、奏效快的特点；散剂能产生一定的机械性保护作用；此外，制法简便，剂量可随症增减，当不便服用丸、片、胶囊等剂型时，均可改用散剂。

平乐正骨制备散剂时一般的工艺流程包括粉碎、过筛、混合、分剂量、质量检查、包装。同时，平乐正骨要求，散剂应干燥、疏松、混合均匀、色泽一致。

3. 膏剂

活血接骨止痛膏（黑膏药）是平乐郭氏正骨的外用硬膏剂，为传统膏药中的一种，具有经皮吸收的作用，通过穴位经络发挥药物活血祛瘀、消肿止痛、接骨续筋、祛风除湿的作用，并且能避免肝脏的"首过作用"，避免药物在胃肠道的破坏，减少血药浓度峰谷变化，克服药物的副作用，弥补内服药力之不足，其作用比软膏剂持久。

外用膏药的经皮吸收早已被人们认识，清代名医徐洄溪曾说："今所用之膏药，古人谓之薄贴，其用大端有二：一以治表，一以治里。治表者，如排脓去腐，止痛生肌，并遮风护肉之类，其膏宜轻薄而日换，此理人所易知；治里者，或祛风寒，或消痰癖，或壮筋骨，其方甚多，药亦随病加减，其膏宜厚而久贴，此理人所难知，何也？"他解释说："用膏贴之，闭塞其气，使药性从毛孔而入其腠理，通经贯络，或提而出之，或攻而散之，较之服药尤有力，此至妙之法也。"

黑膏药的制备流程一般为：提取药料→炼油→下丹成膏→去火毒→摊涂。

（1）提取药料：药料的提取按其质地有先炸后下之分。将药料中质地坚硬的中药、含水量高的肉质类、鲜药类中药移置炼油锅中，加入植物油，加热先炸，油温控制在200～220℃；质地疏松的花、叶、草、皮类等中药宜在上述药料炸至枯黄后入锅，炸至药料表面呈深褐色，内部焦黄色。用植物油高温提取药料，目的是使药料中的有效成分充分提出。炸好后将药渣捞出，得到药油。

（2）炼油：将药油于270～320℃继续加热熬炼，使油脂在高温下发生氧化、聚合反应，黏度逐渐增大，炼至滴水成珠。炼油程度的检查方法：取油少许滴于水中，若药油聚集成珠不散，则药油炼好。炼油为制备膏药的关键，炼油过嫩则膏药质软，贴于皮肤容易移动；炼油过老则膏药质脆，黏着力小，易脱落。

（3）下丹成膏：当油温达到约300℃时，不断搅拌，缓缓加入红丹，使油与红丹在高温下充分反应，直至成为黑褐色稠厚状液体。检查熬炼程度的方法：取反应物少许滴入水中数秒钟后取出，若膏粘手，拉之有丝则过嫩，应继续熬炼；若拉之有脆则过老；膏不粘手，稠度适中，表示合格。

（4）去火毒：将炼成的膏药以细流倒入冷水中，不断强烈搅拌，待冷却凝结取出。反复搓揉，挤出内部的水分制成团块，并将团块置冷水中，每日换水一次，至少一天以上，以除尽火毒。传统认为，火毒是油在高温下熬炼产生的"燥性"所致，常对皮肤局部产生刺激性，轻者出现红斑、瘙痒，重者出现发泡、溃疡，在水中浸泡或久置阴凉处可除去。

（5）摊涂：将膏药团块用文火加热熔化，当不超过 70℃时，加入麝香等中药细粉，混合均匀。按规定量涂于裱褙材料上。滩涂后膏面向内折叠，密闭包装，置袋内阴凉处储藏。

4. 胶囊剂

胶囊剂系指药物装于空胶囊中制成的制剂。平乐正骨认为，胶囊剂具有下列特点。

（1）可掩盖药物不适的苦味及臭味，使其整洁、美观、容易吞服。

（2）药物的生物利用度高：胶囊剂与片剂、丸剂不同，制备时可不加黏合剂和压力，所以在胃肠道中崩解快，一般服后 3 ～ 10 分钟即可崩解释放药物，呈效较丸、片剂快，吸收好。

（3）提高药物稳定性：如对光敏感的药物，遇湿热不稳定的药物，可装入不透光胶囊中，防护药物不受湿气和空气中氧、光线的作用，从而提高其稳定性。

（4）能弥补其他固体剂型的不足：如含油量高因而不易制成丸、片剂的药物，可制成胶囊剂。又如服用剂量小，难溶于水，消化道内不易吸收的药物，可使其溶于适当的油中，再制成胶囊剂，不仅增加了消化道的吸收，提高了疗效，并且稳定性较好。

（5）可定时定位释放药物：如将药物先制成颗粒，然后用不同释放速度的包衣材料进行包衣，按所需比例混合均匀，装入空胶囊中即可达到延效的目的。若需在肠道中显效者，可制成肠溶性胶囊。也可制成直肠用胶囊供直肠给药。

需要注意的是，凡药物的水溶液或稀乙醇溶液，均不宜填充于胶囊中，因易使胶囊溶化，易溶性药物和刺激性较强的药物，均不宜制成胶囊剂，因胶囊剂在胃中溶化时，由于局部浓度过高而刺激胃黏膜。风化药物可使胶囊软化，潮解药物可使胶囊过分干燥而变脆，都不宜作胶囊剂。

第五节　平乐正骨传统外用药物研究现状

平乐正骨外治法是相对于内服中药治疗的一种方法，《理瀹骈文》云："外治之理即内治之理，外治之药即内治之药，所异者，法耳。"而外用中药熏、贴、敷、洗是其重要组成部分。有关外用中药治疗疾病的历史，《礼记·曲礼》载"头有疮则沐，身有痒则浴";《金匮要略》载"百合病，一月不解，变成渴者，百合洗方主之"。而将中药外治应用于骨伤科的历史记载，最详尽的见于《医宗金鉴·正骨心法要旨》，其云："有瘀血者，宜攻利之；亡血者，宜补而行之；但出血不多亦无瘀血者，以外治之法治之。"现代大量临床研究表明，中药外用是骨伤科常用的治疗方法，尤其在软组织损伤及骨折后期恢复等方面疗效卓著。平乐正骨自其诞生以来都非常重视外用药的研究与开发，并注重其疗效与方便携带与应用，积累了丰富的经验，取得了良好的效果，以活血接骨止痛膏、舒筋活血祛痛膏、展筋丹等为代表的经典外用药，以其疗效显著，而蜚声海内外。

一、平乐正骨传统外用药物的种类、药物组成及功效

1. 种类简介

平乐正骨常用外用药物有 10 多种，包括活血接骨止痛膏、舒筋活血祛痛膏、平乐展筋酊、平乐展筋丹（七珠展筋散）、骨炎膏、骨炎拔毒膏、骨炎生肌膏、骨髓炎 I 号洗方、骨髓炎 II 号洗方、平乐葱姜醋炒麸子热敷方等。目前已经申报并有批号的院内制剂主要有 5 种，分别是活血接骨止痛膏、舒筋活血祛痛膏、平乐展筋酊、平乐展筋丹（七珠展筋散）和骨炎膏。

2. 药物组成与功效

活血接骨止痛膏为黑膏药，由当归、地黄、大黄、独活、羌活、连翘、白芷、赤芍、乳香、没药、续断、三七等 22 味中药组成，具有活血祛瘀、消肿止痛、接骨续筋、祛风除湿等作用，用于治疗创伤骨折、软组织损伤、劳损性腰腿痛、颈肩痛等。

舒筋活血祛痛膏为片状橡胶膏，由当归、血竭、乳香、没药、红花、三七、大黄、赤芍、木鳖子等 22 味中药组成，功效与活血接骨止痛膏相同，用于治疗创伤骨折、软组织损伤、劳损性腰腿痛等。

平乐展筋酊为液体，由血竭、乳香、没药、红花、三七、冰片等 9 味中药组成，具有活血祛瘀、舒筋止痛的作用，用于治疗跌打损伤、肿胀不消、劳伤宿疾等。

七珠展筋散为极细粉末，由血竭、人工麝香、人工牛黄、珍珠、乳香、没药等 11 味中药组成，具有活血消肿止痛、舒筋活络、通利关节、生长肌肉等作用，用于治疗慢性劳损所致的关节屈伸不利、肌肉酸痛以及腰腿痛、肩周炎等。

骨炎膏为棕色软膏，由当归、土茯苓、紫草、红花、白芷、商陆（醋炙）、天花粉、白头翁等 12 味中药组成，具有清热解毒、拔毒生肌的作用，常用于治疗骨髓炎。

二、平乐正骨传统外用药物的研究现状

随着医学技术的进步，平乐郭氏正骨外用药物的研究项目也日趋丰富。

1. 对平乐活血接骨止痛膏中的三七和甘氨酸进行薄层鉴别，检出的三七和甘氨酸含量可以作为鉴定药品质量的标准。

2. 将 66 例劳损性颈肩痛患者随机分为 2 组，治疗组采用舒筋活血祛痛膏，对照组采用六通筋骨康贴，结果治疗组疗效明显高于对照组，认为舒筋活血祛痛膏对劳损性颈肩痛有较好的治疗作用。

3. 对 200 例运用平乐展筋酊治疗的患者进行了观察和随访，结果发现急性腰扭伤、膝踝关节扭伤、慢性腰部软组织损伤的患者治愈率最高，达 97% 左右，认为平乐展筋酊具有良好的透皮作用，能够改善和治疗各种跌打损伤、肿胀不消、劳伤宿疾等，且药物性质稳定、作用持久、毒副作用小，值得临床推广应用。

4. 平乐展筋丹（七珠展筋散）的异病同治病案，认为其能治疗肩凝症、网球肘、桡骨茎突狭窄性腱鞘炎，与其舒筋通络作用强劲有关。

5. 运用平乐展筋丹（七珠展筋散）配合手法治疗腰三横突综合征 96 例，疗效满意；认为展筋散能降低毛细血管的通透性、减少炎症物质渗出，从而起到消肿止痛的作用。

6. 运用骨炎膏治疗骨髓炎患者 598 例，随访 1 ~ 2 年，均未复发；认为骨炎膏具有清热解毒、益气活血、拔毒生肌、祛腐生新的作用，可以修复受损组织、促进血液循环、加速炎症细胞消失，从而控制感染，有效治疗骨髓炎。

7. 在清洁切口术后感染早期使用骨炎膏，结果所有患者病情均得到有效控制，且切口一期愈合；认为手术切口感染为外部邪毒乘虚侵入，致使局部气滞血瘀、瘀毒互结、浊伤筋肉，而骨炎膏中有大量具备抗菌、抑菌作用的中药，能促进炎症物质的吸收，有利于控制感染。

三、平乐正骨传统外用药物的研究方向

中药外用制剂的特点有以下几点：首先，药物经皮肤和黏膜进入体内，不经过胃肠道，减少了胃肠道刺激，避免了肝脏的首过消除作用，能提高药物的利用度；更因其给药方式简便、全身不良反应相对较小，患者更容易接受。增加外用药的透皮吸收率，是平乐正骨外用药研究的首要任务。其次，是中药外用制剂研发落后，常常不利于临床治疗，只有增加外用中药品种，改革外用中药剂型，才能更好地实现内治与外治相结合，从而提高临床疗效。外用中药制剂的剂型很多，为了更贴合临床，目前有不同的剂型互改：洗剂改软膏，橡胶膏改巴布膏，搽剂改喷雾剂，酊剂改喷雾剂，油剂改软膏，乳膏改凝胶剂等。其三，致力于采用现代微米、纳米技术增加携药率及吸收率的外用中药剂型研究。

目前平乐正骨传统外用药物治疗骨伤科疾患虽多有良效，但仍然存在着问题和不足。如临床应用中，外用中药处方多缺乏辨证；剂型多局限于膏剂、洗剂、酊剂等，治疗范围狭窄，缺少多中心、大样本、前瞻性的随机对照临床研究。因此，应按照整体观念和辨证论治的思想，合理研制外用方药，不断学习国内外先进药物制剂技术，促进新剂型的开发。

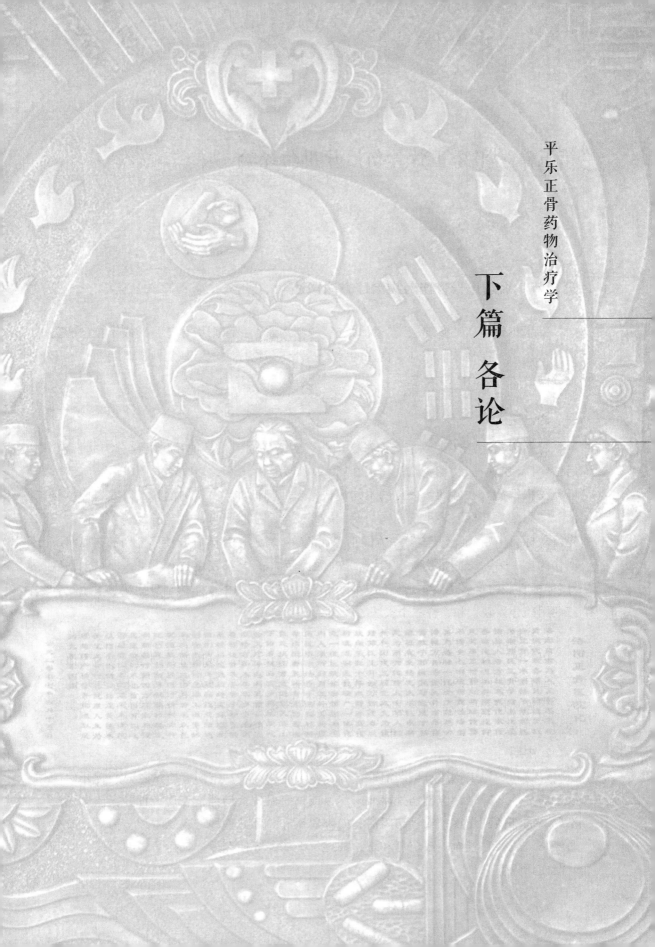

平乐正骨药物治疗学

下篇 各论

第五章 平乐正骨骨伤治疗用药经验

第一节 平乐正骨骨伤药物治疗方法概述

平乐正骨在"平衡理论""整体辨证""标本兼顾"原则指导下，形成了自己的药物疗法体系，在临床上收到了良好的效果。骨伤药物疗法主要是三期辨证用药，临床上分内治法和外治法两大类。

一、内治法

骨伤内治法疗法主要是三期辨证用药。所谓三期，就是把骨伤治疗分为初、中、后三个阶段。一般初期为伤后 1 ～ 2 周，中期为 3 ～ 6 周，后期为 6 周以后。所谓辨证就是根据病人在各期所表现的不同症状，"急则治其标""缓则治其本"或"标本兼治"。"急则治其标"多用于创伤初期，局部或全身症状严重，甚至危及病人生命，当先行救标急。"缓则治其本"一方面指急症危象已除，治疗重心应转移至伤部，以解决本伤为主；另一方面指伤标已稳定，气血虚弱为本，当补气血之本为主，促进创伤恢复。"标本兼治"多用于本虚标实之证，治疗则以局部为主或兼顾全身症状。平乐正骨三期用药分为破、和、补三个大法。

1. 初期

以"破"为主，"破"即破其瘀血。除少数创伤急症，或因脏腑损伤，或为失血过多需配合现代医学急救外，绝大多数的闭合性骨折包括急症处理后转入正常治疗的病人，因瘀血停积局部，均需服药破除。临床根据瘀血所在部位、肿胀的轻重、危害的深浅，或攻，或下，或清，或消，务使瘀血散去，肿消痛止，有利于骨折的愈合。

2. 中期

以"和"为主。经过早期治疗，病人体质有所好转，创伤有所恢复，筋骨开始接续，病情逐渐减轻，但创伤处瘀血未尽，或见瘀血残留局部，表现为青肿；或见气血不调，局部微肿作疼；或经络阻滞，或脾胃不和。凡此种种，当以"和"为主，或疏通经络，或调和气血，或疏肝和胃，或理气止痛，务使邪尽，气血通，脾胃健，而后才能使新骨生。

3. 后期

以"补"为主。绝大多数创伤病人经过常规治疗后，在预期内能获得骨折愈合和功能恢复，少数病人由于年龄差异、体质强弱、伤情轻重、部位不同，以及治疗正误、病人配合等多种因素的影响，骨折后期会出现一些异常情况。表现在全身方面，或因卧床日久，正气虚弱，面色㿠白，神疲乏力；或因脾肾阳虚，饮食无味，纳少懒言，四肢无力，伤肢浮肿，按之下陷；或因肝肾亏损，头晕目眩，失眠多梦，梦遗滑精等。表现在局部方面，常见关节强硬，动则疼痛，筋肉挛缩，麻木发凉，骨质疏松，延迟愈合等。临床针对不同情况，或双补气血，或调理脾胃，或温通经络，或滋补肝肾等，取得了满意的治疗效果。

二、外治法

外治法是指药物通过皮肤吸收而达到治疗目的的方法。该法简单易行，疗效显著，副作用小，而被平乐正骨医家所推崇。其骨伤外治用药原则也分为三期：早期止痛消肿，中期活血散结，后期温通利节。虽然是局部用药，但也必须和整体辨证相结合，以急则治其标为原则，按轻重缓急和局部皮肤的条件，选用相应的药物。给药方法和药物剂型很多，如敷贴法有膏药、药膏、散药、丹药等，涂擦法有油剂、酊剂、水剂等。此外，还有熏洗法、热熨法、水浸法等（详见第三章"平乐正骨用药大法"）。

第二节　上肢骨折治疗用药经验

上肢是人体劳动操作的主要部分。锁骨、肩胛骨是上肢与躯干联系的枢纽，通过上臂、前臂作为杠杆和手部的操作而体现其功能。上肢的功能要求是"灵活性"，特别是手部各关节活动的灵活性更为重要。上肢骨折，包括锁骨骨折、肩胛骨骨折、肱骨骨折、桡骨骨折、尺骨骨折、腕骨骨折、掌骨骨折和指骨骨折。

1. 上肢骨折简介

锁骨骨折：锁骨骨干较细，位置表浅，易发生骨折。据统计，锁骨骨折占肩部骨折的53.1%，是一种常见病，幼年患者尤为多见。多因直接暴力所致，如摔倒时肩部着地，婴幼儿锁骨骨折常为不全骨折（青枝骨折）。此外，产伤是新生儿锁骨骨折的常见原因。锁骨骨膜较厚，血循较好，对骨折对位要求不高，易于愈合。

肩胛骨骨折：肩胛骨骨折多为直接暴力所致，如挤轧、打击、坠堕等。由于肩胛骨被肌肉、筋膜紧紧包裹，只有较大暴力才能造成肩胛骨骨折，骨折后移位多不明显，但组织损伤较重，血瘀气滞较重。若外力过大，可合并肋骨骨折和胸腔脏器损伤。

肱骨骨折：肱骨，即上臂骨，是上肢最大的管状骨。骨折时多造成较重的脉络受损，气血凝滞，营血离经，阻塞经络。肱骨骨折常发生于肱骨外科颈、肱骨干、肱骨髁上、肱骨髁间、肱骨外髁、肱骨内上髁。其中，尤以前三者为多，可发生于任何年龄，肱骨髁上骨折多见于儿童。肱骨干中下 1/3 交接处骨折，由于局部血液循环较差，易出现骨折延迟愈合或不愈合。桡神经自肱骨中 1/3 后方，自内后上向外前下绕过肱骨，在肱骨下 1/3 绕行至肱骨前方，骨折时桡神经易嵌入折端，造成损伤。

桡骨骨折：桡骨为前臂双骨之一，分为一体和两端。桡骨骨折多发生于远端，极为常见，约占平时骨折的 1/10，多见于肝肾虚弱之老年妇女及稚阴稚阳的儿童。

尺骨骨折：多发于青壮年，由于外力的方向及旋转肌的牵拉，骨折端常向掌、桡侧倾斜。因为尺骨背侧直接位于皮下，气血循行相对较差，尤其是尺骨中下 1/3 交接处骨折，易出现骨折延迟愈合。

腕骨骨折：腕骨共有 8 块，分列两排，周围多由关节软骨覆盖，气血循行通路少，血供局限。腕骨骨折以舟骨骨折最常见，由于舟骨周围有 5 个关节面，其表面大部分为关节软骨所覆盖，血液供应较差，骨折后易出现不愈合和骨坏死；月骨最不稳定，易发生脱位与坏死；其他腕骨较少见骨折与脱位。

掌骨骨折：是常见的手部骨折，多见于成人，儿童少见。复位后应注意避免向掌、背侧成角。直接暴力所致的掌骨骨折，往往局部经络、筋脉受损较重，瘀阻肿痛较重。

指骨骨折：多见于成人，发生率很高，占四肢骨折的首位。据统计，约占全身骨折总量的 6%。直接暴力和间接暴力均可造成指骨骨折，但多由直接暴力所致，且多为开放性骨折。其中闭合性骨折以横断骨折较多见，斜形骨折次之。开放性骨折则以粉碎性骨折多见，瘀阻较重，且易感受外邪，瘀毒交织难愈。

2. 治疗用药

（1）内服药

初期肿胀严重者，可内服活血祛瘀之剂。方用活血疏肝汤，或血肿解汤，每日 1 剂，水煎服。开放性骨折，治以活血清热解毒，方用平乐正骨经验方解毒饮合活血灵，每日 1 剂，水煎服。

中期肿胀已消退，治以活血和营、通经接骨，方用平乐正骨经验方活血灵，每日 1 剂，水煎服，同时配服三七接骨丸或接骨丹。

后期骨折已愈合，解除固定后，关节僵凝，活动受限，仍感困痛，治以活血止痛、通经活络利节、益肝肾壮筋骨之剂，方用养血止痛丸、三七接骨丸、特制接骨丸等。

老年患者，由于气血亏虚，可加服补气血、益肝肾之品，方用加味益气丸与养血止痛丸同服。

骨折愈合缓慢者，可加大补益肝肾之品，方用特制接骨丸合加味益气丸等。

上肢骨折，可适当加用上肢引经药，如桑枝、桂枝、羌活、姜黄等。

（2）外用药

初期肿胀甚者，可外敷活血消肿、清热解毒剂，方用三黄散、文蛤膏。

肩胛骨骨折后，局部组织损伤严重，可加大活血通络药物剂量，外用活血接骨止痛膏药。

后期解除固定后，关节活动受限、疼痛，可以活血舒筋之品外洗，方用苏木煎等熬水温洗，或按摩平乐正骨传统制剂七珠展筋散、展筋酊等。

第三节　下肢骨折治疗用药经验

下肢骨是由大腿部的股骨、小腿部的胫腓骨、膝部的髌骨和足部的跗骨、跖骨、趾骨等组成。下肢骨通过髋骨与躯干骨相连接。下肢的主要功能是负重和行走，因其部位之别，有其不同的发病特点。

1. 下肢骨折简介

股骨颈骨折：股骨颈位于股骨上端，股骨头与股骨粗隆连接处，是骨盆髋臼与下肢骨连接的咽喉要道。股骨颈 2/3 位于髋关节囊内，血液循环差，承载剪力大，一旦骨折，则经脉受损较重，气血循行严重不畅，骨折难以愈合，且易发生股骨头坏死等后遗症。股骨颈骨折常见于老年人，因老年病人的骨质疏松，很小的扭转、蹲坐损伤暴力即可引起骨折；中青年病人，则需较大的暴力才会引起骨折，所以骨折不愈合和合并股骨头坏死的机会较多。

股骨粗隆间骨折：股骨粗隆位于股骨上端，股骨颈与股骨干连接处，以松质骨为主，血液循环丰富，损伤后经脉受损明显，局部瘀阻肿痛较重，气血耗损较甚，但骨折愈合能力较强，一般不会出现不愈合。股骨粗隆间骨折常见于老年人，因老年肝肾虚、骨质疏松，很小蹲坐损伤暴力即可引起骨折。

股骨骨折：股骨是人体最长、最粗的管状骨，也是人体环周肌肉最丰富复杂的长管状骨，担负着承载与行走的重要角色。直接暴力或间接暴力均可导致股骨骨折，且损伤后经络筋脉受损较重，瘀阻肿痛较重。股骨干骨折可分为上 1/3、中 1/3 和下 1/3 骨折。股骨骨折的移位按肌拉力和暴力的方向而异，股骨下 1/3 骨折后，远折段受腓肠肌的牵拉而向后倾倒，可压迫或刺激腘动脉、腘静脉和胫神经、腓总神经，甚至造成直接刺割伤。

胫骨骨折：胫骨为小腿骨的主干骨，承载体重的 5/6 重量，其前内侧直接位于皮下，气血循行较差并易造成开放性骨折，瘀阻较重且易感受外邪，瘀毒交织难愈；胫骨中上段的横切面是三棱形，至下 1/3 呈四方形，两者移行交接处骨的形态转变是容易发生骨折的部位，此处为骨滋养下行和上行血管交接处，局部血循较差，易出现骨折延迟愈合或不愈合；胫骨外后侧肌肉丰满，且被坚韧的筋膜分割包裹，骨折后筋脉受损，瘀血往往流注于这些肌筋膜间隔内，造成严重瘀阻，甚至阻闭经络，造成肢体远端麻木不仁、废用，甚或坏死。

跗骨骨折：跗骨是下肢的主要承重骨和行走骨，周围多由关节软骨覆盖，气血循行通路少，血供局限。跗骨骨折以距骨和跟骨骨折最常见。由于距骨颈狭窄，承受剪切力大，所以为跗骨骨折多发部位；且距骨周围表面大部分为关节软骨所覆盖，血液供应较差，骨折后易出现不愈合和骨坏死；跟骨处为足的承重中心，且主要由松质骨组成（血循丰富），所以高处坠落时最易发生骨折，虽瘀血明显，但几无不愈合发生率。

跖骨骨折：是常见的足部骨折，多由直接暴力所致，往往局部经络筋脉受损较重，瘀阻肿痛较重。

趾骨骨折：多由直接暴力所致，开放性骨折多见。其中闭合性骨折以横断骨折较多见，斜形骨折次之。开放性骨折则以粉碎性骨折多见，瘀阻较重，且易感受外邪，瘀毒交织。

2. 治疗用药

（1）内服药

早期：瘀肿较甚，初起全身情况好者，可内服祛瘀消肿类药，方用活血疏肝汤去大黄加茯苓、泽泻，或桃红四物汤加茯苓、陈皮。若有神疲脉弱等气血虚亏现象者，当用益气化瘀法，方用加味独参汤或参苏饮加陈皮浓煎频服。若出现筋膜间隔区综合征者，则宜峻下利水逐瘀，方用活血疏肝汤合血肿解煎服，时时观察之，随证加减调服，且做相应处理。

中期：复位牵引 2 周后瘀肿消减，可服橘术四物汤加续断、骨碎补，或服平乐正骨传统药物三七接骨丸。3～4 周后肿胀消退，可服参龙接骨丸或补肾益气壮骨丸。

后期：骨折渐愈，关节疼痛、活动不利者，可服平乐正骨传统药物养血止痛丸合接骨丸。骨折延迟愈合患者和老年患者由于肝肾不足、气血亏虚，可加服补气血、益肝肾之品，方用加味益气丸与养血止痛丸同服，或予特制接骨丸服之。

股骨颈骨折和胫骨中下 1/3 处骨折，局部血运较差，可重用活血通络、补益肝肾之品。

（2）外用药：复位后只要患肢皮肤完好，均可外贴活血接骨止痛膏，也可涂擦展筋酊以消肿止痛。骨折愈合后，髋、膝关节疼痛，活动不利者，可于髋膝关节周围按摩七珠展筋散或涂擦展筋酊，并可外洗温经活血、疏利关节药，方用苏木煎或舒筋活血散、透骨草煎。

第四节　颅骨骨折治疗用药经验

颅骨骨折是指头部骨骼中的一块或多块发生部分或完全断裂的疾病，多由于钝性冲击引起。颅骨结构改变大多不需要特殊处理，但如果伴有受力点附近的颅骨内的组织结构损伤，如血管破裂、脑神经损伤或颅神经损伤、脑膜撕裂等，则需要及时处理，否则可引起颅内血肿、神经功能受损、颅内感染及脑脊液漏等严重并发症，影响预后。

一、分类与简介

颅骨骨折按骨折部位分为颅盖骨折与颅底骨折。颅盖骨骨折多有直接暴力撞击所致，瘀血较重，且因有坚韧的帽状腱膜与硬脑膜阻隔，易形成恶阻脑内，阻闭清窍，神昏谵语，甚至危及生命；颅底骨折多为间接暴力所致，且因颅底结构复杂，凹凸不平，易造成筋膜与脑膜破裂，形成脑脊液漏及外耳道、眶周与口鼻出血，而解除颅内瘀血及压力，病情反而较缓；但由于骨折与外界相通，外邪易乘虚而入，形成瘀毒交结之证。

按骨折与外界是否相通分为开放性骨折与闭合性骨折。开放性骨折，由于骨折开放解除颅内瘀血及压力，但骨折与外界相通，外邪易乘虚而入，形成瘀毒交结之证。闭合性骨折，因有坚韧的帽状腱膜与硬脑膜双重阻隔，易形成恶阻脑内，阻闭清窍，神昏谵语，甚至危及生命。

二、临床用药

颅骨骨折的中医治疗，平乐正骨认为当以活血祛瘀、清心开窍除风为主，同时遵循"血有余便是水"之说，应以补气利水为辅。临床治疗抓住气、血、水三个环节辨证施治。

伤后初期症见昏迷，呼吸微弱，面色苍白，四肢冰冷，手撒遗尿，脉细数，舌质淡者，为亡血脱气。治宜益气摄血、回阳救逆，方用独参汤或参附汤。

若症见昏迷不醒，喉中有痰，发热烦躁者，为瘀阻清窍。治宜活血祛瘀、安神通窍，方用逐瘀护心散加减。

若症见闭目乱语，狂躁不安，头疼恶心，颈项强直，舌红脉实有力者，为气血瘀滞，水犯清窍。治宜活血祛瘀、行气利水，方用清上瘀血汤去羌活、独活，加木通、葶苈子、茯神。

若病情稳定，症见半身不遂，口眼㖞斜，口角流涎，大便干，小便频数。治宜益气化瘀，方用补阳还五汤加减。

若后期症见神情呆滞、语言謇涩或失语，脉细弱而迟者。治宜养血安神、理气化痰，方用收呆至神汤加减。

第五节　脊柱损伤治疗用药经验

脊柱骨折和脱位比较常见，约占全身骨折的5%，尤其多发于战争、地震、塌方、坠堕、交通和运动等。在脊柱损伤中，虽然只有不足 10% 合并脊髓损伤，但易遗留终身残疾、丧失劳动能力，预后严重。故对于有脊柱损伤的伤员，从其被救护、转送至检查治疗，都应高度警惕和注意预防脊髓损伤的可能性。

一、分类与简介

间接外力是脊柱损伤的主要原因，常有四种：垂直压力、屈伸暴力、水平分力、旋转分力。垂直压力越大，椎体压缩越重；屈伸暴力可造成椎体楔变和脊柱成角畸形；水平分力越大，椎体脱位越远；旋转分力越大，旋转移位越甚。一个方向的外力多引起单一损伤，两个以上的混合外力则引起混合性损伤。由于外力的大小、方向、单一或多向的不同，加上病人受伤时的姿势各异，可以造成不同类型的骨折、骨折合并脱位、骨折合并旋转脱位等；重者造成脊髓或马尾神经损伤，任督瘀阻，局部肿痛，肢体麻木、无力或失用，胸闷腹胀，二便异常。

二、临床用药

平乐正骨认为，对于脊柱损伤，中药辨证施治的理论基础是督脉损伤、瘀血阻滞、经络不通。临床要紧紧抓住这三个环节，按照各期的临床表现，辨证立法，组方用药。

1. 急性期和初期

颈段损伤：症见损伤部肿痛，或有四肢麻木无力或失用，胸闷气短，呼吸频繁，咳嗽无力，身热无汗，脉弦数，舌苔黄。治宜活血祛瘀、宽胸理气、清肺解热，方用祛瘀解热汤加减。若腹部胀满、大便不下，加芒硝、杏仁、木香、莱菔子。

胸腰段损伤：症见脊柱后突，局部肿胀、瘀斑、疼痛，下肢麻木无力或失用，腹部胀满，二便闭塞，脉弦数，舌苔黄。治宜活血祛瘀、消肿止痛、通便消胀，方用活血疏肝汤。若初服大便不下，加芒硝、杏仁、木香；若大便已下，腹胀减轻，全身情况好转，唯少腹膨隆，排尿障碍，局部仍肿痛者，治宜理气养血、利水通便，方用四物汤加木通散。

2. 中期和恢复期

治以祛瘀通经、健脾和胃、补肾接骨为大法加减配方。

骨折合并痉挛性瘫痪：症见两下肢不定时出现激惹性痉挛抽搐，肌张力增强，肌肉萎缩轻，被动活动有阻力，病理反射阳性。治宜通经活络、舒筋祛风、滋补肝肾，方用芍药甘草汤加全蝎、蜈蚣、土鳖虫、钩藤、龟甲、鳖甲、阿胶、女贞子、伸筋草、防风。亦可服加减蟹茸散。

骨折合并弛缓性瘫痪：症见两下肢瘫软，肌肉萎缩明显，肌张力减弱，被动活动无阻力，深浅反射消失，不出现病理反射。治宜温经通络、益气滋肾，方用黄芪桂枝五物汤加菟丝子、穿山甲、杜仲、骨碎补、狗脊、芡实。

截瘫病人卧床日久，脏腑功能减弱，抗病能力低下，容易引起其他病变，临床以上述二法为基础，根据症状加减应用。如自汗、盗汗者，加龙骨、牡蛎、五味子；脾胃虚弱，消化不良者，加焦三仙、砂仁、鸡内金；小便失禁者，加益智仁、乌药、桑螵蛸；疼痛者，加乳香、没药、延胡索。

第六节　肋骨骨折治疗用药经验

肋骨骨折在胸部伤中占 61% ~ 90%。肋骨骨折多发生在第 4 ~ 7 肋；第 1 ~ 3 肋有锁骨、肩胛骨及肩带肌群的保护而不易伤折；第 8 ~ 10 肋渐次变短且连接于软骨肋弓上，有弹性缓冲，骨折机会减少；第 11 和 12 肋为浮肋，活动度较大，甚少骨折。但当暴力强大时，这些肋骨都有可能发生骨折。

一、分类与简介

直接外力所引起的骨折常发生在暴力作用的部位，如棍棒捣伤、拳头击伤、硬物顶伤、重物砸伤等。所引起的骨折多呈横断或粉碎，其病位特点往往向内陷入，容易引起胸腔内脏器损伤，瘀血气滞严重。

间接传达外力引起的骨折不发生在暴力作用的部位，如胸壁受到前后挤压力时，则引起侧方的肋骨骨折；受到侧方挤压力时，则引起肋骨与肋软骨交界处骨折，而且常为多发性，其病位特点多向外突出，造成内脏损伤的机会较少，一般情况下瘀血气滞相对直接外力致伤者轻，但也有瘀阻重者。此外，骨质疏松症的患者如老年人剧烈咳嗽、产妇分娩或其他原因引起肌肉强烈收缩等，亦可引起肋骨骨折，但临床较为少见，而且由于上下肋间肌的固定，多无明显移位。

二、临床用药

胸廓为心肺之屏障，胸胁为肝经之道路，胸腔为肺之分野、清阳之所在，故平乐正骨认为，肋骨骨折必伤气血。轻则离经之血阻滞经络，瘀于胸壁则引起肿胀疼痛；重则瘀积胸腔，侵占阳位，逼迫心肺，险象环生。临床根据气血瘀滞的部位和症状表现进行辨证立法，选方用药。

1. 气血瘀滞胸壁

常见于一般肋骨骨折，临床表现为局部症状明显，全身症状较轻。治疗以局部为主，兼顾全身。治宜活血理气、通经止痛，方用复元通气散加红花 10g，赤芍 12g，当归 12g。若咳嗽吐痰者，加川贝母 10g，瓜蒌 15g；若痰液带血者，加大蓟、小蓟各 15g，白茅根 30g。

2. 气血瘀积胸腔

多为肋骨骨折并发气血胸。临床表现不但局部症状明显，而且全身症状突出，治疗当以全身症状为主兼顾局部。若气血胸血量少者，治宜宣肺散瘀、顺气活血止痛，方用顺气活血汤加柴胡 10g，黄芩 10g，桔梗 10g；血量多者，治宜活血祛瘀、宽胸理气，方用血府逐瘀汤佐以补血益气之品；若瘀攻心肺，出现危症，应急服独参汤或逐瘀护心散加减。

3. 中后期病情稳定

治宜通经活络、接骨续筋，内服十全大补汤或平乐正骨传统药物养血止痛丸合三七接骨丸。

第七节　骨伤并发症治疗用药经验

平乐郭氏正骨在预防及治疗骨伤并发症，如张力性水泡、感染、骨筋膜室综合征、动静脉栓塞等方面，积累了丰富的经验。

一般来说，对各类骨折，平乐正骨先进行复位固定，若需作择期手术切开复位内固定者，暂行固定制动后即给服药。遇开放性骨折合并动静脉断裂时，即予急诊清创复位固定、血管吻合，对内固定困难或需大面积换药者即采用支架外固定，肢体大动脉静脉栓塞即行切开取栓，术后除常规用药外即予汤药内服。

经验方组成：黄芪 30g，牡丹皮 12g，赤芍 10g，桃仁 6g，当归 12g，泽兰、泽泻各 10g，炙乳香、没药各 10g，生地黄 10g，姜黄 6g，虎杖 10g，忍冬藤 10g，青皮、陈皮各 10g，木香 10g，穿山甲 6g，车前子 15g，茯苓 12g，生甘草 10g。每日 1 剂，日煎二服。

平乐正骨认为，闭合性或开放性骨折之肌肉或血管损伤，其病理生理改变虽有相同之处，但又各自有不同的特点，故将该方拟三类分治。

1. 无张力性水泡而肿甚者（骨筋膜室综合征征兆者）

治疗以活血凉血，化瘀，理气通络，消肿定痛为法。处方：在验方中去桃仁、姜黄、虎杖，加葛根 10g，猪苓 20g。服法同前。

2. 张力性水泡已成或已破溃者

治疗拟活血凉血解毒，消肿止痛，渗利水湿，行气散瘀为法。处方：在验方中改牡丹皮 12g 为 15g，虎杖 10g 为 12g，生甘草 10g 为 12g，炙乳香、没药各 10g 为 12g，加猪苓 30g。服法同前。

3. 骨伤合并血管损伤者

治疗拟活血通脉，化瘀，行气利湿，温经通络，消肿止痛为法。处方：在验方中去牡丹皮、泽泻、虎杖、穿山甲，加丹参 15g，桂枝 6g，干姜 10g，土鳖虫 10g，地龙

6g。日服 2 ～ 3 煎，需热服。

4. 骨伤合并感染者

治疗拟祛瘀解毒，清热利湿为法。处方：在验方中去忍冬藤、青皮、陈皮、木香，加蒲公英 30g，黄柏 15g，桔梗 12g，每日 1 剂，日服二煎。

随症加减：部位在上肢者加桑枝 6g，在下肢者加川牛膝 10g，便秘甚者加生大黄 5 ～ 10g，正气虚者加党参 12g，儿童按年龄酌减。

以上所列诸种骨伤后可能发生的并发症中，都有血脉瘀阻，气血凝滞，水湿停聚肌肤所产生的"肿、痛、炎、热或凉"为特点，故既可一方通用，又可根据不同病证进行辨证加减。在临床中，平乐正骨对闭合性或开放性骨折和软组织损伤所造成的严重肿胀、张力性水泡进行了有效的控制，防止了感染、骨筋膜室综合征、缺血性坏死的发生，对已发生的上述诸并发症也起到较好的治疗作用。对血管栓塞或术后血管缝合处，疤痕痉挛收缩或血管内皮损伤血小板积聚而造成再栓塞的预防作用是通过活血化瘀、行气活血、温经通脉为主，使血得温而动、得气而行、活血而化凝去栓，达到血液循行正常兼有"通则不痛"意义。

第六章　平乐正骨筋伤治疗用药经验

第一节　平乐正骨筋伤药物治疗概述

筋伤是指各种暴力或慢性劳损或风寒湿邪侵袭，造成人体皮肤、皮下组织、肌肉、肌腱、腱鞘、韧带、筋膜、关节囊、滑液囊、椎间盘、周围神经、血管等组织的损伤。筋伤是骨伤科常见病证。

筋是人体组织的名称，《黄帝内经》说："诸筋者，皆属于节。"隋代《诸病源候论》指出外伤可以伤筋，最严重的是筋绝，即筋断，导致"不得屈伸"的后果。唐代《外台秘要》列伤筋专目，与折骨、筋骨俱伤并列。明代《普济方》记载了治疗无创口筋断的手法。清代《医宗金鉴》对筋伤做出了较为系统的总结，如损伤肿痛消除后，筋急而转摇不甚便利，或筋纵而运动不甚自如时惟宜手法推拿，关节部位的骨折，用手法正骨的同时要筋骨并重、拔筋捺正等。

平乐正骨认为，筋伤的病因可分为内因和外因。外因有三：一是暴力，直接暴力、间接暴力都可引起筋伤，如跌仆、碾轧、举重、扭挫等；二是风、寒、湿邪侵袭，筋脉拘挛；三是慢性积累性劳损致伤。内因指体质、年龄、解剖生理等人体内部因素造成筋伤。

筋伤的分类方法有多种，可按筋伤的程度和性质分类如下。

1. 筋断裂伤

又可分成完全断裂和不完全断裂两种。

2. 筋移位伤

筋的解剖位置发生变化，如筋出槽、筋出窝、筋翻等。

3. 筋劳损伤

慢性积劳所致的筋粗、筋僵等。

4. 伤风筋伤

风、寒、湿邪侵袭，筋脉拘挛，肿痛。

平乐正骨运用中药在筋伤治疗中较骨折、脱位等病应用广泛，可分成内服和外用两大类。内服：急性筋伤内服先以活血化瘀、消肿止痛，其方药可参照骨折；瘀肿消退、疼痛得减则宜舒筋活络，方如舒筋活血汤、大活络丹等；后期宜养气血、益肝肾、健筋骨，方如养血止痛丸、补肾壮筋汤等。慢性筋伤内服多用活血舒筋温经止痛法。外用：一般急性筋伤早中期常用的外用药为活血接骨止痛膏、消瘀止痛药膏，症状较轻者也可用展筋酊等搽搓局部。后期及慢性筋伤，外用温经散寒、活血止痛药膏，如宝珍膏。中药熏洗或热敷结合手法也极常应用。

第二节　急性筋伤治疗用药经验

直接暴力、间接暴力撞击、挫压、牵拉、扭转等均可引起急性筋伤。急性筋伤患者如果不进行及时和有效的治疗，迁延日久，伤处气血滞涩、血不荣筋，导致筋肉挛缩、疼痛、活动受限，变为慢性筋伤。

一、分期与简介

1. 早期

伤后 2 ~ 3 天内，气血瘀滞，疼痛明显，局部肿胀，瘀斑红紫，肢体功能障碍。

2. 中期

受伤 4 ~ 7 天后，瘀血渐化，气机渐通，疼痛渐减，肿胀开始消退，瘀斑转为青紫；10 ~ 14 天，筋伤轻者，可获康复，筋伤重者，肿胀消退亦较显著，疼痛明显减轻，功能部分恢复。

3. 后期

筋伤 2 周以后，疼痛渐不明显，瘀肿大部分消退，瘀斑转为黄褐色，功能轻度障碍；约经 3 ~ 5 周，症状消失，功能亦可恢复。少数患者迁延更多时日，可成为慢性筋伤。

二、药物治疗

1. 内服药物

筋伤的初期，气血瘀阻，肿痛剧烈者宜活血祛瘀、理气止痛，可服活血止痛汤、血肿解等加减；筋伤中期，肿痛渐退，治宜活血和营、舒筋活络，可服舒筋活血汤或蠲痹汤等加减，或养血止疼丸口服；筋伤后期及慢性劳损患者，治宜温经为主，予大活络丹、小活络丹、养血止疼丸合加味益气丸。对老年体弱者兼夹风寒外邪，宜补益肝肾合宣痹通络，常用健步虎潜丸、补肾壮筋汤加减，或加味益气丸等口服。

2. 外用药物

筋伤初期及中期，宜化瘀退肿、理气止痛，常用药有平乐正骨传统药物七珠展筋散等，肿甚者用黄前速效消肿膏。肿见缓后或筋伤初期肿不甚者可用三色敷药。症状较轻者，可用平乐正骨传统药物展筋酊等搽擦局部，以活血舒筋。筋伤后期及慢性筋伤，疼痛持续不愈，活动功能欠利者，以通络止痛为主，用温经止痛膏等。还可用平乐正骨外用熏洗方煎汤熏洗患肢，有温经止痛、滑利关节的作用。常用的熏洗方有四肢损伤洗方等。陈伤隐痛及风寒痹痛可局部用风寒砂，有温经散寒、祛风止痛作用。

第三节 气激筋伤治疗用药经验

气激筋伤又称岔气或运动急性胸肋痛，指的是体育运动，特别是跑步中，胸肋部产生的突发疼痛。气激筋伤多发生在右下肋部，运动停止后缓解。腹部按摩、缓慢深呼吸或腹式呼吸能加速其缓解。

平乐正骨认为，气激筋伤属于内伤范畴，是指气血、脏腑、经络受伤所致，其临床表现以胸部闷胀作痛，痛无定处，疼痛面积较大，尤其是在呼吸、咳嗽以及转侧活动时，因牵掣胸部而痛或窜痛，并有呼吸急促，烦闷不安，胸背部牵掣作痛。一般无明显红肿、压痛等客观体征。

临床中，平乐正骨一般将茴香籽研成细粉，用塑料袋装好，遇到气激筋伤的病人，吸几口即可好转。同时嘱咐患者将小茴香苗切碎后，拌上鸡蛋炒食。或者用小茴香 6g，置瓦上焙焦，研碎。用热黄酒冲服，每日 1 次，一般 2 日可愈。外用时，也可用芥末适量，用鸡蛋清调为糊状敷患处，每日 2～3 次。

第四节 气滞筋伤治疗用药经验

气滞筋伤证临床多见于落枕与脊柱小关节紊乱。多因睡眠姿势不良，颈部疼痛，活动受限，似身虽起而颈尚留落于枕，故名落枕。

一、病因病机

睡眠时姿势不良，头颈过度偏转，或睡眠时枕头过高、过低或过硬，均可使局部肌肉处于过度紧张状态，持续牵拉而发生损伤，发为落枕。严冬受寒，盛夏贪凉，风寒外邪侵袭使颈背部某些肌肉气血凝滞，僵凝疼痛，功能障碍，发为落枕。

二、分型及药物治疗

1. 分型辨证

（1）瘀滞型：晨起颈项疼痛，活动不利，活动时患侧疼痛加剧，头部歪向病侧，局部有明显压痛点，有时可见筋结。舌紫暗，脉弦紧。

（2）风寒气滞型：颈项背部强痛，拘紧麻木。可兼有渐渐恶风，微发热，头痛等表证。舌淡，苔薄白，脉弦紧。

2. 药物治疗

（1）瘀滞型：宜活血舒筋，常用舒筋活血汤加减。方用羌活 6g，防风 9g，荆芥 6g，独活 9g，当归 12g，续断 1.2g，青皮 5g，牛膝 9g，五加皮 9g，杜仲 9g，红花 6g，枳壳 6g，柴胡 6g。

（2）风寒气滞型：宜疏风祛寒、宣痹通络，常用葛根汤加减。方用葛根 15g，麻黄 8g，桂枝 15g，白芍 15g，甘草 5g，生姜 3 片，大枣 3 枚等；或用桂枝汤加减，方用桂枝 9g，芍药 9g，甘草 6g，生姜 9g，大枣 4 个等；或羌活胜湿汤加减，方用羌活 15g，独活 15g，藁本 15g，防风 15g，甘草 6g，川芎 10g，蔓荆子 10g 等水煎服，一日一剂，日服二煎。

外用药可局部擦正红花油或外贴伤湿止痛膏、风湿跌打膏等。

3. 同时配合针灸、牵引及练功活动治疗。

第七章　平乐正骨内伤证治疗用药经验

第一节　平乐正骨内伤证药物治疗概述

内伤证可分为急、慢、新、陈等类型。凡堕坠跌仆骤然所致者为急性损伤；如劳逸失度，积劳日久所致者为慢性损伤；仅由一次损伤，或伤后短期内即发病的都属新伤；如日久宿伤又发，或新伤未根治而缠绵日久者均属陈伤。以上急、慢、新、陈不论何类，其发病原理均系气血失调，脏腑受累。因此，临床辨证可以气血为纲，参合脏腑辨证分析而把握病候。

平乐正骨内伤辨证历来以气血为纲，可分为伤血、伤气及气血两伤三类。最常用的是气血辨证方法，气血辨证是指导内伤诊治的关键。

一、伤气

伤气主要是气机因损伤而运行失常，可分为气滞、气闭、气逆、气虚、气脱等，其中气闭、气脱是危象，必须积极抢救，以免气绝而不可复生。

1. 气滞

伤后气机运行不畅，其痛多无定处，且范围较广，无明显压痛点，脉沉。治宜理气止痛，可用复元通气散加减。

2. 气闭

多见于颅脑损伤，亦可由气滞甚者逐渐发展而成。临床表现为晕厥、神志昏迷、恶心呕吐，甚至牙关紧闭、四肢抽搐，脉细数。治宜通闭开窍，可用苏合香丸或苏气汤加减。

3. 气逆

气机升降失和，逆于肝胃，则见胁肋及中脘疼痛，胀闷不思饮食，嗳气呃逆，若犯肺金，则令喘咳。逆于肝胃者，宜疏肝理气，逍遥散合二陈汤加减。逆犯肺金者，宜降气平喘，苏子降气汤加减治之。

4. 气虚

多见损伤日久，正气虚衰；或素体欠健，化源不足。临床表现为疼痛绵绵，头昏目眩，少气懒言，脉虚细无力。宜用补气法，可用四君子汤为主加减治疗。

5. 气脱

多为危急之重证。表现伤后突然神色颓变，面色苍白，口唇发绀，目光无神，汗出肢冷，呼吸微弱，舌质淡，脉细数。当急扶正气，常用独参汤、参附汤加减，对损伤大出血致气随血脱者，宜益气补血与止血并用，先输血补液，并对症止血，后应用当归补血汤加减。

二、伤血

因损伤致血行之道不得宣通，或血液不能循经流注。可分为瘀血、出血、血虚等，这是损伤最常见且最重要的证候。

1. 瘀血

指内伤离经之血停积于皮下、肌膜之间，或蓄积于脏腑、体腔之内，一时不能消散，即成瘀血，临床表现为肌表肿痛青紫，疼痛部位固定，咳呛及转侧时疼痛显著。治宜活血化瘀为主，可选用活血疏肝汤或复元活血汤或活血止痛汤加减。

2. 出血

指内伤后离经之血溢出，向体外溢出者为外出血，如创口出血、吐血、衄血、咯血、尿血、便血等；向胸腔、腹腔等体腔大量溢出者为内出血。若出血多而未予及时止血，即有气随血脱的危险，故出血者应注意急救。首当急诊止血、输血，进而用当归补血汤合四君子汤加减补血益气、健脾调胃。

3. 血虚

损伤出血或瘀血过多，或素体虚衰，久治不愈，营养不足等均可引起血虚。临床表现为面色苍白，头晕目眩，失眠多梦，心悸气短，手足麻木，舌淡苔白，脉虚细无力。治宜补血为先，可选用四物汤、当归补血汤等佐以益气养阴药物加减。

4. 血热

多因瘀多聚久，郁而生热，为瘀血热。宜在活血化瘀的汤药中酌加养阴凉血的药物，如犀角地黄汤等加减。

5. 血脱

骤然损伤，血出量多且不止，有血脱的危险，故出血者应注意急救。当止血、输血、补血、补气摄血同时并用，方用十全大补汤或回阳救逆散加减。

三、气血两伤

气血两伤，往往有所偏重。如偏于伤气，则以气滞、气闭或气虚为主，兼见血证；若偏于伤血，则以瘀血、出血或血虚为主，兼见气机阻滞之证。气滞血瘀者，治宜理气活血。常用以活血化瘀为主的方剂有复元汤、活血止痛汤；行气为主的方剂有柴胡疏肝散、复元通气散；行气与活血并重的方剂有活血疏肝汤、膈下逐瘀汤、顺气活血汤等。若气血两亏者，宜调养气血，可选用八珍汤、十全大补汤等加减。

除气血以外，还必须兼顾脏腑。为伤及心者，按其辨证选用化瘀开窍、养心安神等法。如伤及肝者，宜疏肝理气，动风者佐以平肝、滋阴、息风等法。伤及肺者，选用宣肺化痰、肃肺降逆等法。如伤脾者，可选用补中益气、温中健脾等法。如伤肾者，可选用甘润养阴、辛温助阳等法。人是一个统一的整体，在论治过程中，既不能完全拘守于气血，也不能孤立于一脏一腑，在许多情况下往往是气血同时受伤，几个脏腑均见受累。如败血归肝，肝火既炽，肝血必伤，乃生火侮土，脾气亦虚。可见伤血之症，累及肝脏，又由肝传脾。因此，必须在整体观的指导下，进行确切的辨证和灵活的立法用药，则许多严重的损伤均能化险为夷。

第二节　损伤后血瘀发热治疗用药经验

损伤后血瘀发热多是由于情志、劳倦、外伤等原因导致瘀血阻滞经络，气血运行不畅，壅遏不通，因而引起发热，此为血瘀发热的主要病机。

损伤后血瘀发热一般起病较缓，病程较长，热势轻重不一，但以低热为多，或自觉发热而体温并不升高。肢体或躯干有固定痛处或肿块，面色萎黄或晦暗，舌质青紫或有瘀点、瘀斑，脉弦或涩。

平乐正骨认为，应根据证候、病机的不同而分别采用有针对性的治法。损伤后血瘀发热一般以活血化瘀法为大法治疗，瘀去则热自清。常用的方剂是血府逐瘀汤加减。

血府逐瘀汤有较好的活血理气功效。方中桃仁破血行滞而润燥，红花活血祛瘀以止痛，共为君药。赤芍、川芎助君药活血祛瘀；牛膝活血通经，祛瘀止痛，引血下行，共为臣药。生地黄、当归养血益阴、清热活血；桔梗、枳壳，一升一降，宽胸行气；柴胡疏肝解郁，升达清阳，与桔梗、枳壳同用，尤善理气行滞，使气行则血行，以上均为佐药。桔梗并能载药上行，兼有使药之用；甘草调和诸药，亦为使药。合而用之，使血活瘀化气行，则诸症可愈，为活血化瘀的代表方剂。

同时，平乐正骨认为，骨折后由于瘀血留滞于局部，积瘀化热，也称为血肿吸收热，体温一般不超过 38.5℃，瘀去热自清。如果由于开放性骨折或创伤伤口感染而致发热，这时患者表现为全身高热，宜祛瘀清热解毒治之。若是失血过多则导致阴虚、潮热、盗汗，宜补气养血育阴主之。临床上可以配以食疗进行调治。前两者食疗以清热、凉血、解毒为主，后者则宜滋阴清热。常用的食疗方以下几种：

1. 丹参桃仁白薇粥

将桃仁 10g 研碎，与白薇 10g，丹参 15g 同煎取汁去渣，与粳米 50g 同煮为粥，温服适量。有清热、凉血、化瘀之功效。适用于损伤后瘀血发热，大便干结等症。

2. 石膏知母粳米汤

将生石膏 60g，知母 10g，粳米 60g，用水 3 大碗，煎至米熟烂，可得清汁两大碗，温服，每日 1 ～ 2 剂。能清热泻火，除烦止渴。适用于损伤后各种邪毒发热，出现壮热、烦渴、脉洪大有力者。

3. 芒硝莱菔汤

将鲜萝卜 1000g 洗净，切片，与芒硝 9g 共煮至熟透，并使汤之咸味适口为度。食萝卜喝汤。有泻热通便、清除痰火之功效。适用于损伤后邪毒内结，高热腑实者。

4. 地黄枣仁粥

将生地黄 30g，酸枣仁 15g 煎煮取汁，粳米 50g 加水共煮为粥，食之。有滋阴清热、养血安神之功效。适用于损伤血虚发热。

第三节　损伤后血虚发热治疗用药经验

人体是一个有机整体，局部肢体的损伤可引起脏腑功能紊乱，气血运行失常。《正体类要》云："肢体损于外，则气血伤于内，营血有所不贯，脏腑由之不和，岂可纯任手法，而不求脉理，审其虚实，而施补泻哉。"由于损伤而致的发热在临床比较多见，大凡分实热和虚热两大类。一般认为虚热系损伤失血过多，阴不维阳而致。

平乐正骨认为，损伤后虚热血虚为其本，导致血虚的原因有三：其一是失血过多，气血亏损；其二是瘀久致痹，新血不生；其三是肝郁脾虚，血气无源。平乐正骨治疗损伤后血虚发热的特点是遵循辨证施治的原则，根据不同病因病机，以益气、养血、活血、解郁、滋阴为基本治法，补而不留邪，攻而不伤正，攻补兼施，最终达到邪去正安的治疗目的。主要治法如下。

1. 益气清热法

严重创伤，失血过多，血分亏虚，阴不制阳，阳浮于外而发热。《素问·逆调论》曰："阴气少，而阳气胜，故热而烦满也。"也有论述说："血实则身凉，血虚则身热。"症见热势或高或低，伴头晕目眩，疲乏无力，自汗，气短懒言，喜暖畏寒，肢体麻木，面色无华，舌淡，苔白，脉虚细。平乐正骨认为此型属血虚兼血瘀，治宜攻补兼施，不能骤用大补，否则易留邪为患，而正气反不受益。故方选当归补血汤合四物汤加丹参。方中当归补血活血，黄芪数倍而补血，熟地黄补血为主，川芎入血分理血中之气，芍药敛阴养血，丹参祛瘀行血。诸药合用补血而不滞血，行血而不破血，补中有散，散中有收，共奏补血清热之效。

加减：阴虚阳往乘之，发热自汗，为阳气下陷阴中，加党参、白术、炙甘草、柴胡以健脾益气、升阳举陷。自汗盗汗，为阴阳俱损，加大黄芪用量，以无形之气以补血。心孔一片汗出伴心悸怔忡，夜寐不安，加白术、茯神、远志、木香、酸枣仁以益气补血、健脾养心，心血得养汗自止。

2. 化瘀养阴清热法

瘀血内滞，久郁不化，瘀血不去，新血不生，可引起瘀血兼血虚发热。如《医门法律·虚劳论》曰："血痹则新血不生，并素有之血，亦瘀积不行，血瘀则荣虚，荣虚则发热。"平乐正骨认为瘀久必致气虚，气虚不能推血以行，则愈致瘀，郁久气阴两虚而发热。症见低热或自感发热，盗汗，气短懒言，口干而不欲饮，舌质淡紫，脉细或细涩。方选犀角地黄汤合四物汤加黄芪。方中黄芪大补脾胃之元气，使气旺以促血行，祛瘀而不伤正，并助诸药之力；当归活血养血，祛瘀而不伤好血；犀角（代）、生地黄、牡丹皮养阴清清热；赤芍、川芎助当归活血化瘀。诸药合用，使气旺血行，瘀去络通，血生有源，诸症自愈。

3. 舒肝解郁清热法

《伤科补要》曰："凡跌打损伤之证，恶血留内，则不分何经，皆以肝为主。盖肝主血也，败血必归于肝。"由于损伤阴血耗伤，肝体失养，肝藏血，疏泄功能失常，木病及土，致肝郁脾虚，郁而发热。平乐正骨认为此型好发于素体虚弱，脾胃不健，或伤后肝气不舒，或年幼脏腑娇嫩之人。症见身热心烦，精神抑郁或暴躁易怒，胸胁闷胀，食欲不振，舌质淡，苔薄白或薄黄，脉弦虚或弦细。方选丹栀逍遥散加生地黄。方中当归味甘芳香，化瘀养血行气缓急；白芍养血柔肝；茯苓、白术、甘草补土以培其本；柴胡、薄荷、生姜辛散以顺肝性、散肝郁；牡丹皮入肝胆血分，清泄火邪；栀子入营分，行上焦心肺之热，又可下行泻火除烦；生地黄清热凉血化瘀。诸药合用，共奏解郁养血清热之效。

第四节　损伤腹胀及便秘治疗用药经验

一、损伤腹胀

损伤腹胀主要指损伤后恶血留内而引起的腹中满胀。

1. 病因病机

（1）血瘀型：伤后，尤其是脊柱骨折脱位、骨盆骨折时，脉络损伤，血溢脉外，瘀停于腹中；腹部挫伤，肝、胃、脾、肠出血，血蓄腹腔之中或肠道之内。瘀血阻遏，腑气不通，清气不升，浊气不降，壅滞腹中，则发为腹胀。

（2）气虚型：伤后气血耗损，脾胃气虚，运化无权，腑气不通，可致腹胀。

2. 辨证用药

（1）血瘀型：伤后1～2日腹胀满逐渐发生，伤处疼痛难忍，大便不通，舌红苔黄干，脉数。若因脏腑伤后大出血，腹部胀痛不欲生，腹壁板硬，不能屈伸，腹部压痛、反跳痛，可危及生命。治宜攻下逐瘀，可用鸡鸣散合失笑散、桃仁承气汤加减主之。

（2）气虚型：腹胀喜按，面色萎黄，四肢无力，纳呆便溏，舌淡，脉细。治宜健脾益气和胃，可选用香砂六君子汤、补中益气汤加减主之。

二、伤后便秘

伤后便秘指伤后排便间隔时间延长或排便困难。

1. 病因病机

（1）瘀血内停：胸、腹、脊柱、骨盆等损伤，脉络损伤，血溢脉外，瘀停于腹中，血瘀气滞，传导失司，而致便秘。

（2）气血虚弱：伤后正气耗伤，中气不足，脾胃运化无权，传导疲乏，而致便秘；或伤后阴血耗损，津血亏虚，血虚肠燥，致成便秘。

2. 辨证用药

（1）瘀血内停：胸、腹、脊柱等损伤后腹胀满坚实，疼痛拒按，舌质红，苔黄厚而腻，脉弦。治宜攻下逐瘀，选用桃仁承气汤或当归导滞汤加减主之。

（2）气血虚弱：伤后便意甚弱或排便努挣，精神倦怠，心悸气短，头晕目眩，面色苍白，唇淡苔薄，脉细弱等。伤后气虚失运治宜益气升阳，用补中益气汤加麻仁等加减主之。伤后出血过多，血虚阴亏者，治宜养血润燥，用润肠丸或五仁丸加减主之；津液干枯者，治宜清热润肠，用增液承气汤加减主之。

第五节　损伤厥证治疗用药经验

因损伤引起的昏沉不省人事称为昏厥。昏厥，又称昏愦、昏迷、昏死等。损伤昏厥多见于脑震荡、脑挫伤、脑受压、出血过多等。平乐正骨认为，本证为损伤内证的危重症，应及时正确处理。

一、病因病机

1. 气闭昏厥

头部受外力打击或从高处坠下头受撞击，脑受震荡，气为震激，心窍壅闭，可致猝然昏倒。

2. 血瘀昏厥

多由头部外伤，伤后颅内积瘀，瘀血遏阻心窍，元神受损，神明受扰后则昏厥。

3. 血虚昏厥

损伤失血过多后，血不养心，心失所养，神明失司，而成昏厥。

二、辨证论治

1. 气闭昏厥

伤后立刻出现暂时昏迷，但其时一般不长，约在半小时以内可以苏醒，醒后可常有头晕头痛、恶心呕吐诸症，但无再昏厥。治宜通闭开窍，可用苏合香丸合苏气汤加减主之。

2. 血瘀昏厥

头部外伤后出现头痛呕吐，烦躁扰动，神昏谵语或昏迷不醒，有些患者可清醒，但片刻后可再昏迷，甚则呼吸浅促，肢体瘫痪，二便失禁，瞳孔散大，舌质红绛，或有瘀点，苔黄腻，脉弦涩。因伤部位及出血多少不同等原因，血瘀昏厥可分别在伤后数小时或伤后数天出现。治宜逐瘀开窍，用黎洞丸加减主之。血瘀昏厥严重者常须脑外科手术治疗。

3. 血虚昏厥

伤后失血过多，表现为神志呆滞，倦卧气微，目闭口张，四肢厥冷，面色爪甲苍白，二便失禁，舌淡唇干，脉细微。治宜固脱回阳，急用独参汤以益其元，并可用参附汤合生脉散加黄芪、当归等主之，并应输血、补液等抢救治疗。

第八章 平乐正骨劳损类疾病治疗用药经验

第一节 平乐正骨劳损类疾病药物治疗概述

劳损类疾病又称累积性损伤。人体软组织特别是肌肉、筋膜等在日常工作或者生活中经常会受到不自觉的牵拉性刺激，如经常弯腰工作会使腰部深层肌肉的筋膜等骨骼附着处受到刺激，容易产生腰部或腰骶部软组织损害；又如，经常低头工作也常会使枕颈、项颈、背、肩胛骨背面等部位的肌肉和筋膜等骨骼附着处受刺激，容易产生头、颈、背、肩部软组织损害，而引起原发性疼痛。

劳损类疾病主要原因包括以下几点。

1. 不良睡眠体位

诸如高枕等不良的睡眠体位必然造成椎旁肌肉、韧带或关节的平衡失调，张力大的一侧易疲劳并导致程度不同的劳损，久之则伤气耗血，并由椎管外的平衡失调波及椎管内组织，从而加重退变过程，可谓高枕有忧。

2. 工作姿势不当

长期从事坐位低头工作，或久坐工作者，或弯腰工作，或扛抬负重工作者，脊柱关节病有着较高的发生率。这是因为长期低头、坐位及弯腰负重等工作，必然造成脊柱关节肌肉韧带组织的劳损。在脊柱屈曲状态下，椎间盘的内压力大大高于正常体位，甚至可超过一倍，这就使其退变劳损进程大大加快。

3. 特殊职业伤害

这是与从事某种特殊职业有关的因素，如那些因工作需要而常常需要使头颈部负重的职业，如杂技、运动员等，均可引起颈腰及关节部关节囊与韧带等松弛乏力，造成关节不稳，而加速劳损。

劳损病变发生以后，为了减少病变部位的活动，一些肌肉常呈痉挛状态，而持续性的肌痉挛也可造成软组织的积累性劳损，从而加重组织的病理改变，有些职业需要在一个固定姿势下工作，这也是劳损的重要原因。

平乐正骨认为，劳逸不当，造成气血、筋骨活动失调，腰背部经络筋膜劳损，脉络受阻，血瘀气滞，筋骨失养，不通则痛。劳损类疾病多表现为头、颈、肩、腰背部及关节酸痛或胀痛、困痛，时轻时重，休息后减轻，劳累后加重，喜暖畏寒，如遇阴雨天气及潮湿寒冷季节，疼痛则加重，叩击或揉按局部时病人多有舒服感。

古人云："人之疾病，由内以外，其流行于经络脏腑者，服药乃能驱之。若其病既有定所，在皮肤筋骨之间，可按而得者，用膏贴之，闭塞其气，使药性从毛孔而入其腠里通经贯络，或提而出之，或攻而散之，较服药尤为有力。"

平乐正骨黑膏药作为传统制剂，精选上等纯良中药，严格遵古法炮制而成，其效专力宏，渗透腠理，直达病灶，药性持久，能有效缓解并消除劳损引起的颈、腰、关节疼痛等各种症状，通过舒筋活血，而达到滋养修复组织，使疾病康复的目的，是平乐正骨治疗劳损类疾病的首选药物。

第二节　颈椎病治疗用药经验

颈椎病是指颈椎间盘退行性变、颈椎增生以及颈部劳损，或椎间盘脱出、韧带增厚，刺激或压迫颈脊髓、颈部神经、血管而产生一系列症状的临床综合征。主要表现为颈肩痛，头晕头痛，上肢麻木，肌肉萎缩，严重者双下肢痉挛，行走困难，甚至四肢麻痹，大、小便障碍，出现瘫痪。多发在中老年人，男性发病率高于女性。

一、病因

1. 内因

①人过中年，随着年龄的增长，脏腑功能逐渐衰退，肝肾亏损，气血衰少，筋骨失养，出现手足拘挛，肢体麻木，屈伸不利，致骨质疏松，骨刺形成等。②先天不足，发育异常，加之劳则伤气伤血，继发骨质增生，筋肌劳损。

2. 外因

①劳损：长期从事低头工作，如刺绣、缝纫、打字等，引起颈部韧带、关节囊松弛乏力，而加速颈椎的退行性变。②外伤：颈椎外伤，如骨折、脱位、反复扭挫伤等，均可引起颈椎骨和周围软组织的损伤以及椎间盘的损伤，久则出现多种症状。③风寒湿邪侵袭：年老体弱，卫阳不固，风寒湿邪易于侵袭，痹阻经络，而引起酸痛不仁等症。

二、分类及临床用药

颈椎病根据病机可分为落枕型、痹阻型、眩晕型、痿症型四型。

（一）内服药物治疗

1. 落枕型

患者常诉因落枕引起颈肩部酸困不适，有时颈部活动有摩擦感，反复发作并逐渐加重。轻则颈部活动后症状减轻，重则颈部疼痛连及肩臂，颈部不能俯仰旋转，个别患者合并头晕或偏头疼。每次发作 3～5 天后可有一段时间缓解。治法宜益气活血、通经止痛，方用桃红四物汤加葛根 10g，白芷 10g，威灵仙 10g，羌活 10g，姜黄 10g 等。一日一剂，水煎服。

2. 痹阻型

患者常诉一侧或双侧肩臂疼痛麻木，麻木区域或以前臂尺侧及无名指、小指为主，或以上胸、背、肩部、前臂桡侧及拇、食指为主，皮肤痛感觉减退，手部肌力弱、持物不稳。严重者呈阵发性剧痛，部分患者有臂和手部针刺电击样疼痛，患者头部可微向患侧偏斜，或采取一定体位以减轻症状。咳嗽、打喷嚏疼痛加剧，夜间症状加重，影响睡眠。

（1）以痛为主：畏寒恶风，宜益气活血、温经通络，宜内服温经通络汤。黄芪 30g，当归 10g，白芷 10g，姜黄 10g，葛根 12g，桂枝 10g，香附 10g，僵蚕 10g，甘草 3g，制川乌 10g 等。一日一剂，水煎服。

（2）以酸困为主：治法要祛风除湿、温经散寒，宜内服羌活胜湿汤加减。当归 10g，柴胡 6g，川芎 6g，白芷 10g，葛根 12g，桂枝 10g，羌活 10g，威灵仙 10g，防风 10g，香附 10g，藁本 10g，荆芥 10g，半夏 10g，薏苡仁 20g，甘草 3g 等。一日一剂，水煎服。

（3）以肢体麻木为主：治宜益气养血、温经通络除风，内服黄芪桂枝五味汤加减。黄芪 30g，党参 15g，当归 10g，葛根 10g，白芷 10g，姜黄 10g，桂枝 10g，僵蚕 10g，香附 10g，全蝎 10g，甘草 3g，生姜、大枣引。一日一剂，水煎服。

3. 眩晕型

头痛头晕同时出现或交替发作，颈后伸、侧弯或旋转时眩晕加重并可有恶心、耳鸣、耳聋、视物不清等症，走路不稳，甚至猝倒。猝倒后更因颈部位置改变而立即清醒。

（1）气血不足：头目眩晕、心悸气短，四肢无力，脉细舌淡。治宜益气养血，舒筋通络。内服：黄芪 20g，当归 10g，白芍 12g，柴胡 6g，党参 15g，天麻 10g，菊花 10g，枸杞 12g，甘草 3g。一日一剂，水煎服。

（2）肾水亏损，肝阳上亢：眩晕，耳鸣，失眠多梦，舌红少津，脉弦细。治宜滋阴，潜阳平肝。内服杞菊地黄汤加柴胡 10g，白芍 10g，菊花 10g，天麻 10g。一日一剂，水煎服。

（3）痰湿中阻：头重，眩晕，恶心，舌苔厚腻，脉滑细。治宜健脾化痰，疏肝解郁。治宜温胆汤加柴胡 10g，白芍 10g，天麻 10g，南星 6g，白术 10g，茯苓 20g。一日一剂，水煎服。

4. 痿症型

上肢，或下肢，或四肢运动障碍，患者自感肢体沉重、无力，或手抓握无力，或行走时发抖、不稳、易跌倒，最后无力行走，形成瘫痪重症，可兼有二便失控。治宜益气活血，通经健脾。内服：黄芪 30g，当归 10g，茯神 12g，沙参 15g，全蝎 6g，钩藤 10g，生首乌 20g，益母草 12g，丹参 20g，桑寄生 12g，丝瓜络 10g，僵蚕 10g，威灵仙 10g，辛夷 6g，甘草 3g，荷叶引。一日一剂，水煎服。

（二）外用药物治疗

平乐正骨认为本病的发生，主要由于颈部劳损筋伤后，又复感风寒湿邪所致的"痹证"，治以温经散寒、祛风除湿止痛。常用的三种简单易行的中药外治法如下。

1. 膏药贴敷法

用平乐正骨活血接骨止痛膏，烊化后贴患部，七日一换；或用平乐正骨舒筋活血止痛膏，贴患处，一日一换。

2. 中药外敷法

当归、川芎、葛根、红花、白芷、羌活、乳香、没药、伸筋草、大腹皮、泽泻、丹参、透骨草、威灵仙、熟地黄各 50g，桂枝、麻黄、白芍、川乌各 30g，细辛 25g，全蝎 20g。先将上述诸药共研成细末，混匀，每次取 50 ～ 100g，陈醋调匀，放置 20 ～ 30 分钟后外敷于颈后部，敷药后用灯照射 30 分钟，每天一次，15 天为一疗程。

3. 中药泡酒外搽法

威灵仙 50g，当归、细辛、乳香、姜黄、丹参、白芷、透骨草、自然铜、木瓜各 15g，三七 10g，冰片、紫草各 5g，蜈蚣 3 条。先将上述诸药浸泡于 2000mL75% 的酒精中，4 天后过滤，药液装瓶收贮，过滤后的药渣再用 2000mL75% 的酒精浸泡 4 天后再次过滤，再将两次制成的药液混合搅匀即可。用时取药酒适量揉搽增生椎体所对应的颈部两侧及肩背部软组织，每天 3 次。

4. 中药溻敷法

威灵仙、当归、赤芍各 12g，五加皮、五味子、生山楂各 15g，红花、羌活、独活、防风各 10g，制附子 5g，花椒 30g。将上述诸药装入纱布袋内，扎紧，放入瓷盆内，加水煎煮 30 分钟，稍放凉，溻敷患部，每次 30 分钟，每天 2 次。每剂药可连用 2 天，15 天为一疗程。

第三节　腰部劳损治疗用药经验

腰部劳损，包括腰部肌肉、筋膜、韧带等软组织的慢性、积累性损伤以及骨与椎间盘的退行性改变，所致的慢性腰痛或腰腿疼痛为主的病变。

一、病因

1. 劳逸失度

长期从事弯腰活动或工作，由于长期腰部姿势不良，使筋骨活动不调，损伤腰背部肌肉、筋膜，使血液凝滞，造成本病。

2. 年老体衰

年事已高，肝肾亏虚，精髓不足，气血运行失调，脊柱出现退行性改变，引起本病。

3. 损伤失治复感外邪

腰部急性损伤后，没有得到及时正确的治疗，迁延日久，若汗出当风、露卧贪凉，招致外邪侵淫，久而不散，筋骨损伤日重，导致本病。

4. 先天后天畸形

腰骶部骨骼先天畸形或下肢畸形等，走路时姿势不平衡，久而久之，腰部筋骨劳损，遂成本病。

二、分类及临床用药

根据病机可分为瘀滞型、气虚型、肾虚型、痹阻型四型。

1. 瘀滞型

有明显闪、扭伤史，疼痛较重，患者呈斜髋溜肩、撅臀强制性姿势，甚或不能下床，腰部转侧不利，舌红或暗紫，脉弦紧。疼痛严重者，先服大黄逐瘀汤加减，以逐瘀破血；继之治宜益气活血，通经止痛。内服：当归 10g，续断 12g，川芎 10g，赤芍 10g，丹参 20g，牛膝 10g，茯苓 12g，香附 12g，黄芪 30g，甘草 3g。一日一剂，水煎服。

2. 气虚型

素体虚弱，倦怠无力，腰痛时轻时重，绵缠不愈，劳累加重，休息减轻。每因姿势不良，如弯腰扫地、洗脸、叠被或久坐、久站等急性发作。舌体胖，质淡，苔薄白，脉沉缓。治宜益气壮腰。内服：黄芪 30g，党参 15g，当归 10g，续断 12g，生白术 15g，升麻 5g，寄生 15g，独活 12g，香附 15g，乌药 6g，威灵仙 10g，骨碎补 12g，甘草 3g。下肢麻木者加僵蚕 10g，全蝎 10g。一日一剂，水煎服。

3. 肾虚型

起病缓慢，腰膝酸软，疼痛，晨起僵硬，活动后好转。治宜补肝肾，壮腰膝。内服：黄芪 30g，当归 10g，续断 15g，杜仲 12g，黑狗脊 15g，香附 12g，桑寄生 12g。若症见畏寒肢冷、小便清长、舌淡苔白、脉沉细或弦细者，加黄柏 6g，知母 10g，熟地黄 15g 以滋补肾阴；若症见下肢麻木者，加地龙 12g，僵蚕 10g，川牛膝 10g，全蝎 10g。一日一剂，水煎服。

4. 痹阻型

淋雨露宿，或汗出当风，腰腿疼痛。治宜益气通痹，温经除湿止痛。内服：黄芪 30g，秦艽 12g，防风 12g，独活 12g，桑寄生 15g，当归 10g，香附 15g，乌药 6g，威灵仙 10g，续断 12g，细辛 3g，甘草 3g。若症见沉困重着酸痛，舌淡苔白，脉沉或沉滑者，加薏苡仁 20g，白术 12g，干姜 10g；若症见腰部疼痛，得热则舒，苔薄白，脉紧者，加制川乌 10g，肉桂 10g。一日一剂，水煎服。

外用药物均可贴平乐正骨传统药物活血接骨止痛膏，或外揉展筋丹或外搽展筋酊。

第四节　上肢劳损治疗用药经验

上肢劳损包括肩袖劳损、肩峰下滑囊炎、肱二头肌肌腱或腱鞘炎、肱三头肌肌腱或腱鞘炎、肱骨外髁炎、肱骨内上髁炎、桡骨茎突狭窄性腱鞘炎、腕部劳损、掌指关节狭窄性腱鞘炎等。

上肢劳损一般由劳损或外感风寒湿邪致使局部气血凝滞，络脉瘀阻而致。平乐正骨认为本病多由劳损筋脉，气血虚弱，血不荣筋，肌肉失于温煦，筋骨失于濡养而致。

上肢劳损根据发病机制可分为急性和慢性。

1. 急性劳损型

即一次性过度劳作而引起的急性损伤。治宜活血通经止痛。内服桃红四物汤加威灵仙 10g，羌活 10g，钩藤 10g。一日一剂，水煎服。外贴平乐正骨传统药物活血接骨止痛膏，通过膏药外敷，使得药物成分迅速被皮肤吸收，从而达到固定休息、开窍透骨、舒筋活络、活血化瘀、消炎镇痛等多种功效。

2. 慢性劳损型

①急性劳损后未得到很好的治疗和休息而造成慢性劳损；②因职业因素而致反复发作逐渐形成慢性劳损；③慢性积累性损伤久则形成慢性劳损。治宜养血舒筋止痛。内服平乐正骨传统药物养血止痛丸，外用海桐皮汤加醋温洗。如有尺神经损伤症状，内服四物汤加全蝎 10g，僵蚕 10g，桂枝 6g，羌活 10g，威灵仙 10g，钩藤 10g。一日一剂，水煎服。

另外，平乐正骨在治疗上肢劳损时，经常采用中医外洗的方法。如取透骨草 10g，伸筋草 10g，桂枝 10g，花椒 10g，红花 10g，当归 10g，白芷 10g，干姜 15g。将上药共放入盆内，加温水约 3500mL。浸泡 2 个小时，然后放炉火上加热煮沸 15 分钟。待药液温度适宜时，将患处置药盆内浸泡、温洗 30 分钟。每日早晚各洗 1 次，每剂药用一天，治愈为止。配合适当手法按摩展筋丹，一日一次，疗效良好。

第五节　下肢劳损治疗用药经验

下肢劳损包括股二头肌劳损、股四头肌劳损、腓肠肌劳损、跟下痛等。

一、股二头肌劳损、股四头肌劳损、腓肠肌劳损

股二头肌、股四头肌分别位于股骨的前后部位，是全身最有力的肌肉，主要功能为屈、伸膝关节，辅以伸、屈髋关节。过度活动时，可引起股二头肌、股四头肌劳损，而引发酸痛不适，活动后加重。本病好发于长途跋涉或过度劳动者。

腓肠肌的功能是屈膝，使踝关节跖屈。长时间的行走、跳跃可引起腓肠肌劳损。出现局部酸痛不适，活动与劳累后加重。

应适当休息，内服平乐正骨传统药物养血止痛丸。局部外贴活血接骨止痛膏或用海桐皮汤温洗。亦可轻手法按摩展筋丹，或配合外搽展筋酊以解除局部肌肉疲劳。

二、跟下痛

1. 病因

跟下痛发病可由急性损伤和慢性劳损引起。急性损伤，如行走突然足跟部踩到硬物，或下楼时用力过猛足跟着地所致。慢性劳损多发于 40 ～ 60 岁的中老年人，特别是形盛体弱者，由于中气不足，气虚下陷，加之足跟负重过大，常致足跟痛；或由于经常长途跋涉，跟下软组织遭受反复挤压；或跖腱膜长期持续受到牵拉，在其跟跖腱膜附着处发生慢性劳损。

2. 分型与药物治疗

跟下痛根据不同病因可分为瘀滞型、肝肾亏虚型和气虚下陷型三型。

（1）瘀滞型：多因急性损伤所致，或由于经常长途跋涉，跟下软组织遭受反复挤压；或跖腱膜长期持续受到牵拉，在其跟跖腱膜附着处发生慢性劳损。症见局部肿痛，足跟着地时加重。治宜活血化瘀，理气止痛。方用活血灵加减，一日一剂，水煎服。外用平乐正骨外洗药泡脚。

（2）肝肾亏虚型：常见于老年患者，肝肾亏损加之劳倦所致。治宜补益肝肾、强筋壮骨。内服金匮肾气汤加续断、狗脊、防己。一日一剂，水煎服。海桐皮汤外用温洗。

（3）气虚下陷型：多见于中老年人，特别是形盛体弱者，由于中气不足，气虚下陷，加之足跟负重过大所致。治宜益气升阳，强筋壮骨。内服补中益气汤加狗脊、薏苡仁、防己、板栗为引，一日一剂，水煎服。或内服养血止痛丸配伍加味益气丸。外用丹参 15g，苏木 15g，玉米 15g，防己 15g，艾叶 30g，凤仙花 20g，醋 500mL，水煎温洗、浸泡。

第六节　骨性关节炎治疗用药经验

骨性关节炎，又名退行性关节病、增生性骨关节炎，是一种以关节软骨变性、破

坏及骨质增生为特征的慢性关节病。易发于 50 岁以上的中老年人，随年龄增大增多，其就诊率比较高，临床以关节疼痛、僵硬、肿大、活动受限为主要表现。

一、病因

骨性关节炎属中医学"骨痹""膝痹"等范畴。多因劳逸失度，加之 40 岁以后，肝肾与气血渐亏，筋骨失养，发生劳损或夹外邪而发病。

二、临床用药

1. 补益肝肾，以治其本

由于本病多发生在 50 岁以上中老年人，而年老之人正气渐衰，脏腑虚损，尤其是肝肾亏损。肝藏血、主筋，肾藏精、主骨，肝肾充盈，则筋骨强劲，关节滑利，运动灵活；肝肾亏则肝血不足，肾精亏虚，不能濡筋骨生髓充骨而骨萎筋弱，关节疼痛，屈伸不利，由是而作。如《素问·上古天真论》中"七八肝气衰，筋不能动，八八天癸竭、精少、肾脏衰，形体皆极，则齿发去"，说明肝肾不足、精血亏损是发生本病的根本原因，肝肾亏虚，筋骨不坚，不耐劳作，如长期过度负重用力或因跌打挫伤，或腠理不密，风寒湿邪内侵，正虚邪凑，不能正常支撑负重而致骨质变形、骨质增生，故补益肝肾是治疗本病之本，平乐正骨常选大补元煎化裁治之，多用杜仲、续断、补骨脂、骨碎补、菟丝子、巴戟天、苏木、鹿角胶等滋补肝肾的药物。

2. 化痰祛瘀，疏利骨节

骨性关节炎属于中医痹证范畴。平乐正骨认为正气虚损，鼓动无力，血行缓慢，肝气郁结，寒痰交织，均可使关节疏泄不利，痰瘀互结，经络不通，发而为痹，作肿作痛，关节不利。多选桃红饮加二陈汤加减，还常选三七、丹参、穿山甲、土鳖虫、姜黄、没药、川牛膝、白芥子、胆南星等活血祛瘀、化痰之药物。

3. 温经散寒，祛邪通痹

风寒湿邪侵袭也贯穿于骨关节炎之中，虽然骨性关节炎以血瘀正虚为主要表现，但正虚易致外邪风寒湿邪入侵，寒性凝滞，经络壅塞，骨节不利。常选乌头汤加减，还可选细辛、桂枝、羌独活、威灵仙、白花蛇舌草、乌梢蛇、海风藤、千年健、寻骨风等散寒、祛风、除湿药物。

4. 外用药

平乐正骨常用苏木 15g，红花 10g，花椒 15g，艾叶 30g，羌活 15g，防风 10g，伸筋草 15g，乳香 10g，大戟 15g，甘遂 15g，黄柏 15g，甘草 15g 加醋 500mL，水煎温洗。或用舒筋活血止痛膏贴患处，每日一换。

第九章 平乐正骨骨病治疗用药经验

第一节 平乐正骨骨病药物治疗概述

骨病即是发生在人体骨骼、关节筋肉等运动系统的疾病的统称。骨病的范围主要包括如下。

1. 骨先天性畸形

主要指骨与关节的一些先天性疾病，包括骨与关节发育障碍，脊柱和四肢的先天性缺陷。

2. 骨痈疽

是因化脓性细菌入骨、关节而引起感染性疾病，常见的有急性化脓性骨髓炎、慢性骨髓炎、硬化性骨髓炎、化脓性关节炎、骨梅毒等。

3. 骨痨

骨痨是由于结核杆菌侵入骨或关节而引起的疾病，又称流痰，现代医学称为骨关节结核，常见的有单纯骨结核、关节滑膜结核及全关节结核。

4. 骨关节痹证

骨关节痹证是由于风、寒、湿、热等外邪侵入人体，闭阻经络、气血运行不畅引起的骨关节疼痛等病证。包括风湿性关节炎、类风湿性关节炎、强直性脊柱炎、痛风性关节炎、创伤性关节炎等。

5. 痿证

人体发生肢体弛缓，肌肉消瘦，手足痿弱无力或麻木等病证，统称为痿证。常见的有多发性神经炎、皮肌炎、小儿麻痹、大脑性瘫痪、偏瘫、截瘫、单瘫、肌萎缩症等。

6. 筋挛

主要包括缺血性肌挛缩症，手内在肌挛缩症，关节挛缩症。

7. 骨关节退行性疾病

指骨关节退变增生肥大，软骨破坏的慢性关节炎，包括增生性脊椎炎、椎间盘突出症、椎管狭窄症。髋、膝、踝关节、骨关节病及颈肩腰腿痛等。

8. 骨软骨病

如股骨头骨软骨病、胫骨结节骨软骨病、跟骨骨软骨病等。

9. 代谢性骨病

常见有佝偻病、骨软化症、骨质疏松症、甲状旁腺功能紊乱、骨坏死等病证。

10. 骨肿瘤

是指发生在骨及骨的附属组织的肿瘤。包括骨的良、恶性肿瘤及类肿瘤。

平乐正骨认为，骨病病因复杂，各不相同，有因热毒郁积；有因正虚邪侵；有因先天禀赋不足，复加情志内伤，或有顽痰结聚。故其内治较之骨伤既不相同，又复杂得多。

骨病的治疗，也因其病因、症状不同，治法各异，且多需内治与外治并举，并与其他疗法配合使用。又须根据不同病证、体质强弱、病程长短、寒热虚实，辨证施治。

"寒者热之""热者寒之""虚者补之""损者益之""留者攻之""结者散之"，寒邪顽痰结聚者，温通逐破之。

第二节　骨肿瘤治疗用药经验

骨肿瘤是发生于骨骼或其附属组织（血管、神经、骨髓等）的肿瘤，是常见病。

一、病因

平乐正骨认为，本病的发生由肾气不足、阴阳失调、脏腑功能紊乱，以致寒湿毒邪乘虚而入，气血瘀滞，蕴于骨骼而成。如外邪侵袭，由表及里，深达骨骼，久留积聚而成；跌仆损伤，血络受损，瘀血停聚，不散成瘤；禀赋不足，或劳力过度，房劳过度，耗伤肾气，肾主骨生髓，肾气亏耗则骨骼病变；多食不节，损伤脾胃，脾失健运，生湿生痰，积聚成瘤；精神刺激，情志不畅，五志过极，以致阴阳失调，气血不和，经络阻塞，致成骨瘤。

二、分型及药物治疗

1. 阴寒凝滞证

骨瘤初起，酸楚轻痛，遇寒加重，局部肿块，皮色不变，压痛不著，甚至不痛，病程较长。舌淡、脉细沉迟。治宜温阳开凝，通络化滞。

平乐正骨方药：肉桂 9g，炮姜 10g，麻黄 6g，熟地黄 15g，鹿角胶 9g，补骨脂 10g，莪术 12g，胆南星 6g，白芥子 12g，甘草 6g。

平乐正骨认为，阴寒入骨，多因体虚之人，三阴不足，寒邪乘机侵入，凝滞为瘤，非阳和不能开凝，故本方以阳和汤加减，温经散寒、化痰补虚。肉桂为君，温经散寒；

用白芥子、胆南星，温化寒痰；用炮姜、熟地黄、鹿角胶、补骨脂温补肾阳以散寒痰。

2. 痰热蕴结证

骨瘤迅速增大，疼痛加重，刺疼灼痛，皮色紫暗红瘀，肢体活动障碍，有时伴有发热，大便干秘。舌暗红有瘀点，脉细数或弦数。治宜清热解毒，化瘀散结。

平乐正骨方药：玄参 15g，生牡蛎 20g，贝母 15g，知母 12g，莪术 15g，芒硝 15g。

平乐正骨认为，玄参清热消痰浊为君，贝母、莪术化痰散结，大黄、芒硝荡涤痰热之源，配知母滋补肾阴，生牡蛎滋阴潜阳。

3. 脾肾两虚证

局部肿块肿胀疼痛，皮色暗红，疼痛难忍，朝轻暮重，身热口干，咳嗽消瘦，面色不华，行走不便，精神萎靡。舌暗唇淡，苔少或干黑。治宜健脾益肾，化痰通络。

平乐正骨方药：党参 12g，白术 15g，茯苓 15g，补骨脂 15g，杜仲 15g，续断 12g，砂仁 12g，白扁豆 15g，白芥子 12g，薏苡仁 20g，桔梗 10g。

平乐正骨认为，方中四君子健脾涤痰之源，补骨脂、续断等补肾祛邪，砂仁、白扁豆等健脾利湿，化痰通络。

平乐正骨根据骨恶性肿瘤多为脾肾阳虚，痰瘀互结的特点，研制了"化岩胶囊"用于临床，方用补骨脂、淫羊藿、薏苡仁、白芥子、胆南星、三棱、莪术、当归、白芍、白术、黄芪、大黄、延胡索、郁金等，临床应用效果良好。方中补骨脂、淫羊藿温散阴寒，通络止痛；薏苡仁、白芥子胆南星温化寒痰；三棱、莪术化瘀通络；当归、白术、白芍、黄芪补气养血，延胡索、郁金、大黄通腹理气止痛。

第三节　骨与关节结核治疗用药经验

骨与关节结核杆菌感染称骨关节结核。骨关节结核相当于古代所称的"骨痨"。因寒性脓肿形成后，可流窜他处，溃后难敛，经常流出稀薄如痰的脓液，故又称"流痰"。按其发病部位而有不同的别名，如"龟背痰""附骨痰""鹤膝痰"等。

一、病因

平乐正骨认为，先天不足，久病体虚，复受阴寒之邪是产生本病的根本原因。正气亏损，肝肾虚弱，筋肉骨骼不健，膜理不密为病之内因，骨关节长期负重，慢性劳损，感受风寒湿，外邪（结核杆菌）乘虚而入，留着筋骨，凝聚为痰为病之外因。

在整个病程中，既有先天不足、肝肾亏损之虚，又有气血不和、痰浊凝聚之实。当正气充沛时，病情好转或稳定，正气衰颓时，可复发加重。本病起始感受阴寒之邪，留着筋骨，凝聚为痰，其脓也为寒性脓肿，日久阴液耗损累及肾阴，阴亏火旺，所以在中、后期常出现阴虚火旺的证候。有时虚实互见，但中、后期以阴虚为主，倘若脾胃失健治之较难。而先天不足，久病气血虚弱者，易生虚热。

二、分型及药物治疗

骨关节结核可分三期辨证。

1. 初期

起病缓慢，症状不显，少气无力，全身倦怠。早期患处仅有隐隐酸痛，常不引起重视，继而夜间疼痛明显，动则疼痛加剧，舌质淡红，苔薄白，脉象沉细。

2. 中期

受累部位逐渐肿起，关节活动障碍，日晡潮热（体温 $37.5 \sim 38.5$℃）或盗汗，失眠，胃纳差，舌质红，少苔或无苔，脉沉细数。

3. 后期

瘘管窦道形成，时流稀脓或夹有干酪样物质，久则管口陷凹，周围皮色紫暗，不易收口。有肌肉萎缩，日渐消瘦，精神萎靡，面色无华，心悸失眠，盗汗日重，舌质淡红，苔薄白，脉细等症。

三、临床用药

1. 内治药物

（1）初期：治宜温通经络、散寒化痰，方用阳和汤加减。熟地黄 12g，白芥子 9g，炮姜炭 9g，麻黄 6g，甘草 9g，肉桂 3g，鹿角胶（烊化）9g，上肢去肉桂加桂枝；下肢加木瓜、牛膝；躯干部加续断、狗脊；关节病变加秦艽；纳差者加山楂、陈皮；咳嗽者加款冬花，水煎服。

（2）中期：治宜益气滋阴清热，方用人参养荣汤加减。党参 10g，白术 10g，陈皮 10g，茯苓 7g，炙甘草 10g，当归 10g，肉桂 1g，白芍 10g，熟地黄 7g，五味子 7g，远志 7g，大枣 10g，生姜 10g。纳差者加白术、山楂；疼痛明显者加乳香、没药。各部可另加引经药。或用清骨散，水煎服。

（3）后期：气血两亏者，治宜补气养血，方用十全大补汤加减。人参 9g，白术 9g，茯苓 6g，甘草 6g，当归 6g，白芍 12g，地黄 9g，川芎 6g。若阴虚火旺，治宜养阴清热，用大补阴丸合清骨散。

（4）窦道合并混合感染者：急性期治宜清热解毒为主，兼顾气血。方用仙方活命饮加党参水煎服。慢性期治宜托里排脓，解毒生肌，方用十全大补汤加金银花、薏苡仁、猪苓、黄柏，水煎服。

2. 外用药物

（1）初期：用回阳玉龙膏、阳和解凝膏，另掺桂麝散外贴以促其消散。

（2）中期：若寒性脓肿位在关节或体表，切忌挤破或滥用切开排脓，可在严格消毒下，穿刺抽出脓液，或于抽脓后，脓腔内注射抗结核药物。

（3）后期：疮面红活时，可用生肌散收口；若窦道长期不愈合者，可先用五五丹药线插入，提毒去腐，或行手术搔扒，将腐肉、瘢痕刮除，外用生肌玉红膏贴敷。若脓肿、死骨较大，窦道经久不愈或脊髓受压者，应施行手术，以保存关节活动功能，矫正畸形，解除压迫和制止病变发展。

第四节　骨髓炎治疗用药经验

骨髓炎中医称为附骨疽，系邪毒侵犯骨组织而引起的一种感染性疾患。邪毒（致病菌）常由以下途径进入骨组织：①血源性感染：细菌从体内其他部位的感染病灶经血行到达骨组织；②外伤感染：如开放骨折、枪弹伤等感染所引起的骨髓炎，细菌直接由创口进入骨组织；③由临近组织感染蔓延：如软组织感染直接蔓延至骨形成的骨髓炎。其中以血源性感染最为常见，也最为严重。

临床上往往根据感染途径不同而将骨髓炎分为血源性骨髓炎和创伤性骨髓炎两大类，又根据病情的缓急不同将骨髓炎分为急性血源性骨髓炎、慢性血源性骨髓炎、慢性硬化性骨髓炎及局限性骨脓肿等类型，另根据某些特殊部位又将其分为脊椎骨髓炎、髂骨骨髓炎等。现分述如下。

一、急性血源性骨髓炎

急性血源性骨髓炎多发生于 10 岁以下儿童，可能与儿童干骺端具有丰富终末血管网，血流缓慢，有利于细菌的停留和繁殖有关。

1. 病因

（1）热毒流注筋骨：多因疔毒、中耳炎或上呼吸道感染等病后热毒未尽，循血脉流注于筋骨而形成骨髓炎。

（2）瘀血化热：跌仆闪挫，局部筋脉受损，血瘀于局部不能畅行，瘀久化热，伤津灼骨而形成骨髓炎。

（3）热毒郁结：疲劳、久病或营养不良，热毒之邪乘虚而入，郁结于局部，伤津灼骨而形成骨髓炎。

2. 药物治疗

（1）内服药：病变初起宜清热解毒、活血凉血，方用平乐正骨协定方解毒饮加减。山栀子 9g，黄柏 9g，黄连 10g，金银花 20g，陈皮 10g，当归 12g，皂角刺 6g，防风 9g，白芷 6g，赤芍 9g，天花粉 30g，生地黄 20g；高热烦渴者加生石膏、天花粉；疼痛明显者加乳香、没药；神昏谵语者加犀角（代）、牛黄；上肢加桑枝；下肢加木瓜。水煎服。

肿胀已形成未溃破者，治宜透脓解毒。方用透脓散加减。生地黄 9g，炒山甲 12g，当归 12g，川芎 9g，皂角刺 6g。上肢加威灵仙，下肢加川牛膝，水煎服。

脓肿已溃破者，治宜托里排脓生肌。方用黄芪 30g，当归 10g，川芎 9g，防风 9g，黄柏 15g，土茯苓 15g，苍术 6g，炒穿山甲 10g，桔梗 9g，白芷 9g，薏苡仁 9g，金银花 15g；身体虚弱者加党参，食欲不良者加神曲，水煎服。脓液清稀，久不敛口者，可用九味汤煎服。

（2）外用药：早期可用双柏散加减。侧柏叶 60g，大黄 60g，黄柏 30g，薄荷 30g，泽兰 30g。或四黄散水调敷患处，随干随换。也可用平乐正骨骨髓炎 1 号外洗方：甘草 10g，川牛膝 30g，大黄 30g，赤芍 20g，苍术 30g，黄柏 30g，紫花地丁 30g，透骨草 18g，蒲公英 18g，土茯苓 30g，熏蒸外洗，每日一次。中后期可用平乐正骨传统药物骨炎膏换药，两日一次。也可由平乐正骨骨髓炎外洗 2 号方：甘草 10g，白头翁 30g，川牛膝 30g，大黄 30g，赤芍 20g，苍术 30g，黄柏 30g，紫花地丁 30g，夏枯草 20g，透骨草 20g，蒲公英 30g，土茯苓 30g。熏蒸外洗，每日一次。

二、慢性血源性骨髓炎

1. 病因

多因急性血源性骨髓炎治疗不及时或治疗不当而形成。

2. 药物治疗

（1）内服药：此期患者多气血俱虚，湿热郁着，故治宜健脾益气、清化湿热、托毒外出。方用骨炎汤加黄芪、党参、桔梗、土炒白术、桂枝、土茯苓、续断、牛膝、黄柏，水煎服；或用阳和汤去麻黄、炮姜，加党参、白芷、天花粉、白术、土茯苓、黄柏，水煎服。急性发作者按急性血源性骨髓炎辨证治疗。平乐正骨根据慢性骨髓炎的特点，研制了骨炎脱毒丸和骨炎补髓丸，前者由黄芪、熟地黄、当归、川芎、桔梗、金银花、土茯苓、蒲公英等组成，用于慢性骨髓炎早期；后者由黄芪、党参、熟地黄、当归、土茯苓、肉桂、芥子、续断、杜仲、骨碎补等组成，用于慢性骨髓炎中后期。

（2）外用药：用骨炎膏均匀涂于棉垫上一薄层，外敷于局部，隔日更换一次。骨炎膏是平乐正骨根据慢性骨髓炎研制的外用膏药，由当归、土茯苓、紫草、红花、白芷、醋制商陆、白头翁等熬制，具有清热解毒、拔毒生肌作用。

三、局限性骨脓肿

局限性骨脓肿是好发于长骨干骺端松质内的一种局限性、孤立性骨髓炎，是血源性骨髓炎的一种特殊类型。

1. 病因

多因湿热之邪循经流注于骨所致。因邪正相当，而将病灶局限于局部，随着邪正的偏盛偏衰，时而发作，时而静止，旷日持久。

2. 药物治疗

（1）内服药：静止期治宜健脾渗湿，扶正解毒。方用骨炎汤加黄芪、枳壳、黄柏、土茯苓、薏苡仁、牛膝、土炒白术，水煎服。急性发作期治宜清热解毒，活血凉血。方用骨炎汤加金银花、紫花地丁、牡丹皮、泽泻、枳壳、黄柏、土茯苓、川牛膝、天花粉、柴胡，水煎服。

（2）外用药：静止期用骨炎膏调敷患处，每日或隔日更换一次。

四、硬化性骨髓炎

1. 病因

硬化性骨髓炎又称干性骨髓炎，一般认为是低毒细菌经血循袭骨而致病。平乐正骨认为，硬化性骨髓炎常与外伤有关，挫伤及骨膜下出血往往是发病的重要诱因，多发生于长骨骨干皮质。

2. 药物治疗

治宜通络解毒止痛。

（1）内服药：三七 9g，地龙 10g，蜈蚣 2g，金银花 60g，地丁 60g，乳香 9g，桂枝 6g，川芎 9g，牛膝 9g，水蛭 3g，独活 9g；或用和营止痛汤去赤芍、桃仁、乌药，加金银花、紫花地丁、桂枝，水煎服。

（2）外用药：用平乐正骨骨炎膏，涂于纱垫上，外敷患肢，隔日更换一次。

五、创伤性髓炎

1. 病因

开放性骨折未获得及时有效的治疗，或者骨科手术无菌条件不严格，细菌由创口直接进入骨组织而形成。

2. 药物治疗

（1）内服药

早期治宜清热解毒，凉血祛瘀。方用解毒饮和活血灵加泽泻；或五味消毒饮加赤芍、防风、红花、枳壳、木瓜，水煎服；高热烦渴者加生石膏、天花粉；神昏谵语发斑者加犀角（代）、牛黄、麝香。

中期治宜健脾益气，利湿解毒。方用骨炎汤加白术、建神曲、黄柏、桔梗、苍术、黄芪、土茯苓；上肢加桑枝；下肢加川牛膝；气血虚弱者加党参。水煎服。

后期治宜益气养血，托里解毒，兼接骨续筋。方用补中益气汤加续断、骨碎补、蒲公英、金银花，或用小红参 6g，三七 6g，紫花地丁 90g，金银花 60g，丹参 30g，猪苓 30g，建神曲 30g，牡丹皮 12g，川牛膝 12g，水煎服。

（2）外用药

早期宜活血解毒消肿。方用黄芩 60g，牡丹皮 20g，防风 20g，水煎局部敷洗，隔日一次。特别适用于创面大而表浅者，洗后可用煅龙骨粉撒于创面上，以收敛、渗湿效果更好。或用骨炎膏均匀涂于纱布垫上一薄层，外敷局部，隔日更换一次。

中后期宜活血消肿，拔毒生肌。用骨炎膏、拔毒生肌散或生肌玉红膏外用换药，隔日一次。注意：如骨外露或局部筋肉菲薄者，应慎用或禁用拔毒生肌散。

第五节　骨坏死治疗用药经验

骨坏死是指人体骨骼活组织成分坏死，属中医骨蚀范畴，是骨伤科常见的疑难杂证之一。

一、病因

由于外伤或其他原因使骨中络脉不通，骨的生长、发育、修复就会受到影响，且股骨头中的"络脉"不丰、"气血"罕少，更易产生供血障碍，引起缺血、坏死，这与现代医学研究证实的动脉供血不足、静脉瘀血相一致。

二、分型及药物治疗

1. 瘀滞型

多因外伤所致，见于股骨颈骨折、髋关节脱位等。表现为负重疼痛，劳累后加重。查体腹股沟压疼明显，髋关节外展内旋活动受限，"4"字试验阳性。X线片示股骨头密度多增高，软骨下骨质不规则囊变。甚者股骨头变形，关节间隙变窄。舌质紫暗或有瘀斑，苔薄微黄，脉沉涩。

治宜活血化瘀，益气通络。复活汤加减。用当归 15g，黄芪 30g，续断 12g，柴胡10g，枳壳 10g，木瓜 10g，白芍 15g，土鳖虫 6g，淫羊藿 12g，茜草 12g，生山楂 12g，骨碎补 10g，莪术 10g，甘草 3g 等。方中当归、土鳖虫、莪术、生山楂、茜草、木瓜活血通络；黄芪、柴胡、枳壳、白术益气除滞；白芍、续断、骨碎补益肝肾，壮筋骨；甘草调和诸药，共奏活血祛瘀、益气通络、强壮筋骨之效。

2. 痰阻型

多有酗酒史或服激素史等，多双髋同时或相继发病，表现为乏力，髋部沉重酸困，负重疼痛，阴雨天及劳累后加重。多伴有股内侧或膝关节疼痛。查体腹股沟压痛明显，髋关节活动受限，以内旋、外展和屈曲受限为甚，"4"字试验阳性。X线片示股骨头整体密度下降，骨小梁紊乱、囊变。初期关节间隙正常，晚期股骨头塌陷，关节间隙狭窄以至消失。舌质淡紫或淡红，舌苔白腻或黄腻，脉濡滑或沉滑。

治宜豁痰通经。通阻豁痰汤加减。药用黄芪 30g，白附子 5g，制南星 6g，当归 10g，续断 12g，独活 10g，木瓜 10g，茵陈 15g，牡丹皮 12g，茯苓 15g，淫羊藿 12g，枳壳 10g，白术 10g，甘草 3g 等。方中白附子、制南星豁痰祛邪；当归、牡丹皮、木瓜、淫羊藿活血通络，温肾助阳；配以黄芪、续断、枳壳、独活、茯苓、茵陈益气健脾，使气机得以通畅，痰湿得以祛除，气旺血活，诸药相伍共奏豁痰通经之功。

3. 气虚肾亏型

多见于老年人，髋关节活动初时僵痛，片刻后缓解或消除，劳累后加重，多伴有股内侧及膝关节内侧疼痛。查体腹股沟压痛，髋关节活动受限，"4"字试验阳性。X线片示股骨头有不同程度的囊变或变形，常合并髋臼缘上方受力处囊性变。舌质淡，苔薄白，舌体胖大，脉沉细。

治宜益气强身，补肾壮骨。益气填髓汤加减。药用黄芪 30g，党参 15g，当归 10g，续断 12g，白芍 15g，淫羊藿 12g，芡实 12g，土鳖虫 6g，枳壳 10g，牛膝 15g，独活 10g，枸杞子 12g，甘草 3g 等。方中黄芪、党参益气养血；续断、淫羊藿、芡实、枸杞子、白芍益肝补肾；当归、枳壳、独活、牛膝、土鳖虫活血化瘀，通经止痛；甘草补脾益气，调和药性，合而使肝血旺盛，肾精充盈，筋骨得以濡养。

平乐正骨认为骨坏死多为滞虚并存，气虚恋邪，不能化湿而成痰，不能运血，血行无力而致瘀，经络阻滞，痰湿聚结不化而发病，故在分型治疗的基础上，常用益气健脾之法，取得良好效果。依照骨坏死的病理基础，平乐正骨研制了股骨头坏死愈胶囊，由杜仲、续断、当归、丹参、鸡血藤、玄参、连翘、制水蛭、制没药等组成，具有补益肝肾、益气活血、温筋通络功能，临床应用效果良好。

第六节　化脓性关节炎治疗用药经验

化脓性关节炎属"关节流注""余毒流注"范畴，是化脓菌引起的关节感染性疾患，多见于 10 岁以下儿童，婴幼儿最常见。髋关节、膝关节最易受到侵犯，其次为肘关节、肩关节及踝关节。多单关节发病。

一、病因

1. 暑湿入侵

夏秋之季，暑湿侵袭机体，加之贪凉或露卧，寒邪外束，致暑湿之邪蕴于营卫之间，阻于脉络之内而发病。

2. 余毒流注

疮疔痈毒或麻疹，上呼吸道感染等病后，余毒未尽，走散流注于关节而发病。

3. 瘀血化热

因跌仆闪挫，瘀血停滞；或劳累过度，经脉受损；或产后恶露未尽等，郁积化热，流注或停滞于关节，腐筋灼骨而发病。

二、分型及药物治疗

根据病情病程及各年龄组的不同特点，平乐正骨将其分为急性化脓性关节炎、慢性化脓性关节炎两类。

1. 急性化脓性关节炎

（1）早期：全身发热，局部红肿热痛，治宜清消为主，以清热解毒凉血为总则，辨证施治。

内服药：因暑湿所致者，治宜清热解毒、清暑化湿，方用五味消毒饮加茯苓、薏苡仁、泽泻、赤芍；因余毒流注所致者治宜清热解毒凉血，方用黄连解毒汤合五神汤加赤芍；瘀血化热者治宜清热解毒、和营逐瘀，方用仙方活命饮或仙复汤煎服；高热烦渴者加生石膏、天花粉、知母；邪毒内陷，高热神昏者加犀角（代）、牛黄，或用犀角地黄汤，水煎服。

外用药：用金黄散或四黄散水调为糊状敷患处，每日更换一次；或用黄前速效消肿膏敷患处，随干随换。

（2）中期：脓已形成，治宜托里透脓、利湿解毒。

内服药：方用托里消毒散加黄柏。疼痛甚者，加乳香、没药；高热不退者，加柴胡、牡丹皮、生石膏、知母。

外用药：同早期。若切开引流术后，可用黄芩、黄柏各 60g，加水 1000mL 水煎消毒过滤后，关节灌洗，每天 1 次；或用拔毒生肌散换药，隔日 1 次。注意不可将药物接触关节面。

（3）后期：脓肿已溃破，治宜益气养血、扶正解毒。对脓液清稀久不敛口者应重补气血。

内服药：方用托里散加苍术、黄柏。

外用药：用黄芩、黄柏各 30g，加水 500mL 水煎洗，隔日一次；如脓液已净，肉芽新鲜，可用生肌散或生肌玉红膏换药，每日一次。

2. 慢性化脓性关节炎

治宜补益气血，温阳除湿，托里解毒。

内服药：方用阳和汤去肉桂，加桂枝、黄柏、紫花地丁、猪苓、丹参；纳差者加建神曲；气血虚弱，窦道长期不愈者去炮姜，加小红参；下肢加川牛膝。或用十全大补汤加金银花、紫花地丁、猪苓、川牛膝。

外用药：无窦道者可用麻桂温经汤水煎外洗，或黄半膏外敷。有无窦道均可用阳和解凝膏外敷，隔日更换一次。

第十章 伤科杂证治疗用药经验

第一节 骨质疏松症治疗用药经验

骨质疏松症是以骨量减少，骨小梁变细、断裂、数量减少，皮质骨多孔、变薄等骨的微观结构退化为特征，以致骨的脆性增高及骨折危险性增高的一种全身性骨病。随着人口老龄化的到来，骨质疏松症已经成为一种常见病、多发病，严重危害人类健康，也日益得到人们的关注。

一、病因

1. 肾虚

肾主骨生髓，骨的生长发育和生理功能有赖于骨髓充盈及其所提供的营养。因年老，或久病，或脾胃虚弱，均可导致肾虚或肾精生化无源等，肾精不足，则髓不能生，骨失充养而发为病。

2. 气机不畅

因长期卧床或任何原因导致的肢体长期失用或固定，致局部气血流通缓慢，循行不畅，甚至瘀滞不通，造成筋骨失养，筋弛骨软。

二、分型及药物治疗

1. 肾虚型

因肾虚导致的骨质疏松，多见于 50 岁以上的老人。全身骨均有疏松现象，但以椎体和股骨上端为重，表现为颈肩背酸困疼痛无力，甚至畸形，举步艰难，头晕耳鸣，健忘，夜尿频，舌淡或红，苔少，脉沉迟。

（1）内服药：治宜补肝益肾，益气养血。方用黄芪 30g，党参 15g，当归 10g，续断 12g，女贞子 20g，枳壳 10g，骨碎补 10g，香附 12g，狗脊 10g，牛膝 15g，生白术 12g，茯苓 12g，桑寄生 10g，水煎服。或十全大补汤，或补中益气汤加续断、骨碎补，水煎服。

（2）外用药：局部疼痛者用活血止痛膏烊化后贴局部。

2. 脾气虚型

症见腰背酸软、疼痛，四肢乏力，食欲不振，面色萎黄，舌淡苔白，脉缓弱。此型多见于为有偏食习惯或思虑过度的人群，脾失健运则气血生化无源，而致骨质疏松。

治宜健脾益气，常用方剂有参苓白术散。莲子 5g，薏苡仁 5g，砂仁 5g，桔梗 5g，白扁豆 8g，茯苓 5g，人参 10g，甘草 10g，白术 10g，山药 10g。或补中益气汤加减。

3. 肝肾虚型

症见腰膝酸软，脊背疼痛，五心烦热，头晕目眩，失眠多梦，咽干舌燥，舌红少苔，脉细数。此型多见于女性更年期。

治宜滋补肝肾，以左归丸加减。熟地黄 240g，山药 120g，枸杞子 120g，山茱萸 120g，川牛膝 90g，菟丝子 120g，鹿角胶 120g，龟甲胶 120g，制成蜜丸，早晚空腹各服一丸。

平乐正骨根据骨质疏松的发病机制，研制了驻春胶囊，由淫羊藿、蛇床子、补骨脂、肉苁蓉、枸杞子、丹参、香附、枳壳等组成。

第二节　风湿性关节炎治疗用药经验

风湿性关节炎是风寒湿邪乘虚侵袭人体，聚于骨节、肌肉、经脉，导致气血运行不畅而发生的一类疾病，常常反复发作，属中医"痹证"范畴。

一、病因

平乐正骨认为居处潮湿，触冒风雨等是产生痹证的外来条件；素体虚弱，气血不足，腠理不密是产生痹证的内在因素。风寒热湿之邪乘虚入侵，留滞经络肌肉关节，气血闭阻不通，从而产生肢节酸麻疼痛、屈伸不利诸症，若以热盛或湿热蕴蒸为主，则见关节红、肿、热、痛；若寒湿偏盛则关节冷痛，遇寒痛增；若久病不愈，还可出现气血不足，肝肾亏损或病邪深入内脏等变化。

二、分型及药物治疗

根据病因及症状不同可分为以下四种类型。

1. 风痹

以风邪为主致病，风善行而数变，故以游走性关节疼痛为主证，又称行痹。治宜活血除风止痛。

（1）内服药：方用防风汤加减。防风 15g，当归 9g，赤芍 9g，杏仁 9g，黄芩 6g，葛根 9g，麻黄 6g，甘草 9g；上肢关节加选羌活、白芷、姜黄等，下肢关节加牛膝、杜仲等。水煎服。

（2）外用药：活血止痛膏烊化后贴患处。

2. 寒痹

以寒邪为主致病，寒性收引，寒主痛，寒凝经络，不通则痛，故以疼痛为主，又称痛痹。治宜温阳通经，除风散寒。

（1）内服药：方用乌头汤加减。川乌9g，麻黄9g，黄芪12g，独活9g；全身怕冷等阳虚较甚者，加淫羊藿、附子。水煎服。

（2）外用药：用麻桂温经汤水煎温洗，或温经活血酒热敷，每日1～2次；或活血止痛膏烊化后贴患处。

3. 湿痹

以湿邪为主致病，湿性黏滞重着，表现以关节重着为主证，又称着痹。治宜健脾除湿，温经散寒。

（1）内服药：方用薏苡仁汤加减。薏苡仁20g，川芎9g，当归9g，麻黄6g，桂枝9g，羌活9g，独活9g，苍术9g，甘草6g，生姜3片。或防己茯苓汤加独活、秦艽、当归、白术、防风、牛膝，水煎服。

（2）外用药：方用海桐皮汤水煎温洗；或麻桂温经汤加独活、川芎、大戟、芫花，水煎温洗，每日1～2次。疼痛明显者可用活血止痛膏烊化后贴患处。

4. 热痹

以热邪为主致病，表现为关节红肿热痛及全身发热等证候，热极生风，故临床上多呈游走性关节受累。治宜清热利湿，通经除风。

（1）内服药：用宣痹汤加减。防风15g，苍术6g，桂枝9g，制川乌9g，络石藤12g，当归9g，薏苡仁20g，胡黄连12g；上肢加桑枝，下肢加牛膝，痛甚者加乳香、没药，气虚者加党参、黄芪，血虚者加当归，阴虚者加生地黄、白芍、玄参，水煎服。或桂枝芍药知母汤加秦艽、石膏，水煎服。

（2）外用药：用黄半膏或金黄散水调敷患处。

第三节　类风湿关节炎治疗用药经验

类风湿性关节炎又称顽痹，是一类以对称性侵犯小中关节为主的、迁延难治的最终往往遗留关节畸形和功能障碍的痹证。《金匮要略》称此病为历节，取痛历全身骨节之意。

一、病因

1.汗出当风或劳累出汗后冷浴或坐卧于湿地，或卫气不固，腠理不密，风寒湿邪乘虚而入，阻闭经络，致气血郁滞，局部肌肉筋骨受累而发病。

2.外感风寒湿邪，循经入里，阻闭经络，郁而化热，出现受累部以湿热为主的临床证候。

二、分型及药物治疗

1. 寒湿型

多见于成年女性，表现为肢冷，畏寒，关节酸痛，遇冷加重，舌质淡，苔白，脉濡弦等。

（1）早期：主要表现为里寒及湿滞经络骨节之证候，治宜温阳化湿、祛寒通经止痛。用薏苡仁汤加减。薏苡仁 20g，川芎 9g，当归 9g，麻黄 6g，桂枝 9g，羌活 9g，独活 9g，川乌 9g，苍术 9g，甘草 6g，生姜 3 片；上肢加桑枝，下肢加牛膝，水煎服。外用药用葱姜醋炒麸子热敷，或温经散寒酒热敷，一日一次。平乐正骨根据本期病变特点，研制了顽痹通丸，由桂枝、独活、羌活、防风、白术、青风藤、苍术、细辛等组成，有祛风散寒、除湿通络作用。

（2）中期：疼痛加重并多合并阴阳虚实错杂之证，治宜祛风湿、益肝肾、通经止痛。内服方用独活寄生汤煎服或服大红丸。外用药以温经活血酒热敷，或二乌红花饮醋水煎熏洗。平乐正骨根据本期病变特点，研制了顽痹乐丸，由补骨脂、续断、熟地黄、淫羊藿、骨碎补、杜仲、牛膝等组成，具有补肾祛寒、活血通络作用。

（3）后期：疼痛减轻，气血俱虚，关节活动差，治宜补气血、益肝肾、除风湿、利关节。内服方用十全大补汤去肉桂加桂枝、秦艽、独活、桑寄生、伸筋草、牛膝，水煎服。外用药用海桐皮汤，水煎温洗。平乐正骨根据本期病变特点，研制了顽痹康丸，由熟地黄、白芍、牛膝、桑寄生、鹿角胶、骨碎补、知母、续断、威灵仙等组成，具有补益肝肾、祛风除湿作用。

2. 湿热型

多见于青少年，表现为受累关节稍红，局部发热，肿胀疼痛，遇热加重，舌质红，苔黄腻，脉濡数或弦数，并有全身发热不适。

（1）早期：湿热初起，治宜清热除风祛湿通经。内服方用清痹汤加减。忍冬藤 15g，败酱草 15g，络石藤 15g，青风藤 15g，土茯苓 15g，老鹳草 15g，丹参 10g，香附 10g，牛膝 10g，防风 9g，苍术 12g，甘草 6g；痛甚者加乳香、没药，发热不退者加葛根、柴胡。外用黄半散水调敷患处，或四黄散水调敷局部。平乐正骨根据本期病变特点，研制了顽痹清丸，由忍冬藤、络石藤、桑枝、薏苡仁、黄芩、益母草、乳香、紫草、川牛膝等组成，具有清热除湿、祛风通络作用。

（2）中期：热象减轻，疼痛加重，关节活动受限，并出现一系列寒热虚实错杂之证，治宜和营卫、除风湿、通经利节。内服方用独活寄生汤去肉桂、杜仲，加知母、桂枝，水煎服。外用黄半散水调敷患处，每日更换一次。

（3）后期：久病气血虚弱，肌肉萎缩，关节活动障碍，治宜补气血、益肝肾、和营卫、除风湿。内服方用八珍汤加独活、桑寄生、桂枝、牛膝、伸筋草、桑枝，水煎服。外用透骨草煎，水煎温洗。

第四节　股骨头骨骺炎治疗用药经验

股骨头骨骺炎又称股骨头骨骺缺血性坏死及扁平髋。好发于 3 ～ 14 岁儿童，其中以 5 ～ 9 岁发病率最高，男性为女性的 4 ～ 5 倍，大多为单侧性，亦可两侧先后发病，但后者往往较轻。

一、病因

1. 肝肾不足，精血亏损
不能充养筋骨以适应骨骺生长发育的需要而发病。

2. 劳损
过度活动或轻微损伤，如髋关节闪扭，致局部脉络损伤，气血滞塞，不能畅行，筋骨失养而发病。

3. 风湿侵袭
外感湿邪，湿浊痹阻，脾虚水湿不化，阻滞静脉关节。

二、分型及药物治疗

1. 湿痹型
症见关节轻度肿胀、疼痛，肌肉轻度萎缩，舌淡苔薄白或白腻，脉弦、细、滑；湿滞日久，骨关节轻度肿胀、疼痛，压痛较轻，关节活动受限者可有轻度肌肉萎缩，舌质淡，苔白或白腻，脉滑或弦。治宜健脾化湿，通络止痛。

方用桂枝芍药知母汤：桂枝、芍药、炙甘草、麻黄、白术、知母、防风、炮附子、生姜、当归。水煎服。

2. 血瘀型
外伤血瘀留滞关节，症见跛行，关节僵硬疼痛，按之疼痛加剧，痛有定处，舌质紫暗，或舌有瘀斑，脉弦涩。治宜活血化瘀，强筋壮骨。

方用身痛逐瘀汤：秦艽、川芎、桃仁、红花、甘草、羌活、没药、当归、五灵脂、香附、牛膝、地龙。水煎服。

3. 肾虚型
小儿稚阴稚阳之体，年幼体弱，肾气不充，不能温煦濡养筋骨。四肢酸软无力，疼痛绵绵，神疲乏力，舌质淡白，脉细无力。治宜补肾壮骨，温经通络。

方用健步虎潜丸：龟甲胶、鹿角胶、狗骨、何首乌、川牛膝、杜仲、当归、熟地黄、威灵仙、黄柏、人参、羌活、白芍、白术、附子，蜜糖适量。共为细末，炼蜜丸如绿豆大。根据儿童年龄予适量，空腹淡盐水送下，每日 2 ～ 3 次。

4. 劳损型

局部疼痛，活动受限，舌质白或暗，苔白，脉弦。治宜行气活血，补肾健脾。

方用顺气活血汤：紫苏梗、厚朴、砂仁、枳壳、当归尾、红花、木香、赤芍、桃仁、苏木、香附。水煎服。

另外，平乐正骨认为，无论何型股骨头骨骺炎，早期均宜活血通经止痛；中期均宜通经络、益气血；后期均宜益气养血、强筋壮骨。

第五节　尾骨综合征治疗用药经验

尾骨综合征是外伤所致的，以尾骶部酸困胀痛、畏坐喜站为主证，伴腰膝疼痛不适、缠绵不愈的病证。

一、病因

平乐正骨认为，尾骨综合征多为坠地损伤尾骶部致局部筋伤或尾骨骨折后治疗不当，致瘀滞未尽、气血不和、经络不通，加之在治疗过程中，医者限制病人作某一动作，致病人忧虑而不敢蹲坐等，使之长期固定在某一姿势，造成肌肉疲劳、筋膜挛缩、气血停滞所致。尾骨是不负重的游离骨，是盆腔内筋膜、腰肌筋膜附着之处，尾骶部有丰富的神经分布。伤后失治，使气血运行不畅，神经失养，肌膜挛缩，故当弯腰、翻身、蹲坐及咳嗽等，使腹压增高，可刺激神经引起牵涉性疼痛，而出现尾骶部酸困胀痛、畏坐喜站、腰膝不适等症状。

二、治疗方法

1. 药物治疗

方用加味泽兰汤内服：泽兰 12g，地龙 3g，当归 10g，续断 12g，香附 15g，乌药 6g，桃仁 6g，红花 6g，姜黄 10g，甘草 3g。痛甚者加延胡索、小茴香；久病气虚者加黄芪、升麻。每日 1 剂，水煎服，早晚各 1 次分服。

根据该病的病理机制，平乐正骨从筋伤、气血不和立论，采用综合疗法。内服用加味泽兰汤，方中泽兰行血散瘀为主；当归、桃仁、红花祛瘀生新，香附、乌药理气止痛为辅；地龙通络，续断补肝肾，强筋骨为助；甘草补脾益气为使。诸药合用，具有活血祛瘀、理气止痛的作用，可使瘀滞散，气血和，筋骨健而痛消病除。因患者体有强弱，病有新久，故在原方的的基础上随症加减。

2. 腹肌锻炼和腰肌锻炼

动静结合是伤科治疗的大法，在本病的治疗上，平乐正骨尤其重视功能锻炼。平乐正骨认为，通过肌肉有节律的舒缩运动，不仅可改善局部血液循环，加速新陈代谢，消除病理产物，而且可以缓解肌肉挛缩，增加协调性。

3. 意念训练

即意志和情绪锻炼，心想事成，病欲速愈，应反其道而行之，不敢坐要硬坐。意念的训练也是必要的。躯体损于外，则气血伤于内，营卫有所不贯，脏腑由之不和。思则气结，思虑过度或所想不遂，可影响气血运行。通过意念的训练，坚定了病愈的信心，解除疑虑，调动病人的积极性，使病愈速，疗效可靠稳定。

第六节 气落底治疗用药经验

气落底也称跟痛症、足跟痛，是指患者因长期站立工作或长期从事奔跑、跳跃等工作；或因扁平足、足弓塌陷致足跟部疼痛，行走困难的症候。临床表现主要为站立或行走时，足跟下面疼痛，疼痛可沿跟骨内侧向前扩展至足底，尤其是早晨起床以后或休息后开始，行走时疼痛更明显，活动一段时间后疼痛反而减轻，疼痛轻者尚可行走，重者步履艰难，甚至难以入眠。

一、病因

该病诱因多为长途跋涉、长久站立、肥胖、受伤、冷水浸泡、遭受湿冷等因素。发病机理归因于气虚行血失职，瘀滞脉络，血循不畅，跟骨骨内压增高。

二、分型及药物治疗

气落底可分为轻、中、重三种类型。轻、中型病人行走、站立时疼痛，足跟不着地不疼，不走路休息时不疼，夜间睡觉时不疼，亦称之为跟骨内高压症前期。重型病人疼痛严重，晨起或久坐后站起时，足跟疼痛难忍，坚持行走数步或忍痛踩足跟几下可使疼痛减轻，继续走一段路后则疼痛又重，被迫坐下休息，疼痛不能立即消失，至少持续疼痛数分钟才能慢慢消失，或可持续半个小时以上，甚者足跟不着地也疼，坐下、躺下也疼，日夜疼痛。

平乐正骨治疗气落底遵循其治病必求于本之理念，健脾益气、疏肝理气、益肾生髓、荣养足跟；同时祛除风寒湿邪以疏通经络、调和气血，标本兼治。

1. 内服药

可选用六味地黄丸或当归鸡血藤汤加减：当归12g，熟地黄12g，山药20g，山茱萸10g，泽泻10g，茯苓10g，牡丹皮10g，黄芪20g，鸡血藤15g，川牛膝10g，杜仲

10g，生甘草 6g。水煎服。

2. 外用药

生白芍 120g，生甘草 30g，加水 1500mL，煎至 500mL，滤取药液内服。然后，将药渣倒盆内，加入开水 3000mL，搅拌后，熏蒸患足，待水温适宜时再泡洗患足至水凉。每日 1 次。

也可用夏枯草 50g，浸入 1000g 食醋内，经 2 ～ 4 小时，煮沸 15 分钟，然后以热气熏蒸患处，待醋温适宜时浸泡患处 20 分钟，每日 2 ～ 3 次。

平乐正骨根据气落底的临床特点，应用平乐七珠展筋散局部按摩，能起到活血消肿止痛作用，由血竭、人工麝香、人工牛黄、珍珠、乳香、没药等组成。也可有平乐展筋酊局部涂擦，可起到同样效果。

第七节　跖痛症治疗用药经验

跖痛症是以跖骨头部疼痛为主的一组症候群。

一、病因

1. 先天禀赋不足

第一跖骨头发育较短或内收，负重力线外移，或足底跖神经行走于跖骨头或其间组织中，被挤压等所致。

2. 气虚筋弛

尤易出现在久病之后，跖骨间韧带松弛无力，足横弓塌陷而致。

二、药物治疗

治宜益气养血，强筋壮骨，止痛。

1. 内服药

口服平乐正骨传统药物养血止痛丸合加味益气丸，或升气定痛汤水煎服。

2. 外用药

用海桐皮汤，两日 1 剂水煎，每日两次温洗。

也可取艾叶 500g，红花 100g。平均分为 10 ～ 15 份，每日 1 份，用纱布袋将红花、艾叶等包裹并扎紧，放入容器并加水适量煎煮。先用大火煮开，再用小火煮 5 ～ 10 分钟，取汁即可。用时将药液兑入温度为 40 ～ 50℃的热水中，水漫到脚踝处即可，趁热泡治，时间以 20 ～ 30 分钟为限。

平乐正骨建议，为避免疼痛，病人应穿宽松、柔软的鞋子，不宜穿高跟鞋和鞋底较硬的鞋，避免过久站立和行走。理疗、封闭、热敷、中药外洗均可使症状缓解，严重不愈者可以实施手术治疗。平时病人可以自我按摩前足底部，或将患足踩在某光滑的凸物上，滚动摩擦前脚。

第八节　肋软骨炎治疗用药经验

肋软骨炎是指发生在肋软骨部位的慢性非特异性炎症，又称非化脓性肋软骨炎、肋软骨增生病。肋软骨炎根据其临床表现应属中医"胁痛"范畴。此病多见于青壮年女性。

一、病因

平乐正骨认为，其病因有三：一则外感风热之邪，外邪侵袭经络，致气机不利而成气滞，气滞则血凝，气血壅遏不通，不通则痛。二则由于情志不遂，肝失条达，肝郁气滞，脉络受阻，经气不利，血行不畅则成瘀。三则由于跌仆损伤、慢性劳损而致血瘀阻络。三种原因最终均可致胸胁气血失调，壅遏不通，久之气血郁闭，壅塞于局部而见局部隆起。

二、分型及药物治疗

1. 肝气郁结型

临床表现：受累的肋软骨局部肿大隆起，压痛明显，多因情志不舒，生闷气而诱发，与心情变化有密切关系，得喜则轻，遇怒则重。

治宜疏肝理气，宽胸散结。

内服药：方用郁金9g，醋柴胡9g，薤白9g，醋白芍9g，青皮6g，瓜蒌10g，当归10g，莪术10g，枳壳10g，延胡索9g；或逍遥散。一日一剂，水煎服。

外用药：平乐正骨传统药物活血止痛膏烊化后贴患处。

2. 气滞血瘀型

临床表现：受累的肋软骨局部肿大隆起，压痛明显，痛处固定不移，夜间加重，严重时深呼吸、咳嗽或活动患侧上肢时疼痛加剧，多见于从事上肢重体力劳动者，或发生于用力不当之后，与劳逸有密切关系。劳累后症状明显加重，休息后减轻。

治宜活血理气，通经止痛。

内服药：方用逍遥散加姜黄10g，延胡索10g，五灵脂9g，枳壳10g，薤白10g，威灵仙10g；或用瓜蒌薤白白酒汤加三七。一日一剂，水煎服。

外用药：平乐正骨传统药物活血止痛膏烊化后撒七珠展筋散0.3g贴患处。

第九节　慢性脊髓蛛网膜炎治疗用药经验

慢性脊髓蛛网膜炎多见于从事体力劳动的青壮年男性，患者多因慢性蛛网膜炎或蛛网膜下腔粘连，出现肢体麻木、运动障碍等症状。属于中医"痿病"或"痉病"范畴。

一、病因

或因劳累后身热冷浴；或汗出当风突受风寒；或就地而寝，冷热相激，毛孔闭塞，内热不得外泄；或外感风热或内有蕴热，灼伤津液宗筋失养而发病。

二、分型及药物治疗

平乐正骨首先考虑使用非手术治疗法，对早期轻症病例，经过治疗症状可以消失或减轻，一般采用综合治疗。

中药治宜益气，养阴，生津。方用辛夷6g，荷叶1个，牡丹皮10g，沙参10g，石斛9g，金银花15g，丝瓜络10g，银柴胡8g，白芍15g。肌肉痉挛明显者加僵蚕、钩藤；肌肉痿软失用者加续断、黄芪、制首乌；小便淋漓不尽者加黄芪、泽泻；上肢加桑枝；下肢加川牛膝，水煎服。

需要注意的是，该病为气阴虚损之病，忌用辛燥除风药，否则会加重病情。

第十节　脊髓损伤治疗用药经验

脊髓损伤是指由于外界直接或间接因素，如创伤性脊柱骨折、脱位等导致，在损害的相应节段出现各种运动、感觉和括约肌功能障碍，肌张力异常及病理反射等的相应改变。本病属中医"痿病"或"痉病"范畴。

脊髓损伤的程度和临床表现主要取决于原发性损伤的部位和性质。

一、病因

平乐正骨认为，由于受到直接或间接暴力损伤，导致脑气震激，髓窍壅塞不通，阳气不能上达于脑，神明失用，而致肢体失司，而发为痉病；或血脉损伤，血溢于脉外，阻塞髓窍，日久筋脉失养而致痿病。

二、分型及药物治疗

1. 瘀血痹阻，督脉不通

表现为损伤早期，肢体功能不全，或完全瘫痪，感觉消失，伴有受伤部位疼痛，活动不利，舌质红或青紫，或有瘀斑，脉沉迟。治以活血化瘀，行气通络。方用桃红四物汤加减：熟地黄 9g，当归身 9g，白芍 6g，川芎 6g，桃仁 9g，红花 9g。水煎服。

2. 肾阴不足，肝风内动

肾阴虚不能滋养肝木，导致肝阴不足，虚风内动。表现为头晕目眩，肢体麻木，关节不利，两下肢不时有痉挛性抽搐，且皮肤干燥，小便不利，大便干结，脉弦细，舌红少苔。治以补益气血，滋养肝肾，解痉通络。方用愈瘫胶囊，每次 9g，一天三次，口服。

3. 肝肾亏虚，经脉失养

脊髓损伤日久，肢体经脉失养，感觉、运动丧失，或肢体无力，舌淡苔白，脉细，治以补益肝肾，养精填髓。方用补阳还五汤加减：生黄芪 9g，当归尾 9g，赤芍 9g，地龙 9g，川芎 9g，桃仁 10g，红花 10g，牛膝 12g，枸杞子 12g，菟丝子 12g。水煎服。

第十一节　神经卡压综合征治疗用药经验

神经卡压综合征属骨 – 纤维管、室压迫综合征之一。为周围神经行经某部骨纤维管，或纤维管道受到压迫和慢性损伤引起炎性反应，产生神经功能异常。临床上常见有肘管综合征、旋后肌综合征、旋前圆肌综合征、腕管综合征、尺管综合征、梨状肌综合征、股神经卡压综合征、跖管综合征等。

一、肘管综合征

尺神经在肘管内受压而引起神经症状者，称为肘管综合征。

1. 病因

先天变异、肘关节病变、肱骨髁部病变、尺神经固着不良、腱鞘囊肿、脂肪瘤等均可导致尺神经于肘管处受压、牵扯及磨损，造成局部脉络损伤，气血凝滞不通。气滞则木，血滞则麻，不通则痛，从而出现一系列临床症状。

2. 药物治疗

治宜温通经络，活血舒筋止痛。

内服药：方用黄芪桂枝五物汤加僵蚕、地龙、桑枝、独活等，或用平乐正骨传统药物养血止痛丸内服。

外用药：方用海桐皮汤水煎温洗；或用活血止痛膏烊化后贴患处；或用展筋酊 20mL 加热水 500mL，局部热敷，每日一次。

二、旋后肌综合征

桡神经经过旋后肌部受压所产生的肌力减弱及麻痹等症状，称为旋后肌综合征。

1. 病因

旋后肌腱弓肥厚、桡骨上骨折向前成角畸形愈合、旋后肌肥大、痉挛或粘连、局部占位病变等均可压迫桡神经深支，使其血脉闭阻，气血循行障碍而发病。

2. 药物治疗

治宜益气活血，温经通络。

内服药：方用黄芪桂枝五物汤加威灵仙、鸡血藤、枳壳、僵蚕等，局部痛为主者，可用平乐正骨传统药物养血止痛丸合加味益气丸内服。

外用药：用平乐正骨传统药物七珠展筋散少许置据怒以拇指顺时针研揉按摩；或活血止痛膏烊化后贴局部；也可用温水 500mL 加展筋酊 20mL 做局部温热敷。

三、旋前圆肌综合征

旋前圆肌易受压而产生所支配肌肉的运动功能障碍，成为旋前圆肌综合征。

1. 病因

旋前圆肌组织发育异常，外伤、劳损导致局部瘢痕形成，粘连、增生卡压神经，尺骨上段骨折向前移位或成角畸形压迫神经，局部软组织肿物等均可致神经卡压，经脉不通，气血循行不畅而出现一系列症状。

2. 药物治疗

同旋后肌综合征。

四、腕管综合征

任何原因使腕管内压力增高而引发正中神经功能障碍所产生的一系列症状，称为腕管综合征。

1. 病因

腕管容积减少、腕管内容物增加、内分泌紊乱等均可致正中神经于腕管处受压，经脉阻滞不通，气血循行障碍而出现一系列症状。

2. 药物治疗

治宜通经活络，理气止痛。

内服药：方用生四物汤合黄芪桂枝五物汤加香附、陈皮、柴胡；或用丹栀逍遥散加桑枝或小活络片（孕妇忌用）。

外用药：海桐皮汤煎洗；或七珠展筋散少许局部研揉；或活血止痛膏烊化后撒七珠展筋散少许贴患处；或用温水 500mL 加展筋酊 20mL 做局部温热敷；或黄前速效消肿膏敷患处，随干随换；或祛瘀消肿膏敷患处。

五、尺管综合征

尺管综合征指尺神经在腕部尺侧骨性纤维管道中受到卡压而引起的感觉、运动功能障碍的症状和体征。

1. 病因

创伤、劳损、豌豆骨及钩骨骨折、脱位或脂肪增生、血管瘤等，使尺管狭窄或内容物增多，从而使尺管内压力增高，压迫神经形成尺神经炎，产生一系列症状。

2. 药物治疗

同腕管综合征。

六、梨状肌综合征

临床上将由梨状肌原因引起的一组局部及坐骨神经症状称为梨状肌综合征。

1. 病因

臀部急性损伤或慢性劳损、风寒湿邪致病、先天性变异等均可导致梨状肌综合征。

2. 分型及药物治疗

（1）损伤型：因扭伤或劳损引起的梨状肌部位坐骨神经受压。治宜活血舒筋，通经止痛，

内服药：方用舒筋活血汤加僵蚕、地龙，水煎服，或口服养血止痛丸。后期加服加味益气丸，或小活络片，每次 3 片，每日 2 次。

外用药：用七珠展筋散做痛点研揉，或活血止痛膏烊化后贴患处。

（2）风寒湿痹型：由风寒湿邪入侵致病者。治宜温经散寒，止痛祛风湿。

内服药：方用桂枝 9g，细辛 3g，当归 10g，苍术 8g，秦艽 9g，独活 9g，地龙 10g，川牛膝 10g，木瓜 10g，杜仲 10g，川芎 9g，甘草 6g；或独活寄生汤。水煎服。

外用药：用葱姜醋炒麸子局部热敷，或活血止痛膏烊化后撒七珠展筋散少许贴患处。

七、股神经卡压综合征

股神经卡压综合征是指股神经在腹股沟区的肌腔内受压而引起的一系列症状和体征。本证并非罕见，常被误诊为椎间盘脱出症、髋关节炎、皮神经炎、肌纤维炎等而延误治疗。

1. 病因

（1）长期从事屈髋工作而引起的慢性劳损，导致髂腰肌充血、水肿、渗出增生及股神经粘连，致肌腔隙内容物增多，是股神经卡压的常见原因。

（2）急性闪扭损伤，致髂腰肌出血而使肌腔隙内容物增多，导致急性股神经卡压。

（3）风寒湿邪入侵，局部经络闭阻，气血循行不畅而发病。

2. 分型及药物治疗

（1）慢性劳损型：发病缓慢，有长期从事屈髋工作史。

内服益气养血活络之品，可用加味益气丸和小活络丸同服，局部用七珠展筋散研揉。

（2）急性损伤型：发病急促，有闪扭等损伤史。

内服药同梨状肌综合征。外用药可局部涂擦展筋酊以活血消肿。

（3）风寒湿痹型：发病缓慢，症状常随气候变化而增减。

可服独活寄生汤加僵蚕、地龙，外搽温经活血酒，以温经散寒、祛风通痹。

八、跗管综合征

胫后神经在跗管部受压后形成的一组症状叫跗管综合征。

1. 病因

外伤、畸形、跗管内容物增多等均可导致胫后神经受压，脉络不通，气血不能畅行，而作麻作痛。

2. 药物治疗

治宜通经活络，行气止痛。

内服药：方用舒筋活血汤去荆芥、续断，加僵蚕、地龙、防己、桂枝，水煎服；或养血止痛丸合加味益气丸；或小活络片，每日 2 次，每次 3 片。

外用药：用七珠展筋散少许局部研揉，或七厘散水调敷局部，每天一次。

第十二节　小儿麻痹症治疗用药经验

小儿麻痹症是发生于学龄前儿童的一种急性传染病，多发于长夏初秋季节，早期以发热、腹泻为特征，最终被侵犯部位所支配的肌肉瘫痪、麻痹。

一、病因

湿热之邪入侵机体而致病。初期邪在表而出现发热、头重、咽痛等类似感冒症状，继之湿困脾阳，致清阳不升、浊阴不降，见腹泻、纳呆；营卫不和，全身肌肉酸困疼痛；最终导致肝血肾精不足。肝血不足无以养筋，加上热邪伤津，筋失濡养，导致筋肉弛软无力而成痿；久病及肾，肾虚则精不满，无以充髓养骨，故后期常见骨发育细小。

二、分型及药物治疗

根据发病的不同阶段可分为以下三期：

1. 急性期

指发病初期的 5 ～ 10 天，所有症状出现并达到高峰。治宜清热祛湿，通经止痛。

内服药：方用葛根芩连汤加减。葛根 15g，黄连 9g，甘草 6g，黄芩 9g，加羌活、川芎，水煎服；或用柴葛解肌汤水煎服。

外用药：用海桐皮汤合苏木煎水煎，两日 1 剂，每日 2 次。热敷温洗患肢，以通经止痛。

2. 恢复期

指急性期症状消失，瘫痪肌肉开始恢复至停止恢复的这段时间，约 2 年。治宜益气健脾通经，养血强筋。

内服药：方用八珍汤加减。当归（酒拌）10g，川芎 5g，白芍药 8g，熟地黄（酒拌）15g，人参 3g，白术（炒）10g，茯苓 8g，炙甘草 5g；上肢加桂枝，下肢加川牛膝，腰软者加狗脊。水煎服。

外用药：用麻桂温经汤合苏木煎，两日 1 剂，每日 2 次，温洗或热敷。

3. 后遗症期

瘫痪肌肉停止恢复，各种畸形已定，不能再得到自我矫正。治宜温通经络，益气强筋壮骨。方用蟹茸散或十全大补汤加续断、桑寄生、川牛膝、狗脊，水煎服。

第十三节　强直性脊柱炎治疗用药经验

强直性脊柱炎是一种慢性炎性疾病，主要侵犯骶髂关节、脊柱骨突、脊柱旁软组织及外周关节，并可伴发关节外表现。临床主要表现为腰、背、颈、臀、髋部疼痛以及关节肿痛，严重者可发生脊柱畸形和关节强直。属于中医"顽痹"范畴。

一、病因

1. 风湿寒邪外袭

由于久居湿冷之地，或冒雨涉水，劳汗当风，衣着湿冷，或气候剧变，冷热交错而致风湿寒之邪侵袭人体，注于经络，留于关节，气血痹阻而致本病。

2. 湿热浸淫

岁气湿热行令，或长夏之际，湿热交蒸或寒湿蕴积日久，郁而化热，湿热之邪浸淫经脉，痹阻气血，筋骨失养而致本病。

3. 瘀血阻络

跌仆挫伤，损及腰背，瘀血内停，阻滞经脉，气血运行不畅，筋骨失养而致。

4. 肾精亏虚

先天禀赋不足，加之劳累太过，或久病体虚，或年老体衰，或房事不节以致肾精亏损，筋骨失养而发本病。

二、分型及药物治疗

1. 湿热郁阻型

症见低热持续不退，腰脊酸痛，或髋痛，膝肿痛，踝肿痛等舌苔黄腻，舌体瘦，脉细数。治宜清热除湿，活血通络，方用：蒲公英、白花蛇舌草、山药、金荞麦、鸡血藤、威灵仙各 30g，青蒿、银柴胡、乌梢蛇、炙蜂房、土鳖虫、徐长卿、地龙、炙僵蚕、虎杖各 10g，甘草 6g，水煎服，每日一剂。

2. 肾督亏损型

以虚损为主，一派虚寒之象，脊柱关节疼痛，关节僵硬，骨重不举，肌肉萎缩，伴面色无华，肢体寒冷，腰膝酸软，夜尿多，舌淡白，脉沉弱。治宜益肾壮督，蠲痹通络。方用穿山龙 50g，黄芪、鸡血藤、威灵仙各 30g，鹿角霜、延胡索各 20g，淫羊藿、熟地黄各 15g，仙茅、乌梢蛇、肉苁蓉、补骨脂各 10g，水煎服，每日一剂。

3. 气血亏虚型

强直性脊柱炎后期，气血肾精亏损，督脉空虚，外邪深入经隧骨骱，临证多见颈项前倾，胸椎后突，严重佝偻，目难平视，腰膝酸软，晨僵，夜间疼痛，髋关节强直或半强直，舌体胖嫩，舌苔薄白，脉沉细数。治当益肾壮督，蠲痹通络，虚实兼顾。方用穿山龙 50g，青风藤、仙鹤草、威灵仙、鸡血藤各 30g，青蒿、生地黄、熟地黄各 15g，乌梢蛇、炙蜂房、土鳖虫、地龙、炙僵蚕、当归各 10g，甘草 6g，水煎服，日一剂。

外用药：平乐正骨传统药物活血止痛膏烊化后贴痛部，或用葱姜醋炒麸子局部热敷，注意避免着凉。

第十四节　肩周炎治疗用药经验

肩周炎由气滞血凝而得名，且多因肩部感受风寒而引致，故亦称为漏肩风、肩凝症。组织学可见肩周围肌肉、筋膜、关节囊无菌性炎性改变。以 50 岁左右多见，故又有"五十肩"之称。肩周炎是临床上的常见病、多发病，且以中老年为多，其病程长缠绵不愈，直接影响工作、生活。针对发病原因，病理变化，辨证施治，才能缩短病程。

一、病因

《三因方》曰："三气侵入经络。""在骨重而不举，在脉则血凝不流，在筋则屈而不伸，在肉则不仁，在皮则寒，逢寒则急。"本病多因老年体弱，肝肾不足，气血虚亏或大病之后，气血虚损，营卫不和，筋脉失养，骨惫懈惰，复感风寒湿邪，外邪蕴入经络，阻滞经络致肌肉枯萎、肢体疼痛、活动不利；或因过力劳伤，或闪筋之后气滞血凝，血不荣筋，关节拘紧；或气滞，导致肝气郁结，气血运行不畅，筋脉失养。

二、分型及药物治疗

根据其病因病机，平乐正骨将该病分为气虚型、风寒湿型、损伤型、气滞型四型。

1. 气虚型

多见于老年患者或久病之后，发病较缓，初觉肩部困痛，活动后困痛消，休息后即困痛，日渐加重，以致肩关节活动受限，重者摸头、吃饭、解系腰带均不能为，夜间酸困不能入睡，肩部肌肉瘦弱。舌苔薄白，脉弦数。

治宜补益肝肾，通经止痛。平乐正骨自拟益气养荣汤。药用熟地黄30g，桂枝6g，黄芪30g，当归10g，川芎6g，党参15g，白芍15g，茯苓15g，白术10g，威灵仙10g，柴胡10g，牡丹皮6g，羌活10g，甘草3g，水煎服。方中熟地黄补精养血，桂枝温经通络为主药。黄芪、党参补中益气、生津养血；当归补血活血；川芎行气活血，与当归配伍增强活血散瘀止痛之功；柴胡和解表里，疏肝开阳；白芍养血敛阴、柔肝止痛为辅。佐以茯苓健脾安神；羌活解表散寒，祛风胜湿；白术健脾和中、燥湿利水；牡丹皮活血散瘀。甘草益气补脾，调和诸药。

2. 风寒湿型

肩部重着，如压重物，呈广泛性钝痛，甚则如刀割样，畏寒怕冷，遇寒则重，遇热则舒，昼轻夜重，关节活动受限。舌质淡，苔白，脉弦紧。

治宜温经通络，除风散寒。平乐正骨自拟蠲痹解凝汤。药用姜黄15g，防风10g，葛根12g，羌活10g，桂枝6g，威灵仙10g，川芎6g，钩藤10g，蔓荆子10g，当归10g，白芍15g，甘草3g，水煎服。方中姜黄散风寒、行气血、通经止痛，防风祛风解表胜湿、止痛解痉为主药。配以羌活祛风胜湿，散寒止痛；桂枝温经通络；白芍养血敛阴，与桂枝配伍调合营卫；葛根发表解肌；蔓荆子祛风止痛；威灵仙祛风湿通经络，止痹痛；当归、川芎活血散瘀，行气止痛；钩藤息风止痛。甘草益气补脾，调和诸药。

3. 损伤型

见于外伤后有长期固定或制动史，或过力劳伤。稍活动较轻，活动过度疼痛加重，肩部筋肉消瘦，上臂前外侧困酸，肩关节活动受限。舌质紫暗，苔薄黄，脉弦涩。

治宜活血散瘀，通经活络。平乐正骨自拟舒筋汤。药用当归10g，姜黄15g，红花5g，桃仁6g，莪术6g，赤芍15g，牡丹皮12g，羌活10g，白术10g，海桐皮12g，沉香1g，水煎服。方中当归补血活血为主药；姜黄散风寒，行气血，通经止痛；红花、桃仁活血祛瘀，赤芍祛瘀止痛；牡丹皮活血散瘀；羌活解表散寒，祛风胜湿；海桐皮壮筋骨；白术健脾和中；莪术行气破血止痛；沉香行气止痛，降逆调中。

4. 气滞型

多见于女性，以关节刺痛、走窜痛为特征，与情志变化有密切关系，喜则痛缓，郁怒则痛重。苔白，脉弦细。

治宜疏肝理气，活血止痛。平乐正骨自拟舒肝活络汤，水煎服。药用姜黄 12g，香附 15g，党参 15g，当归 10g，乌药 6g，白芍 15g，柴胡 10g，郁金 10g，川芎 6g，枳壳 10g，沉香 1g，甘草 3g。方中姜黄行气血、通经止痛，香附疏肝理气为主药。党参补中益气，生津养血；当归补血活血；川芎行气活血；香附与当归、川芎、白芍、柴胡配伍疏肝行滞，调和气血；乌药行气止痛，温肾散寒；郁金活血止痛，行气解郁；枳壳利气消积；沉香行气止痛，降逆调中。甘草益气补脾，调和诸药。

5. 中药外治

（1）活血止痛膏：以痛甚处为中心，7 天更换 1 次。

（2）七珠展筋散或展筋酊：取适量七珠展筋散或展筋酊，用拇指指腹在肩周阿是穴顺时针方向研揉至药物吸收。每日 1 ～ 2 次。

第十五节　滑膜炎治疗用药经验

滑膜炎是关节损伤，滑膜受到刺激，导致关节滑液分泌失调形成积液的一种关节病变，以膝关节部位为最常见。其症状主要表现为关节充血肿胀，疼痛，渗出增多，关节积液，活动下蹲困难，功能受限。

一、病因

1. 气虚劳损

脾虚或素体肥胖多湿，一方面导致关节的负荷增大，易形成慢性劳损；另一方面脾不健运，水湿下注，均可导致关节滑膜的肿胀、渗出及增生。

2. 急性创伤

急性创伤损伤经络，经络不通，气血循行受阻，水湿积聚形成滑膜水肿、渗出。

3. 气血瘀结

寒痰或湿热流注，或风寒湿凝滞于膝关节，均可致滑膜的不同程度的肿胀、渗出、增生，甚至侵蚀骨质。

二、分型及药物治疗

1. 慢性劳损型

临床表现：负重下蹲无力气酸软，不能久站久走，劳累后加重，关节僵硬，外面不红不肿。舌苔薄白，脉弦数。治宜健脾利湿，益气活血通经。

内服药：黄芪 30g，当归 10g，茯苓 30g，枳壳 12g，木瓜 10g，川牛膝 12g，桂枝 9g，益母草 30g，防己 12g，五加皮 12g，苍术 6g，萆薢 20g，水煎服。

外用药：木瓜 15g，牛膝 15g，五加皮 15g，甘遂 12g，防己 15g，艾叶 30g，甘草 12g，两日 1 剂，每日水煎洗 2 次。注意患肢保暖，以毛巾淋药敷洗。此药有毒，切忌入口。

2. 急性创伤型

临床表现：关节血肿，关节血肿一般是在伤后即时或之后 1 ～ 2 个小时内发生，膝及小腿部有广泛的瘀血斑，触诊时皮肤或肿胀处有紧张感，浮髌试验阳性，常有全身症状，如瘀血引起的发热，局部较热，舌质紫暗，苔薄黄，脉弦涩。

治宜通经活血，利水消肿。

内服药：萆薢 30g，益母草 30g，薏苡仁 40g，泽兰 10g，木瓜 10g，川牛膝 10g，秦艽 10g，土茯苓 30g，当归 10g，防己 15g；年老体弱者加黄芪，水煎服。

外用药：同慢性劳损型滑膜炎。

3. 气滞血瘀型

临床表现：急性创伤后期，关节刺痛，走窜痛，僵硬，活动不利，舌淡苔白，脉弦涩。

治宜破血祛瘀散结。

内服药：当归 10g，土茯苓 20g，三棱 9g，莪术 9g，水蛭 4g，川牛膝 10g，萆薢 20g，枳壳 12g，防己 10g，独活 5g，水煎服。

外用药：同慢性劳损型滑膜炎。也可用七珠展筋散少许，关节周围按摩。

第十六节　肌腱炎治疗用药经验

肌腱炎俗称"脉窝风"，属于中医"劳损"范畴，病人常感到关节周围有不同程度的疼痛、麻木、僵硬、肿胀等，通常关节晨僵的感觉在起床后最为明显，而症状并不会随着活动增加而明显缓解。

一、病因

平乐正骨认为是由于"气滞血瘀"所导致的疼痛，"气伤痛，形伤肿"，因外力伤及经络，或慢性劳损导致经络受阻，气血运行失调，流通不畅造成。

二、分型及药物治疗

1. 新鲜损伤

伤后肿胀、疼痛、压痛明显。治宜活血化瘀，消肿止痛。内服平乐正骨协定方活血灵，外贴活血止痛膏。

2. 陈旧性损伤

伤后失治、误治，致伤部硬结、压痛。治宜养血通经，舒筋活络。内服平乐正骨传统药物养血止痛丸，亦可外贴活血止痛膏。

平乐正骨活血止痛膏作为治疗肌腱炎的传统膏药，具有活血化瘀、开窍透骨、通经走络等功效，通过药物渗透于表皮，刺激神经末梢，促进局部血液微循环，从而改善病变周围组织营养，起到修复肌腱组织的作用，最终达到治疗肌腱炎的目的。

第十七节　腱鞘炎治疗用药经验

腱鞘炎是在手上肌腱和壳板交界的地方形成的炎症，属于非细菌性的炎症。中医认为腱鞘炎属"筋伤"范畴。

一、病因

由局部劳作过度，积劳伤筋，或受寒凉，气血凝滞，气血不能濡养经筋而发病。

二、药物治疗

平乐正骨治疗腱鞘炎遵循活血化瘀、消肿止痛的原则，祛除风、寒、湿、邪，疏通经络、调和气血，使气血运行通畅，改善局部循环，修复受损组织，进而彻底治愈腱鞘炎。

平乐正骨认为，内服药物通过肠胃吸收、消化、分解，最后通过血液循环，才可将药物输入送给局部，整个过程需要通过层层屏障才能到达病灶部位，然药效已所剩无几，因此效果极为缓慢。故选择外用药是很好的选择。

1. 药酒敷搽患处

方药：土鳖虫 50g，半夏 35g，红花 15g，全蝎 10g。

制法：上药研成细粉，加米酒浸泡 2 周，外搽患处，以局部发热为度。可以活血消肿。

2. 复方川草乌液

方药：川乌、草乌各 20g，川芎 30g，续断 30g，当归 30g，艾叶 20g，伸筋草 30g，薄荷 20g，威灵仙 30g，青风藤 30g。

制法：将上药加水 3500mL 煎煮，开锅后再煎 15～20 分钟，然后将上药液倒入盆内，先熏后浸洗，每次 30 分钟，每日 2 次。也可将上药装入布袋内入锅内加少量水煎煮，开锅后 15 分钟，将布袋拿出待温和时置于患部热敷，药液可用纱布蘸洗患部，每日 3 次，每次 15～20 分钟即可。5 剂为 1 个疗程。具有化瘀通络、温经止痛等功效。

3. 祛瘀伸筋方

方药：桂枝、紫苏叶各 15g，伸筋草 20g，麻黄、红花各 8g，透骨草、鲜桑枝各 30g。

制法：上药加清水 5000mL，煎至 2500～3000mL，将药液倒入盆内，趁热熏蒸患处。待温时再浸洗患处。每次熏洗 30 分钟，每日 2 次。熏洗后用纱布绷带和瓦形硬纸壳固定。具有除湿散寒、活血通络、消肿止痛等功效。

4. 温通伸筋方

方药：川乌、草乌、艾叶、薄荷各 20g，川芎、续断、当归、伸筋草、威灵仙、青风藤、姜黄各 30g，桂枝 25g。

制法：将上药加水 3500mL 煎煮，沸后再煎 15～20 分钟，然后将药液倒入盆内，洗浴患处。每次 30 分钟，每日 2 次。具有化瘀通络、温经止痛等功效。

第十八节　腰痛治疗用药经验

腰痛，是指一侧或双侧腰部疼痛，甚则痛连脊骨。属于中医"痹证""腰痛"范畴。

一、病因

《备急千金要方》卷五十九《腰痛第七》曰："凡腰痛有五：一曰少阴，少阴肾也。十月万物阳气皆衰，是以腰痛。二曰风痹，风寒着腰，是以腰痛。三曰肾虚，役用伤肾，是以腰痛。四曰暨腰，坠堕伤腰，是以腰痛。五曰取寒眠地，为地气所伤，是以腰痛。痛下止，引牵腰脊，皆痛。"腰痛可因感受寒湿、湿热，或跌仆外伤，气滞血瘀，或肾亏体虚所致，其病理变化常表现出以肾虚为本，感受外邪、跌仆闪挫为标的特点。

二、分型及药物治疗

（一）内治法

1. 寒湿腰痛

主要症状：腰部冷痛重着，转侧不利，逐渐加重，每遇阴雨天或腰部感寒后加剧，痛处喜温，得热则减，苔白腻而润，脉沉紧或沉迟。治宜散寒除湿，温经通络。方用渗湿汤（明·方贤著《奇效良方》）加减。方中干姜、甘草、桂枝、附子散寒温中，以壮脾阳；白术、茯苓健脾燥湿；白芍缓急止痛；人参补助人体正气。诸药合用，温运脾阳以散寒，健运脾气以化湿利湿，故寒去湿除，诸症可解。

临证加减：寒甚痛剧，拘急不适，肢冷面白者，加肉桂、白芷以温阳散寒。湿盛阳微，腰身重滞者，加独活、五加皮除湿通络。兼有风象，痛走不定者，加防风、羌活疏风散邪。病久不愈，累伤正气者，改用独活寄生汤扶正祛邪。寒湿之邪，易伤阳气，若年高体弱或久病不愈，势必伤及肾阳，兼见腰膝酸软，脉沉无力等症，治当散寒除湿为主，兼补肾阳，酌加菟丝子、补骨脂、金毛狗脊，以助温阳散寒。

2. 湿热腰痛

主要症状：腰髋弛痛，牵掣拘急，痛处伴有热感，每于夏季或腰部受热后痛剧，遇冷痛减，口渴不欲饮，尿色黄赤，或午后身热，微汗出，舌红苔黄腻，脉濡数或弦数。治宜清热燥湿，通利筋脉。方用加味二妙散加减。方中黄柏苦寒清热燥湿；苍术健脾燥湿；萆薢导湿热从小便而出；当归、牛膝活血通络；龟甲滋阴潜阳，养肾壮骨。全方合用，有清化下焦湿热，而又不伤阴之效。

若湿盛，伴胸脘痞闷，肢重且肿者，可加厚朴、薏苡仁、茯苓、泽泻理气化湿。若长夏雨季，酌加藿香、佩兰芳香化浊。若形体消瘦，自觉足胫热气上腾，心烦，舌红或苔中剥，脉细数者，为热甚伤阴，上方去苍术加生地黄、麦冬以养阴清热。若肢体麻木，关节运动不利，舌质紫，脉细涩者，为夹瘀之证，加赤芍、丹参、红花活血通络。

3. 瘀血腰痛

主要症状：痛处固定，或胀痛不适，或痛如锥刺，日轻夜重，或持续不解，活动不利，甚则不能转侧，痛处拒按，面晦唇暗，舌质隐青或有瘀斑，脉多弦涩或细数。病程迁延，常有外伤、劳损史。治宜活血化瘀，理气止痛。方用身痛逐瘀汤（《医林改错》）加减。方中以当归、川芎、桃仁、红花活血化瘀，以疏达经络；配以没药、五灵脂、地龙化瘀消肿止痛；秦艽、羌活通络宣痹止痛；香附理气行血；牛膝强腰补肾，活血化瘀，又能引药下行直达病所。诸药合用，可使瘀去壅解，经络气血畅达而止腰痛。

若无周身疼痛，可去原方中之秦艽、羌活；若兼风湿痹痛者，仍可保留应用，甚至再加入独活、威灵仙等以兼祛风除湿。若疼痛剧烈，日轻夜重，瘀血痼结者，可酌加全蝎、土鳖虫、山甲珠协同方中地龙起虫类搜剔、通络祛瘀作用。由于闪挫扭伤，或体位不正而引起者，加乳香配方中之没药以活络止痛，加青皮配方中香附以行气通络之力，若为新伤也可配服七厘散。有肾虚之象而出现腰膝酸软者，加杜仲、川续断、桑寄生以强壮腰肾。

4. 肾虚腰痛

主要症状：腰痛以酸软为主，喜按喜揉，腿膝无力，遇劳则甚，卧则减轻，常反复发作。偏阳虚者，则少腹拘急，面色㿠白，手足不温，少气乏力，舌淡，脉沉细。治宜温补肾阳，以右归丸为主方加减温养命门之火。方中附子、肉桂、鹿角胶培补肾中之元阳，温里祛寒；熟地黄、山药、山茱萸、枸杞子滋阴益肾，养肝补脾，填精补髓，是为"阴中求阳"；杜仲强腰益精；菟丝子补益肝肾；当归补血行血，与补肾之品相配，以补养精血。诸药合用，肝脾肾阴阳兼顾，仍以温肾阳为主，共奏温肾壮腰之功，妙在阴中求阳，使元阳得以归原。

偏阴虚者，则心烦失眠，口燥咽干，面色潮红，手足心热，舌红少苔，脉弦细数。治宜滋补肾阴。以左归丸为主方以滋补肾阴。方中熟地黄滋肾益精，以填真阴；山茱萸养肝滋肾，涩精敛汗；山药补脾益阴，滋肾固精；枸杞子补肾益精，养肝明目；龟甲、鹿角胶二药为血肉有情之品，峻补精髓，龟甲偏于补阴，鹿角胶偏于补阳，在补阴之中配伍补阳药，取"阳中求阴"之义；菟丝子、牛膝以温肾壮腰，肾得滋养则虚痛可除。诸药合用，共奏滋阴补肾、填精益髓之效。

肾为先天之本，脾为后天之本，二脏相济，温运周身。若肾虚日久，不能温煦脾土，或久行久立，劳力太过，腰肌劳损，常致脾气亏虚，甚则下陷，临床除有肾虚见证外，可兼见气短乏力，语声低弱，食少便溏或肾脏下垂等。治当补肾为主，佐以健脾益气，升举清阳，可酌加党参、黄芪、升麻、柴胡、白术等补气升提之药，以助肾升举。

（二）外治法

平乐正骨运用中药辨证外治腰痛，取得不错的疗效，方法主要有以下几种。

1. 湿敷法

方一：取吴茱萸、黑附子、肉桂、干姜、川芎、苍术、羌活、独活、威灵仙、土鳖虫、全蝎、冰片各10g，细辛6g，红花15g，皂角刺9g，花椒30g。将上述药物烘干，研为细末、过筛，取生姜汁或酒调成膏状敷于患处。本方善治风、寒、湿三气所致关节痛。

方二：取丝瓜籽适量，研为细末，醋调成膏状，敷命门穴（背后两肾之间，在第二腰椎棘突下，与肚脐相对的位置），上用塑料薄膜和纱布覆盖，胶布固定，每日换药1次。本方适用于湿热腰痛。

2. 熨敷法

取荆芥、防风、秦艽、丁香、肉桂、乳香、没药及胡椒各等量，共研细末。治疗时将药粉撒在患处皮肤上，取白布（醋浸）2～3块盖于药末上。再用20mL注射器吸取95%酒精喷洒在白布上，然后点燃，并不断喷洒酒精，待患者感觉烫时吹熄，略凉后再度点燃（初次熨敷时不要太热，用此法应注意防烫伤）。反复4～5次即可结束1次治疗，一般可隔日进行，亦可每日进行。10天1个疗程，停5天，继续下1疗程。本方适用于急慢性腰扭伤、慢性腰劳损，也可适用关节扭伤、肌肉风湿病、骨折及脱臼的功能恢复阶段等。

3. 药酒拍打法

取桑寄生、杜仲、狗脊、续断、白花蛇舌草、梧桐花、木香、当归、延胡索、乳香、没药各等份，浸于45～70度白酒中，每日搅拌，半月后使用。用时在患处蘸上药酒，拍打腰部。每日1～2次，每次15分钟，本方对外伤性腰痛、腰肌劳损及风寒湿痹所致的腰痛均有较好的疗效。

4. 膏药

取平乐正骨传统药物活血接骨止痛膏，先行烘烤，烊化后再贴于患处（使用前将患处皮肤洗净擦干），贴的范围略超过病痛区域。或者使用舒筋活血祛痛膏，直接涂布于皮肤上，以看不见痛处皮肤为度，外加纱布并包扎，按使用说明或医嘱定时更换。

值得注意的是，局部皮肤有创口、发生感染或有皮肤病的患者禁忌贴膏药。含有麝香之类药物的膏药，对怀孕有影响，孕妇不宜使用。另外，对一些西医已经诊断明确的腰痛，还是应以主治医生的治疗为主，上述方法仅作为辅助治疗。

第十一章　平乐正骨经典方药应用举隅

第一节　郭维淮应用补阳还五汤经验

补阳还五汤来源于《医林改错》，是体现王清任所创气虚血瘀理论的代表方剂，由黄芪、当归、赤芍、地龙、川芎、红花、桃仁组成，常用于中风后的治疗，以半身不遂、口眼㖞斜、苔白脉缓或脉细弱无力为证治要点。多年来，郭老根据自己临床经验，将补阳还五汤随证加减治疗各种伤科疾病，均获良效。

1. 骨折延迟愈合

患者赵某，男，31岁。因车祸致伤，当地医院诊断为右小腿骨折合并下颌骨折、脑挫裂伤、创伤性休克。经抗休克、开颅清除颅内血肿、骨折整复固定后4月余右小腿骨折未愈合。遂来我院求诊。郭老查其右下肢肿胀，尤以右足部明显，按之凹陷不起，色青紫发冰凉，冷汗；右小腿下1/3处压痛明显，有骨软。X线检查可见右胫腓骨下1/3短斜形骨折，胫骨远端向内移位，骨皮质断端有极少量骨痂生成，骨折线明显，胫腓中段以下及足部诸骨骨密度减低。

郭老认为，患者伤后虚弱，加之损伤日久，耗伤气血，气虚无力运血，导致血瘀。瘀不去则新血不生，新血不生则骨不长，故见局部肿胀、肢体不温、骨密度减低、骨折延迟愈合等症。治疗以补阳还五汤加减：黄芪40g，当归15g，川芎10g，赤芍6g，红花6g，桃仁6g，生姜6片，大枣5枚，水煎温服，日1剂。服药3剂后患肢已有温热感，遂以上方加白术15g，党参15g，升麻3g，黄芪加至60g。服5剂后，右小腿凉感消失，肤色转润，肿胀明显消失。以上方继续服用10剂，患者肢体远端血运恢复正常，肿胀已消。X线片显示骨折处有中量骨痂生长，骨密度较前增强。嘱其加强功能锻炼。半月后来诊，骨折已达临床愈合。

2. 牵掣性神经损伤

患者刘某，女，16岁，因背跃式跳高运动致右下肢伤，感右大腿疼痛难忍，继之右大腿前侧麻木，不能行走。曾在当地医院按闪扭伤治疗1个半月，因疗效不佳而来我院就诊。郭老查其右股四头肌明显萎缩，大腿前侧温觉、触觉、痛觉消失，股四头肌肌力为0级。诊断为右股神经损伤。

郭老认为，患者素体虚弱，伤后失治，气血虚而瘀滞，故见麻木等症。治疗以按摩及补阳还五汤加减：黄芪 30g，丹参 15g，川芎 15g，桃仁 10g，红花 10g，当归 15g，地龙 6g，川牛膝 10g，木瓜 10g，赤芍 10g，水煎温服，日 1 剂。服药 6 剂后，患者右大腿前侧温觉、触觉、痛觉已有明显恢复，右股四头肌肌力Ⅰ级，遂将黄芪加至 45g。再服 5 剂，药后右股四头肌肌力达Ⅲ级，右股神经支配区感觉恢复正常。以上方又服 5 剂停药，嘱其进行适当的功能锻炼。2 个月后患者右股四头肌肌力及功能完全恢复正常。

3. 外伤性溃疡

患者王某，男，37 岁。腰椎骨折合并神经损伤后遗左下肢瘫，能持杖行走。因碰伤左第 1 跖趾关节内侧皮肤半年不愈来诊。郭老查其左下肢肌肉萎缩，左膝关节以下瘫，左第 1 跖趾关节两侧有一 2.5cm×3cm 大小的创面，创面较深，皮色发白，伤口内有极少量的脓性分泌物。

郭老认为，患者骨折损伤，经脉不通，瘀不去则新不生，导致气血亏虚，创面经久不愈。治疗以补阳还五汤加减：黄芪 40g，当归 15g，川芎 10g，地龙 10g，红花 10g，生地黄 15g，木瓜 10g，枸杞子 15g，炙甘草 6g，水煎温服，日 1 剂；同时清理创面，切除坏死无血供组织，用纱条填塞包扎，1 周更换敷料 1 次。服药 8 剂后，患肢创面有中量肉芽生长，色鲜红。继服 5 剂，创面基本愈合，改为两日 1 剂，随访 2 个月，无复发，且自述左下肢肢端有温热及疼痛感。

郭老认为，伤科诸证的主要病理变化是血瘀，临床辨证治疗时除辨伤之新久、血之虚实外，应当考虑气与血的关系。气为血之帅，血为气之母；气行则血行，气滞则血瘀（气滞血瘀）；气虚则血运无力而瘀于脉中（气虚血瘀）。气滞血瘀多见于创伤初期，治宜活血化瘀理气；气虚血瘀多见于创伤中后期，治宜补气活血通络。补阳还五汤具有补气、活血、通络的功能，为气虚血瘀而设，故适用于以上气虚血瘀诸证，而获疗效。

现代药理研究表明，补阳还五汤能扩张脑血管，增加脑血流量，改善脑血循环及微循环，对抗和改善脑缺氧；该方又能改善血液流变性，降低血液黏度，降低血脂，能抑制血小板凝聚，具有对抗渗出性炎症和增殖性炎症的作用，对非特异性和特异性免疫功能均有增进作用。临床应用说明，该方在骨伤科许多病种中运用，虽现代病名各异，临床表现个尽不同，然其病机无外乎气虚血瘀，而该方重用生黄芪补气，使气旺血行，瘀去络通，为君药；当归有活血化瘀而不伤血之妙，是为臣药；川芎、地龙、赤芍、桃仁、红花活血化瘀、通经活络，共为佐药。诸药合用，祛瘀而不伤正，气旺血行则诸症自消。

第二节　郭维淮应用黄芪桂枝五物汤治疗痹证经验

名老中医郭维淮认为，痹者，闭也，是指气血为病邪所阻闭而引起的疾病。即为正气不足，卫外不固，风、寒、湿邪流注经络关节，气血运行不畅，而致筋骨、肌肉关节等处疼痛、酸楚、重着、麻木和关节肿大、屈伸不利的一类病证。故扶助正气、祛风散寒除湿是其治本之法，但因机体强弱及感邪不同，表现各异，治法亦有偏重，并在临床上将其分为痛痹、行痹、热痹、血痹、湿痹进行论治。

黄芪桂枝五物汤来源于《金匮要略》，由黄芪、芍药、桂枝、生姜、大枣五味中药组成，具有益气温经、和血通痹的功效，是治疗血痹的常用方剂。多年来，郭老根据自己临床经验，将黄芪桂枝五物汤随证加减治疗各种痹证，均获良效。

1. 痛痹

《素问·痹论》曰："寒气胜者为痛痹，以血气受寒则凝而留聚，聚者为痛，是为痛痹，此为阴邪也。"今称为痛风、寒痹之类。郭老认为皆因寒气凝结、阳气不行，故痛有定处，甚至肢体不可屈伸。治当散寒为主，疏风燥湿，配以补火之剂。

如患者刘某，男，56岁，农民。因浇地在外露宿感受寒湿之邪，即感左髋关节疼痛，行走困难，继则连及下肢，疼痛难忍，每遇劳累或天气变化而疼痛加重，曾在某医院按坐骨神经痛住院治疗40余日，好转出院后，正值阴雨连绵，前证复发且更严重，卧床不起，左下肢活动时疼痛加剧，达2个月之久，遂来我院求诊。郭老查其表情痛苦，面色苍白无华，左下肢痛不可触，关节无红肿，舌淡苔白，脉沉细。遂以黄芪桂枝五物汤加威灵仙15g，细辛5g，防己15g，秦艽12g，淫羊藿30g，川乌6g，草乌6g，姜黄15g，甘草6g，10剂。患者服后，痛减大半。二诊去川乌、草乌，加附子6g、麻黄9g，5剂。服药后大汗出，饮食增加，二便正常，身体轻松，尚能下床活动，唯腰腿酸痛。三诊时原方去麻黄，加补益肝肾的续断10g，桑寄生10g，杜仲12g，6剂，并嘱其睡火炕，避风寒。遂其症消失痊愈。

按：寒为阴邪，易伤阳气，所谓"阴盛则阳病"。寒主收引，其邪侵犯经络则经脉拘急收引，气血凝滞，运行不畅，则身剧痛，甚至肢体不可屈伸，若寒邪侵至筋骨，则筋骨疼，即"痛者寒气多也"。本例患者郭老认为属寒盛引起痛痹，非大辛大热之药不能除其寒、解其痛，故以黄芪桂枝五物汤加大辛大热的川乌、草乌祛其寒，秦艽、防己、威灵仙祛风除湿、通络止痛，细辛、姜黄祛风散寒止痛，淫羊藿温肾阳、壮筋骨、祛风除湿，甘草缓急止痛、调和诸药。

2. 行痹

《素问·痹论》曰："其风气胜者为行痹。"《黄帝内经》曰："风者，善行而数变。"其为痹者，走注历节，无所定处，为行痹，此为阳邪。因其游走痛无定处，治以散风祛寒、利湿养血为法。

如患者王某，男，48 岁，工人。因长期负重劳累，衣着不慎，汗出当风，邪乘虚而入肌体，故全身关节疼痛，尤以四肢关节痛甚，虽在当地经多方治疗，未见好转，近月来症状加重，疼痛游走不定，项强不适，体痛不能久坐，行动困难，由家属搀扶就诊。郭老查其双上肢、腰背、腕关节及下肢疼痛异常，不恶寒，微汗，纳差，二便正常，舌淡苔白，脉浮缓。郭老以黄芪桂枝五物汤加防风 10g，羌活 10g，葛根 10g，桑枝 20g，当归 15g，川芎 9g，细辛 5g，防己 15g，秦艽 12g，淫羊藿 30g，甘草 6g，6 剂。再诊时，患者诉疼痛减轻，项强消失，继以上方加减共服 20 余剂，诸症悉愈，随访如常。

按：本例患者因长期负重劳累过度，身热汗出当风发病。《素问·举痛论》曰"劳则气耗。"《素问·至真要大论》指出："气有高下，病有远近，证有中外，治有轻重，适其所为故也。"郭老认为，本病为风邪所致，风为阳邪，最易耗伤阳气，又因风性善行而数变，故病多游走不定，痛无定处。治以益气温经、和血通痹的黄芪桂枝五物汤，加防风、羌活、桑枝祛风通络，当归、川芎补血活络，葛根解肌发表，淫羊藿温肾阳、壮筋骨、祛风除湿，秦艽、防己祛风除湿、通络止痛，细辛祛风散寒止痛，药适其所，自能收功。

3. 热痹

热痹多由素体阳热偏盛，感受外邪，或为风寒湿痹日久，邪留经络，郁久化热，致使热邪留于关节，引起关节局部红、肿、热、痛等症。郭老治以清热解毒为主，祛风散寒、通络胜湿为辅。

如患者崔某，16 岁，学生。初诊时患者左膝关节及踝关节红、肿、热、痛，行走困难，痛处灼热，口渴烦闷，舌红苔薄黄，脉滑数。郭老认为此乃邪从热化，瘀热互结为患。故以黄芪桂枝五物汤加石膏 30g，知母 10g，黄柏 9g，牛膝 10g，忍冬藤 30g，丹参 30g，威灵仙 15g，防己 15g，秦艽 12g，甘草 6g，7 剂。服后，患者肿痛减轻，经用上方加减治疗，服药 20 余剂，其症消失痊愈。

按：热为阳邪，与风湿相搏，郁于关节，阻滞气机，使血行不畅而致关节红肿热痛。本例患者属内湿与热邪相遇，邪从热化，治以清热解毒为主，但郭老认为痹证多为风、寒、湿三气夹杂而成，虽以化热，但三痹之邪尚未尽除，故以黄芪桂枝五物汤加清热泻火解毒的石膏、知母、黄柏，以牛膝、忍冬藤、丹参通络活血，秦艽、防己、威灵仙祛风除湿、通络止痛。

4. 血痹

血痹是以肢体局部麻木、疼痛为主，因体虚感受风邪、寒邪，而致血行涩滞，痹于肌肤而成。郭老认为，血为阴，邪入于血成痹，其治法既不能从风痹治之以表散，又不能以"历节"治之以温通，而应以调和营卫、补益气血，佐以温阳散寒、活血通络之法。正如《黄帝内经》所谓"阴阳形气俱不足，勿刺以针，而调以甘药"之意。

如患者秦某，女，30岁，于2年前因产后感风寒，常觉上肢麻木及腰腿酸麻不适，活动不灵，以左下肢髋关节为重，每遇劳累或受寒会加剧，曾多方医治，时轻时重，近因天冷气寒，病情加重，来就诊。郭老查其面色苍白，神情萎靡，四肢不温，遇热即感舒适，动则汗出，舌质淡，苔薄白，脉微涩且紧。郭老认为患者产后气血双虚，外邪侵袭，因卫气不固而汗出，阳气虚弱而四肢不温，脉微涩紧者，均系阳气不足，阴血受阻，其邪之所中。治以调和营卫，补益气血，佐以温阳。方用黄芪桂枝五物汤加威灵仙15g，细辛5g，防己15g，秦艽12g，鸡血藤30g，当归15g，川芎9g，甘草5g，10剂。患者服后麻木感减轻，四肢渐温，汗出减少，精神好转，继以上方加杜仲15g，续断15g，丹参30g，连续服用20余剂，其症消失痊愈。1年后随访，未再复发。

按：血痹之证，临床上以妇女较为多见，气血虚弱之人更易发生，因其气虚无力推动血行，血虚经脉无以充盈，肌肤经络失常，腠理疏松，外邪侵袭而致肢体麻木不仁，治当补卫和营，气行则血行，血行则肌肤筋脉得以充盈，而诸证自除，故郭老方用黄芪桂枝五物汤加味治之，气行血行，邪去正复自愈。

5. 湿痹

因湿性重浊，湿邪致病，肢体沉重，头重而昏，麻木不仁，《黄帝内经》所谓"因于湿、首如裹"。湿性黏滞，留于关节，则关节肿疼而沉重，病程较长，缠绵难愈。郭老认为，治当以利湿为主，祛风散寒亦不可少，更加以理脾补气之法，取土强自能胜湿，阳气旺盛，气机通畅，湿着之毒当能解除。

如患者杨某，女，40岁，于半年前月经来后，即感右半身疼痛难忍，下肢不能挪动，发冷寒战，炎热之夏却盖衣被，全身自觉有紧张麻木感，伴头重昏闷、纳差，曾在县医院多次治疗，疗效欠佳，遂来我院就诊。郭老查其右半侧肢体发凉无汗，关节痛处无明显红肿，舌淡苔白腻，脉沉细。郭老认为，患者适逢经期，血海空虚，抗病能力低下，寒湿之邪乘虚侵袭，而以湿邪为主，留注关节，阴滞经络而发为痹证。郭老以黄芪桂枝五物汤加利湿健脾的薏苡仁30g，苍术12g，白术10g，木瓜12g，并加入温阳散寒的附子9g，解除表邪的防风10g，葛根10g，羌活10g，并威灵仙15g，细辛5g，秦艽12g，淫羊藿30g，甘草6g为方，嘱其卧床休息。服3剂后，患者发冷寒战随汗而解，疼痛减轻大半，食欲增加，上方去附子、葛根、羌活、防风。服5剂，患者诉疼痛消失，唯晚上肢体有麻木不适感，故以上方加丹参15g，川芎10g，当归15g，7剂而愈。

按：患者正值经期，血海空虚，抗病能力低下，外邪乘虚而入，留注关节，由于湿邪偏盛，肢体沉重，疼痛、麻木且有头疼、头闷、全身紧束之感，纳差少食，舌苔白腻，故郭老以上方加减治疗，虽药味较多，但因辨证准确，用药恰当，故其病迅速而愈。

第三节　郭维淮应用萆薢经验

名老中医郭维淮认为，风、寒、湿三气痹着日久，邪气留连，痛久入深，或着于筋脉，或着于肌骨，荣卫凝涩不通，气血运行不畅，久而久之，肝肾失养，气血失荣，而成肝肾不足，气血两虚之证。前人有萆薢"治湿最长，治风次之，治寒则尤次"之说，郭老则认为"萆薢之功，长于祛风湿"，故郭老临床多用萆薢辅助其他中药治疗风寒湿痹、风湿热痹、寒湿腰痛等证。

1. 风寒湿痹

一患者四肢关节走窜疼痛，尤以双侧腕、指、膝、踝关节较重，每逢阴雨天加重，晨起时手指酸胀僵硬，活动欠利，两手食指肿胀屈曲，腰及髋部亦感酸痛，恶风发热，舌质淡红，苔薄白，脉浮。经郭老辨证，诊为气血亏虚，风寒湿痹。方用黄芪30g，当归10g，薏苡仁30g，桂枝10g，羌活10g，独活10g，木瓜10g，威灵仙10g，香附10g，萆薢15g，细辛3g，川芎6g，全蝎6g，甘草3g。连续服用45剂后（其间部分佐药稍有变动），四肢关节酸痛消失，活动自如，精神体力恢复正常，后又以上方15剂服巩固疗效，两手食指肿胀消尽，已能伸直，病愈恢复工作，未再复发。

郭老认为，该病例治宜补助真元，宣通脉络，使气血流畅。方中重用黄芪甘温入脾肺经，补肺气而固表，以裕生血之源，祛瘀而不伤正；薏苡仁既能渗湿，又能舒筋脉，缓和挛急；当归益血和营，以使阳生阴长，气旺血生为君。羌活入太阳经，能祛上部风湿，独活善祛下焦与筋骨间的风寒湿邪，二者结合，能散周身风湿，舒利关节而通痹；木瓜、威灵仙善祛风湿；香附行气止痛为臣。佐以桂枝、全蝎、细辛、川芎；"萆薢，胃与肝药也，搜风祛湿，补肾强筋"，郭老正是利用萆薢这一功效，达到通经活络、散寒止痛的目的。甘草调和诸药，是为使药。综合全方，祛邪扶正，标本兼顾，可使血气足而风湿除，肝肾强而痹痛除。

2. 风湿热痹

一患者关节疼痛，灼热红肿，发热口渴，烦闷不安，汗出恶风，舌红苔黄燥，脉滑数。经郭老诊断后，服用黄芪30g，当归10g，柴胡6g，防风10g，延胡索10g，土茯苓20g，茜草12g，萆薢15g，独活10g，木瓜10g，连翘15g，防己10g，莪术5g，秦艽12g，生地黄10g，甘草3g。连续服用3个疗程后，病情明显好转。郭老运用萆薢"流通脉络而利筋骨……虽微苦能泄，而质轻清，色味皆淡，则清热理湿"的性能，配伍柴胡、防风、连翘、土茯苓等清热药，清热通络、祛风除湿。方中黄芪大补脾肺之气，以资化之源；当归养血和营通脉为君。独活、木瓜、秦艽、防己善祛风湿；延胡索、莪术、茜草、生地黄凉血、活血、止血为臣。甘草缓急止痛，调和诸药，是为使药。如此配伍，扶正而不留邪，祛湿而不伤正，相辅相成，以免顾此失彼，变生不测。

3. 寒湿腰痛

《症因脉治》曰："寒湿腰痛之因，可寒湿之军，阴寒司令，民病身重腰痛，此因岁气而得病者；或冲寒冒雨，阴寒雨湿之邪致痛，此人自感冒而成病者。"其临床表现为：腰部冷痛有重着感，得热熨则舒，活动转侧不利，虽静卧亦不减，卧后起床更感不舒；遇阴雨天即发且加剧，舌苔白腻，脉沉紧。郭老认为，萆薢味苦能降，性平淡渗利，故能苦泄渗风寒湿浊，湿浊去则肾无所困，肾气自能收摄，腰痛亦自止。郭老方用黄芪30g，当归10g，防风10g，五加皮10g，木香6g，枳壳10g，杜仲10g，萆薢15g，槟榔5g，独活10g，酸枣仁30g，海桐皮10g，牛膝9g，制附子3g，甘草3g，水煎服。方中杜仲味甘性温，能补肝肾，壮筋骨；萆薢味苦性平，能搜风祛湿，通经活络。二药相伍，一补一泄，一壮一通，补壮则正气胜，泄通则邪气去，共增祛风除湿、温肾强筋之功。此外，若风邪偏重者，重用防风、当归；湿邪重者，加苍术、薏苡仁；瘀血者，加桃仁、红花。

第四节　平乐正骨展筋丹（七珠展筋散）外用集锦

七珠展筋散是平乐正骨的传统外用药，以人参、血竭、乳香、麝香、煅珍珠、冰片、牛黄等为主要成分配伍制成的极细粉末，具有活血消肿止痛、舒筋活络、通利关节、生肌长肉等功效。临床用该药治疗多种疾病，收效颇佳。

1. 软组织及关节损伤

用大拇指腹部蘸取七珠展筋散少许，在其闭合损伤部位轻柔，顺时针旋转3～5分钟，以药物揉尽为度。对于骨折，在骨折复位固定后，每日或隔日在骨折部位上、下关节面进行七珠展筋散按摩，配合患者功能锻炼，可消肿止痛和防止关节僵硬。

2. 网球肘

用七珠展筋散行痛点按摩，顺时针旋转3～5分钟，以药物揉尽为度，每日1～2次。

3. 大面积褥疮及皮肤各种慢性溃疡

常规消毒创面周围皮肤，2%过氧化氢溶液及1∶10的络合碘盐水冲洗伤口，彻底清除创面上的腐烂组织后，再以生理盐水冲洗。然后取七珠展筋散0.5～1.0g均匀地撒于疮面，无菌敷料覆盖，开始每日换药1次，1周后分泌物减少时改为2～3日换药1次。

4. 烧伤

对小面积烧伤，可常规消毒皮肤后，刺破水泡并清除，用七珠展筋散0.5g均匀地撒于创面；对面积不大的轻度烧伤，可在除痂后使用，若有创面感染处理同上。七珠展筋散可迅速止痛，促进水肿吸收，抑制炎症反应，促进创面修复。

5. 带状疱疹

将七珠展筋散改制成酊剂，涂擦患处，每日 2 ～ 3 次。

6. 中耳炎

先用过氧化氢溶液清洗耳内，再将七珠展筋散撒患处，外用棉花少许塞耳。每日 1 次。轻者 1 ～ 2 次，重者数次即可治愈。

七珠展筋散临床使用已有 200 多年的历史，外用配合按摩主要治疗骨断筋伤后引起的肿痛以及关节活动不利等症。从其方药组成来看，人参补气养血，乳香、血竭活血化瘀、消肿止痛，麝香、牛黄、冰片、煅珍珠等能通经脉、散瘀结、收敛生肌、清热止痛。实践证明，七珠展筋散治疗感染创面具有无耐药性及过敏反应等优点。有些感染创面经细菌培养、药敏测验，已无合适抗生素可供选择，外用七珠展筋散则每每奏效，一般连续使用 3 次，24 小时细菌培养，多无细菌生长。

第五节　平乐正骨承气汤系列方临证应用经验

承气汤为《伤寒论》方，有通腑泄热、破结除满、峻下存阴的功能，为泻下剂的代表方。属于"八法"中的"下法"。《素问·阴阳应象大论》说："其下者，引而竭之；中满者，泻之于内。"现代医学研究认为，下法可调整肠胃功能，增强肠道的蠕动，促进消化道废物及毒素的排泄，还有增加毛细血管的通透性、活血化瘀的作用，并有解痉止痛消炎等作用。而骨伤科疾病在其病变的过程中，尤其在初、中期始终贯穿着气滞血瘀的病理机制，所以在治疗骨伤科疾病或骨伤科并发症的同时，要始终有"下法"的成分，即当以承气汤为基本方加减治疗。现将承气汤系列方在骨伤科的应用做一总结。

1. 伤后便秘

采用大、小承气汤。

《正体类要》云："肢体损于外，则气血伤于内，营卫有所不贯，脏腑由之不和。"脏腑不和则传导失司，糟粕积滞于内，故骨伤科疾病见阳明腑实者甚多。《黄帝内经》中说："人有所坠堕，恶血留内，先饮利药。"《理伤续断秘方》曰："如伤重，第一用大承气汤或小承气汤。"这些都是预见伤后必有燥实内结症的理论依据。临床上若表现为腹部胀满疼痛，按之痛甚，大便干结难下，欲解不能，甚则数日不大便，午后潮热等症状，即可用大承气汤（大黄 12g，厚朴 24g，枳实 12g，芒硝 6g）攻下实热、荡涤燥结。临床上若表现为大便不通，谵语潮热，脘腹痞满者，可用小承气汤（大黄 12g，厚朴 6g，枳实 9g）泻热通便、破积除满。临床若热结过甚又兼气血不足者，可用黄龙汤（大承气汤加人参、当归、甘草、桔梗）扶正攻下以攻补兼施。

2. 伤后蓄血

采用桃核承气汤。

桃核承气汤（桃仁 12g，大黄 12g，桂枝 6g，甘草 6g，芒硝 6g）来源于《伤寒论》，是治疗下焦蓄血证的主方。《千金要方》中用桃核承气汤治疗"堕落瘀血"，《正体类要》用之治疗"损伤血滞于内作痛或发热发狂"。近年来，临床脊柱、骨盆骨折溢血于少腹，或泌尿系统损伤的患者，症见少腹膨癃、疼痛阵作、小便不利、烦躁不宁等，往往用桃核承气汤两三剂便可诸症悉减。其配伍特点在于既行血分瘀滞，又解气分郁结，活血而不耗血，祛瘀又能生新。

3. 伤后食少

采用调胃承气汤。

调胃承气汤（大黄 12g，甘草 6g，芒硝 10g）来源于《伤寒论》，功善缓下热结，主治肠胃积热引起的病证。骨伤科患者多卧床制动，常脾胃呆滞，临床表现为脘腹痞满，不思饮食，嗳气频作，甚则呕吐不止，若积滞化热还有胃脘烦满、呕恶泛酸等症，临床可用调胃承气汤泻热和胃、调理中州。调胃承气汤方中虽也有大黄、芒硝，但以甘草与大黄同煎，其功缓下，缓解了大黄的泻下之性。现代药理学研究表明，大黄与甘草同煎后，测定的鞣质（收敛成分）煎出率增高。所以，临床若见伤后食少、纳呆者，可用调胃承气汤以"调胃气"。

4. 伤后腹胀

采用复方大承气汤。

复方大承气汤（厚朴 15g，炒莱菔子 30g，枳壳 15g，大黄 15g，赤芍 15g，芒硝 9g，桃仁 9g）来源于《中西医结合治疗急腹症》，功用通里攻下、行气活血。临床有骨盆骨折者，伤后可见腹胀如鼓，疼痛不休，矢气频出，以手按之虽胀而不坚硬，就辨证而言亦属阳明腑实证，但若用大承气汤泻之，则往往大便通而腹胀不除，而复方大承气汤以大承气汤（枳壳易枳实）为主，通里攻下，配以莱菔子、赤芍、桃仁行气导滞，活血化瘀，既可助方中诸药荡涤积滞，又可防止梗阻导致局部血瘀气滞引起的组织坏死。

5. 伤后阴虚

采用增液承气汤。

增液承气汤（玄参 30g，麦冬 25g，生地黄 25g，大黄 9g，芒硝 4.5g）来源于《温病条辨》，功用滋阴增液、泄热通便。骨伤科疾病常见阴液亏损者甚多，由于伤后或术后出血过多，耗伤阴液，或瘀血化热，灼伤津液，或素体阴液亏损复罹伤患，常表现为烦热口渴，咽干舌燥，午后发热，小便短赤，大便秘结，或伴有面色苍白，头晕心悸，舌质淡、苔薄黄、少津等，此时且不可用承气汤攻之，当以增液承气汤增液通便、增水行舟，阴复便通则诸证悉除。

6. 伤后肿痛

采用加味承气汤。

加味承气汤（大黄 12g，厚朴 24g，枳实 12g，芒硝 6g，当归 12g，红花 10g，甘草 6g）来源于《正体类要》，为伤后"瘀血内停，胸腹胀痛"而设。肿胀、疼痛是骨伤疾病的主证，无论内伤、外伤，或肿或痛或肿痛并见，均由于伤后经脉受损，气血不通，瘀积于局部所致，临床治疗应以活血化瘀、破积行滞为原则。加味承气汤是在大承气汤基础上增加了当归、红花活血化瘀，甘草能缓承气汤之急，常用于治疗各种骨折脱位、肿痛较甚者。

7. 伤后血虚

采用当归承气汤。

当归承气汤（当归 12g，大黄 12g，甘草 6g，芒硝 10g，生姜 15g，大枣 10 枚）来源于《保命集》，功能养血清热、泻积通便，为伤后血虚而立方。骨伤科疾病中失血耗血者居多，临床常表现为心悸怔忡、口渴欲饮、面色苍白、脉细弱等，此时虽有瘀血内结或阳明燥实，也不能专用攻下剂，应以补血和血之中配以通瘀化滞之品，使瘀去而血不耗，邪去而正亦安。当归承气汤是在调胃承气汤的基础上加当归、生姜、大枣而成，由于当归性温养血又能调肠通便，生姜、大枣和中，因此，本方寒凉之性比调胃承气汤轻，不易伤及胃气，临床应用比较广泛。

8. 伤后肺气不宣

采用宣白承气汤。

宣白承气汤（生石膏 15g，大黄 9g，杏仁 6g，瓜蒌 4.5g）来源于《温病条辨》，功能清肺定喘、泻热通便。在骨伤科疾病中常用于治疗因截瘫或肋骨骨折卧床日久，郁热于肺，症见发热咳嗽、痰涎壅盛不能咳出者。若瘀血现象较重，可在宣白承气汤中加入当归、红花、赤芍，也可与桃红四物汤合用，效果更好。

第六节　平乐正骨大黄临证应用经验

大黄性味苦寒，是泻下药，但它同时具有活血化瘀、理气止痛的功效，是骨伤科常用药。在骨折的早期治疗中，它有明显改善局部微循环，促进血肿吸收，以及镇痛消炎作用。平乐正骨认为，大黄的止血效果，不亚于三七，可缩短血液凝固时间。大黄可单味内服、外敷，但多与行气、理血药配伍。大黄药性峻猛，内服须按中医辨证原则使用。

1. 大黄功效

大黄为泻下药，性味苦寒，入脾、胃、大肠、肝、心经。能泻下攻瘀，清热泻火，解毒，活血祛瘀。《神农本草经》载："味苦寒，主下瘀血，血闭寒热，破癥瘕积聚，留饮宿食，荡涤肠胃，推陈致新，通利水谷，调中化食，安和五脏。"因其悍利之性，李当之《药录》称为将军。临床常与其他药物组成泻下、解表攻里等方剂，用于治疗阳明腑实、少阳阳明合病等内科疾病。如大、小、调胃承气汤，大柴胡汤等。《本草纲目》载："通宣一切气，调血脉，利关节。"因此，大黄自古来就是骨伤科要药。

2. 大黄在骨伤科的治疗作用

（1）活血化瘀：中医认为"血不循经则为瘀，瘀血不去，新血不生"。大黄能提高血浆渗透压，降低血液的高黏度，并能改善血栓素与前列腺素的比值，达到扩容及改善微循环，增加局部血流供应的作用。骨折是由于各种原因造成骨膜、骨皮质损伤，以及邻近软组织损伤；创伤局部血管破裂形成血肿，断端骨皮质部分骨细胞缺血坏死，血肿于伤后 4～5 小时开始凝结，而血肿的吸收代替需 2～3 周，甚至更长时间。而大黄上述作用可促进血肿的吸收，利于骨痂的形成。

（2）行气止痛：《本草纲目》载大黄能治"杖疮肿痛，金疮烦痛"。据国外报道：在 1983 年从大黄中分离到镇痛、消炎的物质林德来素（lindeyin），因镇痛作用为末梢性的，效果可与阿司匹林、保泰松相匹敌，抗关节炎作用与阿司匹林几乎相同。

（3）止血：大黄止血，不亚于三七，凡各种血证均可运用，故有"血证要药"之称。清代唐容川云："大黄一味，既是气药，又是血药，止血不留瘀，尤为妙药。今人不敢用，惜哉！惜哉！"近代药理研究证明，大黄酚小鼠口服或皮下注射，可缩短血液凝固时间而有止血作用；大黄中所含 D- 儿茶精可使离体兔耳收缩。临床中用大黄酚制剂创面止血；少量渗血的新鲜创面，2 分钟内能止血；渗血较多创面，5～15 分钟内止血，明显优于单用纱布压迫止血。

3. 大黄在骨伤科临床的使用

大黄多用于骨折的早期治疗，也就是"正骨复位，消瘀退肿期"。用法分内服、外敷两个方面。

（1）大黄内服：平乐正骨强调，须根据临床辨证是"伤气"还是"伤血"，适当配伍行气药和活血药，并依照"君、臣、佐、使"原则择重不同。大黄做君药的方剂有鸡鸣散；作为臣药、佐药的有桃仁承气汤、复元活血汤等。常与三七、当归、生地黄、赤芍、丹参、桃仁、红花、苏木、穿山甲等理血药配伍；也常与木香、青皮、陈皮、厚朴、枳壳、香附等理气药配伍。为加强行气效果，常配以麝香、冰片、苏合香等芳香开窍药；还常配以儿茶、血竭、自然铜、乳香、没药等制成丸、散剂使用。在内服时，还可以根据受伤部位适当加入引经药物，如桂枝、柴胡、藁本、牛膝、羌活、独活等。大黄也可单用，在辨证准确时，用量可较大。如明代江瓘著《名医类案》中，载有单用大黄四两（旧制），治疗用力挽弓而致内伤下血的病例。大黄生用取其行气作用强，而酒制大黄活血作用较好。大黄药性峻猛，临床用于内服，要严格按辨证施治原则使用。

（2）大黄外用：多取其止血、止痛和消肿作用。除前述内服配伍外，还可配芳香走窜的阿魏，配镇痛效果较强的一枝蒿、马钱子、川乌、草乌等，配黄芩、黄柏、栀子等消肿，配血余炭、地榆、茜草等止血。其用法是制成膏剂、散剂和酒剂使用。单味的使用比内服为多，常用鲜大黄或生大黄粉。

第七节　平乐正骨续断临证应用经验

1. 骨折

骨折是骨伤科中常见病证之一。治疗中除采用手法复位、夹板固定、练功活动等外治法外，药物治疗也是最关键的一环。尤其是在骨折的后期使用中药续断等补肾药，可促进骨折愈合。

中医学认为，肾藏精生髓，髓则充骨。骨的生长发育与肾的关系极为密切。骨折之后，骨髓受损，必累及于肾，故补肾即为补骨。

续断具有补肝肾、续筋骨的作用，现代药理研究其主要成分为续断碱、挥发油、维生素 E 等，具有促进组织再生作用。临床实验证明，使用续断治疗骨折，可缩短骨折愈合时间。尤其是对于老年骨折及一些迟缓愈合的骨折，使用续断配合补肾药物，能起到良好效果。

平乐正骨一般常用续断 20g，杜仲 15g 等补肾药，配伍骨碎补 10g，红花 10g，乳香 3g，没药 3g，自然铜 10g 等活血疗伤药，水煎汤，入白酒 30g，温服，并配合接骨散外用，治疗骨折，可加速骨折愈合。临床曾用续断 20g，杜仲 15g，骨碎补 10g，炙黄芪 15g，太子参 15g，制首乌 15g，白术 15g，川芎 10g，白芍 15g 等内服，加"8"字绷带固定，治疗锁骨骨折 8 个月延迟连接，可达骨性愈合。

2. 腰肌劳损

腰为肾之府，为督脉运行之处，故久劳所伤，必损肾督，发为腰痛。临床常表现为腰部酸痛，活动受限，足软无力，劳累加重。治疗应从补肾入手。

续断为补肝肾、强筋骨之要药，故在治疗腰肌劳损所致的腰腿痛疾病中广泛使用。如《局方》续断丸（续断、萆薢、牛膝、木瓜各 60g，研为细末，炼蜜为丸，每丸 4g，每服 1 丸，每日 2～3 丸，温开水或温酒送下），治疗腰腿痛，效果颇佳。

平乐正骨在临床上曾用续断 20g，杜仲 15g，牛膝 20g，黄芪 30g，当归 15g 为基础方，随证加减。肾阴虚者加生地黄、木瓜，肾阳虚者加附子、肉桂等，治疗腰肌劳损。效果佳。

3. 跌仆损伤

跌仆损伤，往往使血行不畅，瘀血内阻而致局部瘀肿疼痛。治疗应以活血化瘀，消肿止痛为主。

续断具有行血脉、活血祛瘀作用，可促进血行，消散瘀血，达到消肿止痛的目的。如治疗跌仆损伤所致的局部（腰膝或四肢）肿痛时，在跌打方剂内，加入续断，能加速血行，有活血散瘀，增强镇痛消肿作用。同时也可单用，临床上用续断一味药物，水煎服，一日2次，治疗跌打损伤，局部肿痛，均获满意效果。

在《卫生易简方》中有介绍，治疗跌仆损伤，瘀肿疼痛，续断捣烂含之，消肿止痛效果良好。

4. 骨质增生

骨质增生症多发在中年以后，好发于负重大、活动多的关节，如脊柱、膝、髋、手指等处。其发病原因关键是肝肾不足所致。肝主筋，肾主骨，筋又能束骨，维持关节的活动，骨能张筋，为人体的支架。筋的灵活有力，骨的生长发育，均赖肝血肾精的滋养和推动。故肝肾充盈，则筋骨劲强，关节滑利，运动灵活。中年以后，肝肾渐亏，气血不足，致使筋骨失养；或受风寒湿邪内侵，或过度负重用力，气血不和，经脉受阻，伤及筋骨，累及肝肾，使病情加重。故对骨质增生等退行性病变，平乐正骨多主张用补肾法治疗。

续断甘温入肝肾，既能补肝肾，又能行血脉，故在治疗骨质增生病变时，重用续断，效果良好。在临床上常配伍应用续断、杜仲、骨碎补、独活、怀牛膝、巴戟天、狗脊、桑寄生、秦皮、威灵仙、当归等药，治疗腰椎骨质增生。

第八节　平乐正骨骨碎补临证应用经验

1. 骨折

骨折是骨伤科中常见病之一，治疗中除采用手法复位、夹板固定、练功活动等外治法外，配合药物治疗也是最关键的一环，尤其是骨折的后期使用补肾中药，可促进骨折愈合。中医学认为，肾藏精生髓，髓则充骨。《素问·逆调论》云："肾着水也，而生于骨，肾不生，则髓不能满。"《素问·脉要精微论》云："髓者，骨之充也。"说明骨的生长发育与肾的关系极为密切。骨折之后，骨髓受损，必累及于肾，故补肾即为补骨。

骨碎补具有补肝肾、续筋骨的作用。现代药理研究表明，骨碎补含柚皮苷、β-谷甾醇、四环三萜类化合物、淀粉及葡萄糖等，能预防和降低血清胆固醇、甘油三酯，并能防止主动脉粥样硬化斑块的形成；能促进骨对钙的吸收，并提高血钙和血磷的水平，从而有利于骨折的愈合；可改善软骨细胞功能，推迟骨细胞的退行性病变。临床试验证明，使用骨碎补治疗骨折，可缩短骨折愈合时间，尤其是对于老年骨折及一些迟缓愈合的骨折，使用骨碎补配合补肾药物，能起到良好的作用。平乐正骨一般常用骨碎补15g，杜仲15g，续断15g，红花10g，乳香3g，没药3g，自然铜10g等味，水煎服，入白酒 30mL，温服，并配合接骨散外用，治疗骨折，可加速骨折愈合。

2. 跌仆损伤

跌仆损伤，往往使血行不畅，瘀血内阻而致局部瘀肿疼痛，治疗应以活血化瘀、消肿止痛为主，如《开宝本草》云："主破血，止血，补伤折。"骨碎补具有行血脉、活血祛瘀的作用，可促进血行，消散瘀血，达到消肿止痛之目的。

平乐正骨认为，治疗跌仆损伤所致的腰膝或四肢肿痛时，在跌打方剂内，加入一味骨碎补，能加速血行，增强活血散瘀、镇痛消肿作用。可单用骨碎补 15 ～ 30g，水煎服，每日 2 次。或用骨碎补 120g，白酒 500g，一同浸泡，分 10 次服，每日 2 次；另用本品同生姜同捣，外敷伤处，对胸肋挫伤或跌仆筋伤的疗效甚佳。

3. 肾虚腰痛

腰为肾之府，为督脉运行之处，故久劳所伤，必损肾督，发为腰痛，临床常表现为腰部酸痛，活动受限，足软无力，劳累加重。治疗应从补肾入手。

骨碎补为补肝肾、强筋骨之要药，故在治疗腰肌劳损所致的腰腿痛疾病中广泛使用。老年肾虚，腰痛脚弱者用骨碎补 15g，补骨脂 10g，牛膝 10g，桑寄生 15g。水煎服，每日 1 剂，有补肾健骨之功，治疗腰腿痛效果颇佳。

4. 骨性退行性变

骨质增生症及骨质疏松症等骨性退行性变，多发生在中年以后，好发于负重大、活动多的关节，如脊柱、膝、髋等处。其发病原因关键是肝肾亏虚，肾虚精亏。肾主骨生髓，髓充则骨壮，骨骼劲强。中年以后肝肾渐亏，气血不足，致使筋骨失养，或受风寒湿邪内侵，或过度负重用力，气血不和，经脉受阻，伤及筋骨，累及肝肾，使病情加重。故对骨质增生及骨质疏松症等退行性病变，平乐正骨多主张用补肾治疗。

骨碎补甘温入肝肾，既能补肝肾，又能行血脉，故在治疗骨性退行性病变时，效果良好。临床上可以配伍应用补骨脂、续断、杜仲、独活、怀牛膝、巴戟天、狗脊、桑寄生、秦皮、威灵仙、当归等药。

5. 小结

综上所述，肾为先天之本，主骨，藏精，肾精足则骨骼劲强有力，肾精衰则萎而髓枯。故肾与骨关节疾病的发生和发展有着密切的联系。因此骨伤科疾病治疗应从补肾入手，而骨碎补甘温，主入肝肾，具有补肝肾、行血脉、续筋骨等作用。古人谓此药入肾治骨，并能治骨疗碎，因得此名。所以，在骨伤科疾病中，考虑应用骨碎补加减，多能收到良好效果。

第九节　平乐正骨当归临证应用经验

骨伤科疾病血瘀、气血两虚居多，长期卧床又多便秘。因此，当归在骨伤科临床上有着广泛的应用。

外伤性骨折是骨折疾病的主要类型之一，多因外来暴力所致，可按初、中、后三期进行治疗。当归可应用于其治疗的各个时期。

1. 初期

骨折后由于骨断筋伤，脉络受阻，恶血留内，气血凝滞，阻塞经络，不通则痛；骨髓、骨膜和周围软组织损伤，血管破裂出血，离经之血外溢皮肤、组织之间，出现炎症肿胀，正是"气伤痛，形伤肿"。受伤 4 ～ 5 小时后，出血开始凝结，由于骨折端的血液循环被阻断，筋骨脉络损伤，血离络脉，瘀积不散，气滞血瘀，经络受阻，出现部分骨细胞坏死。《百病辨证录》云："血不活则瘀不能去，瘀不去则骨不能接也。"气为血之帅，血为气之母，血能载气，气能统血，气随血耗。

平乐正骨认为，当归具有消散疏通气血结滞的作用。如严重创伤开放性骨折，失血较多，常重用当归、黄芪补血养血、益气升阳、托毒生肌；多发性骨盆骨折病人失血较多，常伴大便秘结，可用当归补血活血、润肠通便。所以初期的治疗原则应为活血化瘀、消肿止痛、润肠通便，故重用当归尾酒炒，以达到治伤扶正、血行瘀散的目的。全身各个部位损伤均可重用之。

2. 中期

经过初期的治疗，疼痛减轻、肿胀消退、瘀血基本消散，筋骨赖气血和肝肾之精气得以充养，瘀血消散之后，自当养气血、补肝肾，促使断端生长接续。但肿胀虽退，而内留之余瘀未必尽化，如骤进滋补，必有留瘀之弊，续予攻瘀，又恐伤正。

平乐正骨认为，当归能使骨折的筋骨得到气血的温煦濡养，亦可形成骨痂，余瘀已尽，而且能够得到及时的修复。宜首选土炒全当归投之，活血补血、疏通经络、祛瘀生新、舒筋活络、接骨续筋，促使骨外膜内成骨细胞增多，产生骨样组织，并形成新生骨。新生骨能紧贴在骨皮质表面，纤维骨痂能很快包绕骨折端，外周的成骨细胞或成软骨细胞能迅速涌入骨折端间隙，占据原血肿部位。若治疗不及时，则因骨折端血液供给不佳，骨痂生长缓慢，影响后期的功能锻炼。

3. 后期

肿胀疼痛消失，脉络通畅，但气血不足，肝肾虚亏。早、中期治疗调动了整体的脏腑气血功能，使脏腑气血趋于平和，促进骨折部骨痂的不断生长改造，由于筋骨修复的需要，肝肾气血的负担必然相应增加，久之可导致气血肝肾的亏损。

根据"久病多虚""有形之血生于无形之气"，按"虚则补其母"的原则，平乐正骨认为，此时重用当归养气血、壮筋骨、温通经脉，可以使骨痂继续增加，密度不断加大，破骨细胞迅速侵入骨折端，及早进行坏死骨的清除和形成新骨的爬行替代过程，缩短骨折的塑形时间。又因肾为先天之本，"精血同源"，补血就是补精髓，补精也能补血，因为精能生血，精血互生，同盛同衰，因此肝肾气血的盛衰与骨折的愈合有密切的关系。后期重用当归，可促使肝肾气血充盈，充分发挥主骨生精髓的作用。

在骨折后期的功能锻炼中，关节强直也要重用当归，以活血养血、温通脉络、舒利关节，配伍伸筋草、透骨草等，水煎熏蒸渍洗，使肢节早日恢复正常功能。

第十节　平乐正骨五加皮临证应用经验

一、在骨伤方面的应用

自古以来，五加皮就作为一种骨伤科的良药。《本草经疏》记载：五加皮在天得少阳之气，为五车星之精，在地得火金之味，故其味辛，其气温，而其性无毒。

中医认为，五加皮辛、苦、温，辛能发散，苦能燥湿，温能通、能散。本品能补肝肾，益精髓，壮筋骨，并入脾而补后天，强意志，长肌肉，为治虚羸之品，强筋骨之要药。

1. 骨折后期

筋骨虽续，肝肾已虚，肢体功能尚未恢复，或者年老体弱，骨折迟缓愈合，骨质疏松者，用五加皮与熟地黄、牛膝、杜仲、当归、续断等组成壮筋养血汤，治疗骨折后期患者，均取得良好的疗效。

2. 习惯性脱位

平乐正骨认为习惯性脱位主要是由于人体气血不足，肝肾虚损，筋脉失养，韧带松弛所致。所以，临床从补肝肾、壮筋骨的角度来治疗。

从现代药理学的角度看，五加皮有很强的抗疲劳作用。在南五加皮"护正顾本"作用的实验研究中发现，给小鼠注射 100g/1000g 五加皮注射液后，可明显延长小鼠的游泳时间；给狗服用五加皮 3 个月后，它们的关节耐受能力远远大于未服五加皮的狗。

3. 下肢伤痛之引经药

五加皮可作为下肢骨折筋伤的引经药，与牛膝、独活等配伍，内服或外敷。在下肢损伤病证中，平乐正骨五加皮的应用率达到了 100%。

现代药理学认为五加皮具有消炎镇痛作用，实验证明南五加皮能够抑制大白鼠的棉球肉芽肿，对大白鼠角叉菜胶足肿胀也有明显的抑制作用。热板法实验用南五加皮丁醇提取物 15g/1000g 给小鼠腹腔注射，有明显的镇痛作用。

二、在筋伤方面的应用

1. 鹤膝风

鹤膝风是风寒湿邪致膝关节疼痛、屈伸不利。临床表现两膝肿大、下肢枯细者，单用五加皮浸酒常服，或配松节、木瓜、威灵仙、秦艽、独活煎服，以祛风除湿、蠲痹止痛。《本经逢源》:"五加皮,五车星之精也,为风湿萎痹,壮筋骨助阳气之要药。"《景岳全书》:"惟五加皮与酒相合,大能益人,且味美也……宁得一把五加,不用金银满车。"用五加皮、木瓜、秦艽、独活等浸酒,给患者长期服用,在治疗风湿性膝关节炎这一疾病中取得了一定的疗效。

2. 腰痛

腰痛为腰部劳损所致,平素体虚,肾气虚弱,外感风、寒、湿邪,留滞肌肉筋脉,以致筋脉不和,肌肉筋膜拘挛,经络阻闭,气血运行障碍而致慢性腰痛。可以用五加皮、杜仲(炒)各等份,为末,酒糊丸,如梧桐子大。每服30丸,温酒下。

3. 坐骨神经痛

腰椎间盘突出症与梨状肌综合征引起坐骨神经痛属肝肾亏虚型、寒湿型者,用五加皮加独活、防风、牛膝、秦艽、杜仲、白芍等治疗,临床有较好的疗效。

三、在骨病方面的应用

1. 风湿性关节炎

风湿性关节炎是一种因人体感受风寒湿邪而发生的一种慢性而又反复急性发作的关节炎性疾病,其主要表现为关节肿大、疼痛、屈伸不利等症状。

现代医学认为五加皮具有抗炎、免疫调节的作用。风湿性关节炎寒湿偏盛型用五加皮配合独活、桂枝、秦艽、鸡血藤等治疗,可取得良好的疗效。

2. 小儿五迟、发育不良

此病是由于胎中失养、先天不足,调护不当、后天亏乏所致。肾为先天之本,肾藏精,生髓。肾气不足,则会骨失髓养,常以生长发育迟缓、骨骼软弱为主。临床上,平乐正骨常以五加皮配龟甲、熟地黄、当归、杜仲、川牛膝、菟丝子,以补肾填精,强筋健骨。

3. 小儿麻痹症

又称脊髓前角灰质炎,是特异性亲神经病毒侵犯脊髓前角运动细胞引起的一种急性传染病。后期因脊髓损害,经隧不通,累及肝肾,发生肢体麻痹和迟缓性瘫痪。

中医认为,肝主筋,肾主骨,五加皮为祛风湿、强筋骨之要药。用五加皮配合熟地黄、丹参、杜仲、菟丝子、干姜、地骨皮、天冬、钟乳石治疗小儿麻痹症,对改善肢体功能,恢复肌力有一定的疗效。

四、在骨伤内伤方面的应用

1. 内伤痿软

内伤痿软是指伤后筋骨痿软失用、肌肉瘦削无力、运动功能障碍。《景岳全书·痿证》认为痿病主要是由于"元气败伤,则精虚不能灌溉,血虚不能营养",以致筋萎废不用而致。

平乐正骨在临床上对那些长期卧床、肢体缺乏锻炼或固定日久，肌肉萎缩，肌力减退，肌筋挛缩，关节屈伸不利，活动受限的患者用五加皮配合壮筋养血汤治疗，取得较好的疗效。

2. 内伤痹证

内伤痹证是指伤后气血瘀阻、壅塞不通所引起的疾病。《素问·痹论》篇说："所谓痹者，各以其时重感于风寒湿邪之气也。"临床分为寒痹、着痹、痛痹、热痹、行痹等。

五加皮性温，味苦，温能散寒，苦能燥湿。所以临床着痹用五加皮配合薏苡仁汤，痛痹用五加皮配合乌头汤，行痹用五加皮配合防风散均取得良好的疗效。

第十二章　平乐正骨实用药膳选

药膳是平乐正骨药物学的一个重要组成部分。药物（包括食疗）治疗是中医的一大特色，有丰富的临床经验和广泛的社会基础。其中，骨伤药膳是根据历代食疗治则和骨伤疾患的特点而制定。

具体饮食原则如下。

1. 多吃含钙的食物

如排骨、脆骨、蛋、虾皮、豆类及豆制品、奶类、鱼类。

2. 应有足够的蛋白质

可选用牛奶、鸡蛋、鸡、瘦肉、鱼、豆制品等。

3. 多吃新鲜的蔬菜水果

如苋菜、香菜、芹菜、小白菜、柑橘、核桃、梨、苹果等。

4. 忌辛辣之物。严禁吸烟。

一、骨折类

1. 蟹肉莲藕粥

主料：米 50g，蟹 2 只，莲藕 30g，鸡蛋 2 个，杜仲 3g，葱、姜片适量。

制法：大米洗后用加倍水泡一晚后滤干；莲藕去皮，切成 3cm 长的细丝，泡在两倍量的水中，鸡蛋分蛋白、蛋黄，放置备用；把蟹洗净后去壳、去鳃切除脚，把蟹取出切成放射状的八等份。壳和脚用刀轻敲，脚端切断备用。锅中放 3 大匙油加热，把蛋壳、蟹壳和蟹脚、葱、姜一起下锅炒，发出香味后加 15 杯水及杜仲，加盖后中火煮40 分钟左右，然后过滤去渣。把滤干的米、莲藕及浸汁加入锅中加盖煮沸，再用小火继续煮 1 个半小时后，把切块的蟹放入，用少量盐调味，将三分之二量的滚粥与蛋白混合后盛于碗中，剩余的再与蛋黄混合倒入加蛋白的粥上，最后将蟹脚置于面上，按个人爱好加入葱、姜、生菜等。

用法：佐餐食用。

功效：散血结，续筋伤，健脾胃，泻诸热。适用于骨折损伤、心神不宁、心胸烦热、热淋、血淋者。

2. 合欢花粥

主料：干合欢花 30g（鲜花用 50g），粳米 50g，红糖适量。

制法：上料同入砂锅中，加水如常法煮粥，至米开花粥稠，表面有油为度。

用法：每晚空腹在睡前 1 小时，温热服食。

功效：镇痛，安神，利尿。适用于跌打损伤，骨折肿痛，健忘失眠，虚烦不安，急怒忧郁等症。

3. 桃仁粥

主料：桃仁 15g，粳米 50g，红糖适量。

制法：桃仁捣烂，加水浸泡，研汁去渣。粳米、红糖同入锅中，加水用文火煮成稀粥。

用法：温热服食。

功效：活血通经，祛瘀止痛，润肠通便。适用于跌打损伤，骨折肿痛，胸胁刺痛，瘀积，妇女血滞经闭，痛经，产后恶阻腹痛，血燥便秘等症。

4. 壮筋鸡

主料：雄乌鸡 1 只（500g 左右），三七 5g。

制法：雄乌鸡，去毛及内脏，洗净，另取三七 5g 切片，纳入鸡肚中，加少量优质黄酒，隔水清炖。

用法：佐餐，蘸酱油食。

功效：补虚强筋接骨。可辅治骨折，中老年人尤宜。

5. 豆蔻卤牛肉

主料：牛肉 1000g，白豆蔻、草豆蔻各 6g，姜片、花椒粉各 3g，山奈、小茴香、甘草各 2g。

制法：将牛肉切块，盛入容器中，用盐和花椒粉均匀地抹在牛肉上腌渍（夏天约 4 小时，冬天约 8 小时，腌渍过程中应上下对翻 2～3 次），将白豆蔻、草豆蔻、姜片、山奈、小茴香、甘草装入纱布袋或香料袋。卤锅中加清水 1500mL，放入牛肉和香料袋，用旺火烧开，除尽浮沫，再加酱油、料酒，改用小火将牛肉卤至烂熟，再用旺火烧开，撇开浮油，速将牛肉捞起（防止浮油附肉上）晾干（卤水可留下再用），切片，加入味精、淋上麻油即可。

用法：每日 2 次，或佐餐食。

功效：补气益脾，养血。适用于手术前后的补养调理，贫血，虚弱，食欲不振。

6. 春盘面

主料：面条 100g，羊肉（切片）50g，羊肚、羊肺（熟）50g，鸡蛋 1 只。蘑菇、韭黄、苔菜、生姜各适量，胡椒粉、盐、醋等佐料少许。

制法：先清水煮面条、蘑菇、生姜，半熟时放入羊肉片（先用佐料腌好），打入鸡蛋，并放入熟羊肚、羊肺及苔菜，临熟时放入韭黄、胡椒粉、醋等即可。

用法：正餐食用。

功效：补中益气。凡大病初愈体弱或骨折手术后恢复期可食用。

7. 骨碎补煲猪腰

主料：猪腰 1 个，骨碎补 6g。

制法：先将猪腰洗净切开，剔去中间筋膜，把骨碎补研细纳入猪腰内，用线扎紧，加清水适量煮熟。

用法：饮汤吃肉。

功效：补肾镇痛，活血壮筋。适用于骨折肿痛以及肾虚腰痛等疾患。

二、颈椎病

对于颈椎病药膳的选择，平乐正骨认为应依据类型、病情轻重、病程长短以及患者的健康状况来选择膳食。

1. 颈型

宜采用祛风除湿、舒筋活络之法——胡椒根熬蛇肉。

主料：胡椒根 100g，蛇肉 250g，黄酒、葱、姜、花椒、盐各适量。

制法：将胡椒根洗净，切成 3cm 的段，将蛇剖腹除去内脏洗净，切成 2cm 长的段；将蛇肉、胡椒根放入锅内，加葱、姜、盐、黄酒、清水适量，用武火烧沸后，转用文火烧熬至蛇肉熟透即成。

用法：分次服食。

2. 神经根型

宜采用温经通络、活血祛瘀之法——复方红花药酒。

主料：红花 100g，当归 50g，赤芍 50g，桂皮 50g，40% 乙醇适量。

制法：将上药干燥破碎制成粗末，用 40% 乙醇 1000mL，浸渍 10 ～ 15 天，过滤，补充一些溶剂持续浸渍药渣 3 ～ 5 天，过滤，增加至 1000mL 即得。

用法：口服每次 10 ～ 20mL，每日 3 ～ 4 次。

3. 交感型

宜采用清肝疏风、活血化瘀之法——菊楂决明饮。

主料：菊花 10g，生山楂 15g，草决明（打碎）15g，冰糖适当。

制法：三药同煮，去渣取汁，调入冰糖。

用法：代茶饮。

4. 脊髓型

宜采用益气活血通络之法——地龙桃花饼。

主料：黄芪 100g，干地龙（酒浸）30g，红花、赤芍各 20g，当归 50g，川芎 10g，桃仁（去皮尖，略炒）15g，玉米面 400g，小麦面 100g，白糖适量。

制法：将地龙烘干研粉，黄芪、红花、当归、赤芍、川芎浓煎取汁；将地龙粉、白糖、玉米面、小麦面混匀，并以药汁协调成面团，分制成 20 个小饼；将桃仁匀布饼上，入笼中蒸熟（或用烤箱烤熟）。

用法：每次食饼 1～2 枚，每日 2 次。

5. 椎动脉型

宜采用滋补肝肾、强筋壮骨之法——冰糖蛤士膜。

主料：蛤士蟆油 45g，青豆 15g，枸杞子 10g，姜、葱少许。

制法：将蛤士蟆油盛入瓦钵里，加清水 500mL、甜酒汁 15mL、葱节、姜片，蒸 2 个小时，使其初步胀发，掏出，去掉姜、葱，沥尽水；除去油上面的玄色筋膜，大的成数块，盛于钵内，加清水 500mL、甜酒汁 15mL，蒸 2 个小时，使其完全胀发，捞入大汤碗中；枸杞子洗净，将净水 180mL、冰糖 50g 盛入大碗内蒸 1 个小时，待冰糖熔解时弃去积淀物倒入盛蛤士蟆油的碗内，撒入枸杞子、青豆便可。

用法：佐餐食用。

三、落枕

1. 葛根炖公鸡

主料：葛根 50g，小公鸡 1 只，味精，黄酒，细盐，姜丝，猪油。

制法：葛根加水 700mL，煎至 500mL，滤过取汁。将小公鸡宰杀，去除毛和内脏，洗净切块，放锅内用适量油稍炒。兑入葛根药汁、姜丝、黄酒，用文火煮至烂，调入味精、食盐即成。

用法：佐餐食用。

功能：活血解肌，补血壮筋。适用于落枕，颈项痛。

2. 葛根鲮鱼汤

主料：鲮鱼 1 条，葛根 50g。

制法：将鲮鱼去鳞、内脏，洗净，葛根洗净，加清水适量，文火共煮汤，食盐调味。

用法：饮汤食肉，每日 2 次。

功能：解肌清热。适用于落枕，症见醒后颈背疼痛，活动不利，口干苦，舌质红、苔薄黄，脉浮数。

3. 豆腐咸鱼头汤

主料：豆腐 2 块，咸鱼头 1 个（约 250g）。

制法：豆腐与咸鱼头洗净，加清水适量，文火共煮汤。

用法：饮汤，每日 1～2 次。

功能：清热降火。适用于落枕。症见肩颈部疼痛，转侧不利，舌质红苔薄黄，脉浮数。

4. 小花五味子酒

主料：小花五味子根 100g。

制法：上药用酒 0.5 公斤，浸泡 5 ～ 7 日。

用法：口服，每服 10mL，每日 3 次。

功能：祛风湿，理气止痛。适用于落枕，风湿骨痛，跌打损伤。

5. 舒筋活血药酒

主料：老鹳草 1250g，红花 500g，桂枝 750g，牛膝 750g，当归 500g，赤芍 500g，白糖 25kg，50 度白酒 50kg。

制法：上料浸泡 30 天。

用法：一次 10 ～ 15mL，一日 2 ～ 3 次。

功能：舒筋活血，健筋骨，通经活络。适用于落枕，风湿痹证，腰膝腿痛，风痹麻木。

四、骨质疏松症

1. 怀杞甲鱼汤

主料：怀山药 10 ～ 15g，枸杞子 5 ～ 10g，甲鱼 1 只（约 500g）。

制法：甲鱼放入热水中宰杀，剖开去内脏，洗净，与怀山药、枸杞子一起炖熟，加入姜、盐、酒少许调味，即可享用。

功效：滋阴补肾，益气健脾。适用于肾阴虚的骨质疏松症患者。

2. 核桃补肾粥

主料：核桃仁和粳米各 30g，莲子、怀山药、黑豆各 15g，巴戟天 10g，锁阳 6g。

制法：将上述用料洗净，黑豆可先行泡软，莲子去心，核桃仁捣碎，巴戟天与锁阳用纱布包裹，同放入锅中，加水煮至米烂粥成，捞起巴戟天、锁阳药包，调味，咸甜不拘，酌量吃用。

功效：补肾壮阳，健脾益气。适用于脾肾两亏的骨质疏松症患者。

3. 桑葚牛骨汤

主料：桑葚 25g，牛骨 250 ～ 500g。

制法：将桑葚洗净，加酒、糖少许蒸制。另将牛骨置锅中，水煮，开锅后撇去浮沫，加姜、葱再煮。见牛骨发白时，表明牛骨的钙、磷、骨胶等已溶解到汤中，随即捞出牛骨，加入已蒸制的桑葚，开锅后再去浮沫，调味后即可饮用。

功效：滋阴补血，益肾强筋。适用于骨质疏松症、更年期综合征。对肝肾阴亏引起的失眠、头晕、耳聋、神经衰弱等也有疗效。

4. 乌豆猪骨汤

主料：乌豆 20 ～ 30g，猪骨 200 ～ 300g。

制法：将乌豆洗净、泡软，与猪骨同置锅中，加水煮沸后，改文火慢熬至烂熟，调味后饮用。

功效：补肾，活血，祛风，利湿。适用于老年骨质疏松、风湿痹痛等。

5. 猪皮汤

主料：猪皮适量，作料适量。

制法：猪皮洗净，切块，加水煮开去浮沫，入葱、姜适量，煮至烂熟，加调料食用。

功效：适用于老年骨质疏松、营养不良、贫血等。

6. 鲤鱼汤

主料：活鲤鱼 1 条，作料适量。

制法：鲤鱼去鳞、鳃及内脏，加葱末、姜末、料酒和盐，稍腌片刻，加水煮至汤白鱼烂，分次饮用。

功效：适用于老年骨质疏松症、肾炎水肿、黄疸型肝炎、肝硬化腹水、老年慢性支气管炎、哮喘、糖尿病等。